一个危重冠心病患者的康复日记

站桩绽放生命奇迹

张广华　编著

中国医药科技出版社

内容提要

本书作者2010年被确诊为重度“冠状动脉粥样硬化性心脏病”，患病过程中，作者通过坚持用日记的形式记录下自己与疾病抗争的心路历程。他通过梳理病中的种种困惑，找到了一条自救之路并最终康复。

本书将作者的日记结集成册，书稿中用大量的篇幅介绍了其与病魔做斗争的方法，虽为一家之言，但是作者通过这些方法的锻炼，取得了非常理想的效果，摘掉了心脏病的“帽子”，身体逐渐康复并变得更加强壮。这些过程与经验非常宝贵，值得大家借鉴与学习。希望患冠心病的读者朋友们在读过此书后都能有所启发。

图书在版编目（CIP）数据

一个危重冠心病患者的康复日记：站桩绽放生命奇迹/张广华编著. —北京：中国医药科技出版社，2014.7

ISBN 978-7-5067-6818-4

Ⅰ.①一… Ⅱ.①张… Ⅲ.①冠心病-康复 Ⅳ.①R541.409

中国版本图书馆CIP数据核字（2014）第100665号

美术编辑 陈君杞
版式设计 郭小平

出版 中国医药科技出版社
地址 北京市海淀区文慧园北路甲22号
邮编 100082
电话 发行：010-62227427 邮购：010-62236938
网址 www.cmstp.com
规格 710×1000mm 1/16
印张 25 1/2
字数 406千字
版次 2014年7月第1版
印次 2024年3月第8次印刷
印刷 大厂回族自治县彩虹印刷有限公司
经销 全国各地新华书店
书号 ISBN 978-7-5067-6818-4
定价 45.00元

卷首语

好书！这是一本危重病人的“励志”书，你可以不按作者的具体方法去操作模仿，但千万不要一进医院，就把自己的身体全部交给了病房，把自己的健康全部交给了医生，还是要“我的身体，我作主”，两个积极性总比一个积极性好；也不要以为“体育锻炼”就能绝对保证身体健康，有时候甚至可能是适得其反。张广华先生的真实经历会使你得到重要的启发。

张年顺
2014 年 5 月

为张广华先生《危重冠心病康复日记》寄语

这是一本战胜疾病的真实记录，这是一部与疾病搏斗的心路历程，他既证实了中医学的博大精深，又体现了主人翁在与病魔斗争中的坚韧不拔。真诚希望阅读这本书的朋友，从中得到启发，汲取力量，坦然面对疾病的挑战，珍惜生命，自强不息，安然地渡过无悔的一生。

一位普通的中医大夫 樊正伦

甲午年孟春

序二

本书的作者张广华先生曾经是一名严重的心脏病患者，看了他书稿中的文章感觉非常地受启发。张广华先生在书中用大量的篇幅介绍了自己与病魔做斗争的经历，并且在这个过程中取得了非常理想的效果，摘掉了心脏病的帽子。身体由康复而变得强壮，事实胜于雄辩。相信读者朋友们在读过此书后都会有所启发。

张广华先生在高校工作，教书育人，视学术为神圣，治学严谨。他在患病中虽遇种种困惑，但是自己找到了一条自救之路并最终康复，这其中的经验是非常宝贵的，是值得大家借鉴和学习的。

书中所介绍的站桩功源自于20世纪的20年代，由清末著名武术家王芗斋先生所传，王芗斋先生幼年患有顽固的哮喘，也是通过练习站桩功而痊愈的，不但顽疾消除，而且还练出了一身惊人的武功，创立了一门融武术养生于一体的全新拳法——大成拳，又名意拳。王芗斋先生在拳论中提倡武学应该是一门“利己利人，利国利群”的学问。先生晚年专门倡导站桩养生，治愈了大量的患者，取得了惊人的疗效。

我本人少年时期追随王芗斋先生的次女王玉芳老师习拳练武，受益匪浅。工作后在大量的临床工作中也介绍很多患者练习站桩功配合治疗，使很多疑难重症得到了缓解甚至治愈。《大学》第三章汤之盘铭曰：“苟日新，日日新，又日新。”

站桩功的练习亦是如此，每天习练，每天的感受都不一样，长期的坚持习练一定会收到意想不到的功效。希望有缘读到此书的读者朋友们切莫等闲视之！

甲午年正月

武国忠

于京郊听息楼

疗心序三

2011年年底，与张广华先生相聚于北京一所茶楼，相谈甚欢，在交流中得知，广华刚经历一场重大疾病，目前尚未完全康复，身心依旧处于病痛沉疴的牵绊中。广华因经历生与死的历练，心性显得格外超脱，这一次谈话的内容，也就从凡夫感兴趣的命运沉浮，转移到对于生命、灵魂、因果、佛法意义的探讨切磋。

广华性格豪迈真诚，坦荡开朗，爽朗的笑容中，山东大汉的率真义气一览无余。他说当他躺在手术台上，马上就要进行手术的时候，内心升起强烈的求生愿望，因不愿意将生命交付于命运的操控，他下定决心，要与疾病，与所谓注定的命运放手一搏。

于是，一位被医院确诊为“心肌梗死”的冠心病危重患者，不顾主治医生的警告，硬生生的从手术台上走了下来。出院的当天，广华的未来就只能面对两种结果：第一，遵照中医治疗，从佛道医术中探索康复的道路，自救救人；第二，中西医一切治疗手段皆无法治愈，绝望的面对死亡。可以想象广华当时，那决绝悲壮的心态。面对一个亲身经历过死亡的人，世间所有一切价值观，都会从新树立，在生命转瞬即逝的脆弱面前，人生拥有的一切显得那么虚幻虚假，可是茫茫人海中，又有谁能够逃避死亡，逃避这个最终的结局？

广华，因为疾病的纠缠，从而升起对于生命，灵魂的思考，不能不说是因病而得福，因缘成熟并进入佛法的修行，原本令人苦恼惊恐的疾病，却成为一位修行者的入道契机。

佛法对于疾病的认识，是基于因果论。认为一切疾病皆是心性的错愕，凝聚固化了本觉的光明，所现扭曲的心灵觉受，虚妄心灵觉受，因紧张感从而攀援六根尘境，形成分别我执。我们所认为的自我，原是心灵觉知所现尘色业果，我执恰恰是一切疾病，以及人生诸苦的源头，因为要满足自我的需求以及欲望，我执意识带动身心，被因果束缚，被贪嗔痴绑架，被仇恨，惊恐，愤怒，妒忌，嫉妒，种种负面情绪控制了心灵，带动思维对世界形成了仇视以及防备心理。

诸种负面的观念思维，带动情绪不断地循环往复，就会在心性以及意识深处，积累妄念习气的种子。而从根本上说，我们的身心意识，皆是过去的妄念相续，习气聚合所成，宇宙世界都是众生幻想共业所现，更何况是我们今生的肉体与命运。人生中一切所见，所想，所闻，所遇，皆是因果相续，皆是业障轮回，如果无法在因果业境中，改变造就因果的心灵觉知，观念意识，必定会随着业力相续，被情绪思虑相续业果带入下一个生灭缘起的轮回。

所以，佛法对于疾病的态度，是调心为要，通过修持佛法正见来改变心性动机、情绪相续的性质。心灵觉知是情绪思维的根本，心灵状态改变了，那么情绪体验以及业力相续的果报聚合，当下就会发生改变。

宽恕，彻底忘记过去经验，原谅自他，大爱，敞开心灵拥抱未来，以心去爱，忏悔，清净当下思绪心念，净化我执。心调理平顺了，世界万物自然也就平顺，身心与世界自然融合，同时借助站桩功法，以及药物治疗，由内而外，改变因果所现的命运现象。

佛法修行并不看重生与死的现象，更不会专门去以佛法的威德能力治疗疾病，但是因为佛陀所讲道理，是宇宙生命，万物自然最根本的实相，众生只要信受佛法，遵从佛陀的教诲，将自心调理至谦顺柔软，以平和慈悲的宽恕心，去包容他人，善待世界，同时忏悔自心的我执傲慢，忏悔自我的仇恨妒忌，清净内心的愤怒以及贪欲，安定祥和的心性，犹如温暖的太阳融化开冰冻的河流，我们心灵深处，那纯净灿烂的自性明觉，就会逐渐复苏。

当我们学习佛法，佛法的真理指向的，就是我们先天原始的自性。当我们的心，遵从佛法的宽恕，大爱，忏悔，这些修行的要素，心灵冰封已久的尘埃自然会逐渐融化，明觉自性所现光明大海，那就是构成生命的原动机，推动三界六道宇宙世界运行的能量，当我们的心灵意识完全融化在本性明觉温暖的光明中，就会彻底消融过去负面情绪思维所造就的业果，我们的身心自然会恢复到生命最原始最本初的圆满状态，犹如婴儿般纯净柔软，阴阳和谐，诸病渐愈。

广华通过三年多的站桩，修心，身体奇迹般的彻底康复，当他将复查后与患病时拍摄的CT片，拿给我进行对比时，从内心深处为他欣喜以及感动，感动他能够以生命作为赌注，去证实中医治疗顽固疾病的实效，以及佛法改变心灵之不可思议力量。欣喜的是，他的康复过程，为全世界数以万计，被心脑血管疾病以及其他病患折磨的患者，开创出一条切实可行，安全简便的道路。我相信广华亲身的站桩经历，必将唤醒众多研究心脑血管的专业人士，对站桩以及中医治疗进行更深入，更完整的研究探讨，能够挽救更多被疾病折磨的人们，感谢广华写出这本书，感谢支持张广华出版书籍的各位人士。

谢安朔
甲午年正月

站桩治病　自序

回首2010，真可谓刻骨铭心，饱经生命的沧桑，看看现在的身轻体健、步履轻盈、矫健挺拔，回忆2010年拖着沉重的病体，粗重的呼吸，步履维艰，实不可同日而语。细细回忆、细细感悟，其实生死存乎一念，你只要心不死，心的力量与愿力将主导你的生命与方向，同样心死如灰，生命也就很快凋零。记得，在山东工作时，有一个很好的朋友，27岁，很年轻，刚结婚不到一年，突发晚期肺癌，住院了，在医院里，一住就是两年。你很难想象一个晚期癌症可以生存两年，我去看他的时候，胸部插着导管，看起来精神状态没有什么变化，但是，当家人实在瞒不住，告诉他罹患癌症的真相，没有想到5天不到就去世了。精神的力量，心的力量太不可思议了。

还有不同的人，接到癌症判决书，有的人凭着坚强的意志，乐观的心态战胜了疾病，这样的例子很多；甚至有的人因为拿错医院检查结果，没有来得及复查，已经被自己吓死了；还有的人是误诊，根本就没有癌症，弄错了，但是，同样也去世了。这就是心导致的。有人曾经做过一个很残忍的实验，让一个死囚观看一只猴子割脉流血死亡的整个过程，然后和死囚说你也是这样的死法，然后“人道”地蒙住死囚的双眼。他们只在他手腕的肌肉上划了一道口子，根本没有割破血管，与此同时把自来水的龙头悄悄打开，能够听见流血一般的滴答声。仅仅过了几十分钟，这个死囚就死了，而且死得很苍白，和失血患者的死法是一样的。因为他的心告诉他，他的血已经快流完了，他被恐惧征服了，服从了心的指令，死了。他被这颗心欺骗了，蒙蔽了。类似的事例还很多。我们在生命危急的时候，可以跨越平时不可能越过的壕沟，可以产生无穷的爆发力，这一切的变化，都来自于我们对自心的导向。

和癌症对比，如果癌症是被判为死缓，那么危重心脑疾病就是被判为死刑，将随时立即执行，死亡如影随形。此时，你迈出的每一步，都要小心翼翼，这是我的切身感受。但是有一点，你如果怕死，就会和上述例子一样，死亡随时降临。所以，必须摆脱死亡的阴霾，融入生活和工作。当然，这个时候的生命维护是必不可少的，赞叹中药的伟大，可以使站桩治病锦上添花，加速度过排病危险期，西药虽然有其副作用，但是，在生命危重时期，你无法顾及这些，西药仍然起到控制病情恶化的作用，同样也挽救了生命。危重时期，中西药都在以站桩为核心，维持生命、延续生命。

回顾整个康复历程，有对于不明症状的疑惑，对身体不良反应的得过且过，有对于死亡的恐惧、有对于生命的无奈，有寻觅救命之方的渴望与急迫，有担忧危重时期每一步都会跨入死亡的恐怖。每天拖着沉重的病体，步履维艰与死亡为伍，寻找救命之方的期望值不断降低，对救命之方的寻找几乎渺茫，最终奢望能够疏通经脉缓解疾病赢得喘息之机。偶然的机会看到了站桩，就因为它能够疏通经脉、能够治疗冠心病，文中仅有这两句话和冠心病有关，再也找不到与冠心病有关的详细内容，就是这么简单的一站，颠覆了医生的预测和预言，就是这么一站绽放了生命的奇迹。

站桩是我们的祖先从上古时期，流传下来的修行筑基之法，涵盖佛道诸法门，只是秘而不宣而已，也可以称之为秘法，所以在以往的典籍之中鲜有少见，而修行秘籍中也少有阐述，仅仅口口相传。站桩也是道医、中医的一种重要的组成部分。站桩所引发的每一个症状，都是在实践、实证中医的伟大，站桩所引发的症状只有中医才能给予最合理、信服的诠释，感叹我们的祖先所开创的灿烂文化如此璀璨！现在的道医和中医，都源之于古代的传承。

站桩治病看似简单，其实简单之中却体现了大小世界、内外环境、阴阳平衡的宇宙哲理，所以大道至简。何谓筑基，筑基是修炼的入门基础。犹如盖高楼大厦，先要打好地基，这是首要的任务，筑基坚牢，才能建设高楼大厦，因此谓之“筑基”。筑基先要坚固自身充实本元，才能具备足够的保障。

站桩姿势简单，人体静止，似站非站，似坐非坐，双臂屈曲而抱，身体五脏六腑彻底放松，奇经八脉通达、经脉经络松弛，气血复苏、高速运行而通串。人体生命细胞能量、脉搏动能与空间微观能量衔接，人体、世界、宇宙一体，因为人体的运行“频率”和整个世界的运行“频率”是一个率磁。花草、树木、动物、昆虫、山、河、大地等等世间万物，都在依靠摄取微观能量而生存和繁衍，而人类更不能例外，正如《黄帝内经》言：“苍天之气，清净则志意治，顺之则阳气固，虽有贼邪，弗能害也，此因时之序。故圣人传精神，服天气，而通神明，失之则内闭九窍，外壅肌肉，卫气散解，此为自伤，气质削也。”因此，我们的祖先早在几千年以前，就已经认识到人类摄取、依靠宇宙微观能量而固化阳气，通达经脉；而如果诸穴、诸经脉闭塞失去和空间微观能量的交流融通，必然九窍闭阻不通，使正阳之气消散而失去保护，这属于自己招致伤害，身体得到的严重消弱。

只不过我们的祖先，把我们认为的微观能量称为“苍天之气”和“服天气”，其实皆为一物，只是人的肉眼无法看到而已。人体外气（外部微观能量）和内气碰撞，此时，开始引发剧烈的排病反应，这种剧烈的反应，就是“则内闭九窍，外雍肌肉，卫气散解，此为自伤，气质削也”的原理，尤其是冠心病，整个前胸遍布的经脉穴道闭塞，犹如大山又如巨石，气不通也，所以，站桩的这个过程比较艰难，尤其是危重患者。此时，应该闭关静修，以免发生不测。

度过“内闭九窍，外雍肌肉，卫气散解”的这个阶段，身体内气和外气（就是外部微观能量，这个宇宙微观能量，道家称之为“炁”，并且也有详细的阐述）合二为一，就如《黄帝内经·上古天真论》言“上古有真人，提携天地，把握阴阳，呼吸精气，独立守神，肌肉若一，故能寿蔽天地。”此时，度过排病反应，基本上可以做到“独立守神，肌肉若一”，上下、内外、左右阴阳不协调得到了纠正和调整。但是，这时离真正的“提携天地，把握阴阳，呼吸精气”还有比较长的距离，但是和排病时期的粗重呼吸相比较而言，已经舒畅深沉多了，真正的“提携天地，把握阴阳，呼吸精气”就是在你站桩的过程中，鼻息微弱，几乎静止，而全身皮肤毛发司同呼吸，这才是真正的“呼吸精气”。此时身体入静，清净纯然，突破身体躯壳，没有身体分别此为“提携天地”。此时，内外气合一，外部微观能量渗透肌肉皮层、渗入各层细胞，直达内脏，触动病灶，斩草除根的过程真正开始了，这是一个漫长的过程，是非常漫长的一个过程，可以称之为站桩“马拉松”。因为每个人的精进程度、身体状况不一样，因此站桩治病时间长度也不一样。

站桩治病的精髓如《黄帝内经》言“粗守形，上守神”，只要下盘稳固坚实，站桩的重心是实质核心，只要这个核心不变，以不变应万变，是站桩治病的精髓。在重心不变的情况下，一切的变化以病灶为主导，内观、内守、内觉、内感此为守神。此时，你会感觉到整个身体的气血全部汇聚到病灶，病灶变得尤为沉重、下坠，非常之沉重，几乎可以度量，这种沉重的体现从脏器的上部开始，随着病灶的消减进度，沉重感将随病灶缓慢下移，这就是“气到血到，气血相伴，气血下行”的过程。在这个过程当中，双手抱球导引，上下的引动，将起到关键的作用，导引辐射将随病灶的不断下延。不同的阶段，治病导引的位置也不同，正如站桩大家王芗斋老前辈所言：“不求形骸似，但求神意足”精辟论述。导引之法是动静结合的一个部分，因此，动静结合非常重要，更是治病的精髓，“静为养、动为能”必须掌握这样的一个节奏，否则长此以往，将失去站桩治病的效果，静为养——养五脏六腑之松，养奇经八脉之弛，养气血之速，从而滋养身心、脏器与经脉；动为能——大动不如小动，小动不如不动，不动之中有“大动”，这个大动，不是真正的动，而是微观能量和内气的联动，而产生的一种“能”，如水如气缠绵不绝，如丝如麻天地人浑然一体。正是因为具有这样的积蓄与储备，为下一个气血周期的吸收、融化、消融病垢做储备，因此动静有节，是必然的途径。抱球导引低不可过脐，过脐气露，过犹而不及；高不过眉，过眉气泄，欲速则不达，这是站桩的要义。

内气外气融为一体，通达脏器，行于病灶，直达病根。虽然找到了病根，但是想要彻底清除病垢，这个过程最艰苦，不是一般的艰苦，因为脏器或是动脉内的瘀血又坚、又硬、又紧、又牢，根本没有办法触动。这个时候最大的考验就是要极富耐心，耐心缺失就是你放弃的根源，很多人站桩，过不了这一个坎，在这个地方灰溜溜的放弃了。因此，治病先治“心”，万病由心生，正如佛曰：“一切由心而始，一切由心而化”，这颗心主导了一切，这颗心衍生了一切。因此，心病康复了，疾患也就顺理成章的康复了。尤其是站桩，对于心的考验极大，每一个关口都是“心”的关卡，厚重又坚又硬的瘀血融化了，可是下一个又硬又紧的瘀血又来了，一块又一块，绵延不绝。如果，在这里你没有耐心，三块瘀血就会让你败下阵来，即使，你闯过了这个关口，但是，整体化瘀之困、化瘀之坚你永远无法想象。因为这里的瘀血凝固为一个整体，他们依靠吸收冠状动脉的气血为生，它们和血管互为一体，你首先要把这里软化，这些瘀血组织软化了，才能和血管分离，和血管分离了才能够吸收和消融。这样的一个复杂过程，超越了散点化瘀的无数倍，这里的瘀血几乎是几个星期才有一点点的化瘀起色，你的心行驶到这里，他就很不耐烦了，他就想罢工了，他不听你的了，他实在没有耐心了，每天他极不情愿的站，即使站了，他就想中途收兵，你如果听了他的摆布，你就成为了“心”的奴隶，你就成为了病痛的工具，被疾病所控制。所以，你必须真真正正的认识这颗心，这颗心实乃是幻影之尘，生死之源头，万物实有之错觉，皆源自于心，佛陀曰：“诸法性空，身心皆幻；心灵迷失了自我，灵魂升起恐惧，误认为幻影即是恒常。”因此，此时千万不要被这颗心带动，明辨身心皆幻，内观身心，观心之波动起伏，尽管此时，你无法分辨何为心，就去体察念头，与站桩背道而驰的一切念头，均为妄念，久而久之，你就知道心为何物——心为妄想，心为业尘、心为习气。正如佛经所言：世界即无明，色尘即众生，诸相即因果，心灵即是业障，正如《黄帝内经·素问》说：“心者，君主之官，神明出焉。”心乃神明之处所，站桩站久了，可以观心，观心了你就会知道何为神明出焉，因为，古代的中医乃十医九道，几乎所有的中医都是修行者，因此，人们只知道中医“望闻问切”，却不知道古代的中医还有“察和观”，这是现在的中医所不知道的秘密。何为“察和观”，即“观”疾病之因果，“察”疾病之缘由（源头），为什么要“察和观”，因为人原本没有什么病，即使得病无非有三，其一因鬼而得病（鬼病）；其二因食而得病（食病）；其三因蛊而得病（蛊病）。《左传》记载，所谓的鬼病，并不是鬼神之意，而是因果病，六道轮回之因果导致的病患，所以又产生了令人拍案叫绝、神奇的中医鬼门十三针（针灸）。因食而得病，顾名思义，饮食不当引发的疾病，基本上是药到病除；还有一种神秘的疾病就是蛊病，蛊病自古就覆盖一层神秘面纱，魑魅魍魉四处游走，瘴气蕴绕山林。存在着各式奇风异俗，其中养蛊这种神秘巫术一直为人称奇，众人谈蛊色变，称之为迷惑或是下蛊之病。

真正的国医博大精深，真正的丹道道医神秘精绝，真正的行者行医只察因果不问病由。病了三年又十个月，由死亡到康复，由康复到奇迹，我几乎成了站桩医生，对于古老的文化深感兴趣，对于神秘的佛道意犹未尽。

站桩治病只要你度过“心”这一关，剩下的治病就是走流程，不要问你患有脑血管疾病、还是冠心病、还是癌症、还是肾衰竭、还是癌或是不治之症，剩下的问题，就是走流程。因为，你会发现一个规律，每当攻克一段脏器的病症，开始非常硬，非常紧，但是这些都是假象。只要你站下去，不被心带动，你发现最多几个星期，或是一两个月过去了，接下来的病垢犹如泥沙聚下。此时，你每次站桩都像打了一个大胜仗，化瘀和消灭病垢实在是太快了，这种快速化瘀犹如兴奋剂，充斥你的每一个细胞，你同样要头脑清醒，不要被幻心带动，这仅仅是过程，因为，接下来还有艰苦、还有愉悦。只要没有到达脏器的核心，没有清除脏器里里外外的病垢，你就没有康复，所以站桩治病是一个修心的过程。

如果这个时候，你无法认识“心”，你不能内观，你无法发现他们，因为此时，他们就是你，你就是他们，你与他们一体。那么，就请你从生活的细节开始做吧，去感恩、无我、利他、牺牲、奉献、承受、宽恕、承让、宽容……把那颗深藏不漏的大爱之心布施出去，忘掉自己，那些贪嗔痴慢疑惊恐惧仇恨怨怒，他们不是你，千万要记住。去珍爱心灵吧，珍爱心灵就是珍爱生命，珍爱心灵就是在珍爱未来，多种善根吧，一丝宽恕，就是一片光明，一丝感恩，就是一位天使，一丝施舍，就是一块福德，一念弥陀，就是一道天梯，一丝善良，就是一位天神，一念忍辱，就是一位护法金刚。爱护我们的心灵吧，心——即是通往新生与光明的唯一道路。

只要认清楚心的本来面目，彻底康复仅仅是水到渠成的过程，一切都是顺理成章。因此，站桩并不神秘、站桩并不陌生，他就在我们身边，你早晨去公园就会看到他们。站桩不是气功，如果你把站桩划入气功的范畴，那就是对于我们祖先最大的侮辱，因为气功是外道们为了追求神通、异能而发明的一种功能，而站桩是这个民族古老文化的沧海一粟，是佛道行者的筑基之功，是禅修之前一个必要必然的路径。

我就是因为站桩而脱胎换骨，站桩治病在道家百日筑基中记载，经历气冲病灶后“大死大活”的过程，称为脱胎换骨，何谓“大死大活”？道家称为找病、翻病、退病的过程，就是我们所说的排病反应。找病和翻病的过程并不以你的主观愿望为转移。气血运行有其自身规律，站桩不仅仅把已知的病灶翻出来，还要把潜伏、隐匿的、所有的病灶翻出来。站桩治病的潜在反应往往对一些不了解站桩的人，带来恐惧和困惑。有的人甚至认为站桩本身有问题，而自己“旧病未去、反而新的疾病不断爆发，身体越站越差”。其实这是道家修行中极为正常的好现象，称之为筑基补漏。站桩不仅仅修补已知的病，还将对身体进行全面彻底的体检和修复。因此，站桩又称为人体的“杀毒”软件，所以你度过了气冲病灶后“大死大活”的过程，才能真正算得上“脱胎换骨”。

站桩可以绽放生命的奇迹，站桩可以让生命更加精彩，站桩不单单可以治病。路就在你的脚下，开始吧，只要你能够直立和行走，你就能够治病，向内求大道无边，向内求大道至简。

去相信站桩吧，站桩才是我们治病的真正老师——站桩无师，站桩为师！

虽然为了出版此书付出了很多的精力，由于水平所限，加上很多专业因素的影响，难免会出现一些表述有失严谨或错误之处，恳请各位读者批评、指正，以便及时更正。

在这里我非常感谢樊正伦教授、武国忠老师、谢安朔老师在百忙之中通读全稿，提出宝贵意见和建议，并对本书作序。更加感谢樊正伦教授在我危重时期的妙手诊治和及时纠偏，感谢武国忠老师的《黄帝内经使用手册》在我站桩治病过程中给予的指导。非常感谢李天外、帆易、李发松在出版前期为本书做出的贡献……还有许多曾经帮助和支持我的朋友，我都永远铭记于心，永怀感恩之心！

在这里，我也要感谢我的家人、我的妻子、我的女儿，是他们给予了我战胜疾病的动力和源泉，在家人奉献付出和鼓励下，我才得以重生。她们为了“家”的幸福，做出了卓越的贡献，我的康复奇迹，就是她们的奉献所结出幸福硕果。

我还要特别感谢一直默默无闻支持我“大爱站桩”博客的博友们。自2010年12月9日，我开博记述《危重冠心病康复日记》以来，是无数博友，是你们的支持我才完整的记录了整个康复的过程，是你们在我最孤独、寂寞的站桩治病过程中，给与了我最大的鼓励和动力，你们的关心和祝福是陪伴我最亲切的阳光。是你们让我见证了冠心病的奇迹，因此，这部书有你们的贡献，也是我奉献给博友的最好礼物，你们永远是我最坚强的后盾，我也是博友们正在利用站桩治病而即将康复的动力源泉。

谨以此书献给生于斯养于斯的这片饱经沧桑的土地和始终如一支持我亲爱的博友们！

谨以此书—— 献给寻求健康的人们！

谨以此书—— 献给处于生死边缘，渴望康复的人们！

谨以此书—— 献给遭受病苦折磨的人们！

谨以此书——献给床榻之上的病者！

谨以此书—— 献给渴望康复、渴望求生的人们！

祝福、祝愿与祈祷！

张广华

2014 年 4 月

目 录

CONTENTS

第三章
死亡线上的挣扎

第四章
终于和死亡说再见

第十章
康复回顾与总结

今时之人不然也，以酒为浆，以妄为常，醉以入房，以欲竭其精，以耗散其真，不知持满，不时御神，务快其心，逆于生乐，起居无节，故半百而衰也。春三月，天地俱生，万物以荣；逆之则伤肝；夏三月，天地气交，万物华实；逆之则伤心；秋三月，天气以急，地气以明；逆之则伤肺；冬三月，此谓闭藏。水冰地坼，勿扰乎阳；逆之则伤肾。

——《黄帝内经》

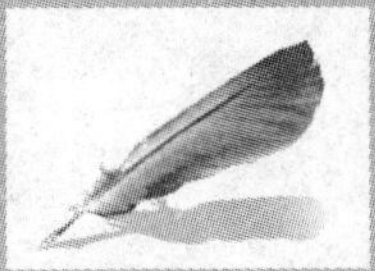

第一章 疾病的缘起

2010 年是我的生死攸关之年

2010 年是我的生死攸关之年，但是不管怎样，总算活了过来。现如今，不但活了过来，而且彻底康复，身体达到了前所未有的上乘健康状态，这是最值得祝贺的事情，虽然值得祝贺，但心里却很沉重。

想了很久，为什么没有死？为什么得了如此严重的冠心病——冠状动脉堵了 75% 以上，在死亡线上挣扎了 4 个多月，却没有死？而逐渐康复了。康复之路之艰辛，之期盼、之煎熬，真是一言难尽。

这期间犹如有人指点，亦步亦趋，步履维艰、步步为营，走出危重疾病困扰，走出无奈，走出束缚，走向未来，走向光明，重新燃起生命希望之光，重新期待未来，期待未竟的目标，重新规划未来的事业。

一场疾病就是一场因缘，我开始有了信仰，信仰佛道，原来的铁石心肠终于因为这场疾病而融化，不再极左的唯物，不再极右的藐视，心里有了依托，总算有了归属。

想了很久，自己总算活过来了，但是还有多少人仍然在死亡线上挣扎、痛苦、祈盼、煎熬，希望能够有一线生机；能够挽救生命，寻求救命之方而望眼欲穿，迫切期待逐渐康复，希望恢复往日的健康，哪怕仅仅离死亡远一点，这肯定是很多病友的愿望！

因此，我将把自己的康复过程、心得，一字一句传播给需要帮助的人们，将把自己心血管危重疾病康复日记的所有感受体会，所采取的措施，如何度过危重时期，如何控制病情的发展，如何抑制症状，采取什么措施可以获得康复和健康，从而使所有的潜在疾病一扫而去，永不复发。

接下来的时间我会一一道来。但是，获得永远的健康，将遇到最大的挑战，那就是毅力、就是耐心、坚韧和执着，核心就是你的“心”。

自 2003 年开始，我每天坚持 8000 米的慢跑锻炼，曾经一直非常自信，身体倍儿棒，吃嘛嘛香。然而，到 2010 年自己却得知患有最严重的心脏病，当时就连安贞医院的权威专家也不相信我患有心脏病，原因是每天坚持 8000 米的慢跑，这对于严重的心脏病患者是不可能的事情。可是，这种不可能就在我身上诞生了。因此，2010 年 3 月 30 号做心脏造影——冠心病除外手术时，结果却是心脏左前降支冠状动脉堵塞 75% 以上，被安贞医院列为危重病号。对于家庭尤其是我的爱人，这无疑是晴天霹雳，一时没有了主见。在手术室大夫要为我做支架手术，被我拒绝了，这一切太突然了———因为，我还不了解什么是冠心病；如果安装了支架意味着什么；什么是支架手术；所谓支架是什么？也许是我职业的天性——善于研究，凡事都要研究个明白，内心就想研究明白了，再来做手术也不迟。大夫没有办法，请来安贞医院最权威的心内科导师，做工作让我装支架。但是我也不知道那里来得如此的勇气和主见——谢谢大夫，以不做支架手术而告终，病友都以异样的目光注视着我，我知道自己已成为异类。出院时，大家的眼光都绿了，其实我的心情最不好。更不好的事情却是，出院时大夫却说："你是我们的危重病号，你一定还会回来的"。

就这样回到家，开始迫切寻找救命之方，从研究冠心病开始，了解冠状动脉，又最终联系到美国雅培公司，研究世界最先进的支架；进而研究中医是否有救命之方，又由研究"活血化瘀"知晓了三七的妙用。开始研究中医、研究《黄帝内经》、研究《太平圣惠方》、研究艾灸、研究经脉。

然而无意之中，我家订阅的《健康周报》，2010 年 4 月 27 日登载一则约百字左右的内容《我的站桩感受》，记述一位 70 岁老人从 50 多岁开始站桩的经历。使我受到震动，因为里面两句话是我关注的重点：一、站桩可以治疗冠心病，二、疏通体内经脉。记得就是这两句话，成了救命的稻草，我从 4 月 28 日开始了站桩生涯，每天一次站桩，每次一小时，永远没有想到的因缘就此开始了。

但是在站桩前后，与其说我经历了生与死的考验，不如说是折磨，更不如说是在与死神抗争。因为自从，从医院回到家，才知道什么是死亡的恐惧，才知道死亡近在咫尺。我不敢看带有任何死亡信息的电视节目，哪怕只有"死亡"这样简单的字眼或场景都不可以听到或者看到；接下来就是每夜被噩梦吓醒，被死亡的噩梦统治着。

生活中，我可以勉强开车，开车十几分钟后，胸部向下坠的非常厉害，有时只能憋住气挺住。不能坐的太久，最长大约不能超过 15 分钟，否则就会有濒死压迫感，没有办法我只能站着，但是也不能总是站着，站的时间长了心脏更不舒服。生活中更不能情绪激动，否则后果难以想象。

在饮食上更要非常注意，因为，不能上火，如果上火厉害，口舌生疮，那就会有生命危险，心脏压迫的症状以及濒死感格外强烈，有几次稍有不慎几乎就……走路时不能走得太快，不能像常人一般走路，要慢走，否则一旦脚步加快，心脏就有濒死感。有一次出席完学院开课典礼，下楼时因脚步快了些，差一点一头栽倒，硬挺着过来了。还有，出席任何活动不能坐超过 15 分钟，一次在乌鲁木齐回京的飞机上，因坐得过久差一点就……有那么多那么多的“差一点”，万幸的是，很多的生死历程都挺过来了。

在生与死的历险中，我重新认识了我们民族赖以健康的基础——中医，让我真正见证了何为真正的中医——大医，在这里我找到了疾病的成因和源头，更加叹服大医之妙手胜过西医任何精确的数字化设备。

以前是每天站桩一次，每次 1 小时，自 7 月 22 日开始每天站桩两次，早上 5：30起床，洗漱后 6：00 开始站桩，7：20 结束；晚上 8：30 开始到 9：50 结束，早晚各 80 分钟。从 7 月底 8 月初逐步地，再也没有任何冠心病症状，又恢复了往日的快乐和笑容，又恢复了对未来的渴望，对理想的憧憬，再次体验到生命意义的无限美好。

2010 年 12 月 9 号，就是今天，我已经获得了新生，感谢一切，很多症状都悄无声息的消失了，总算活过来了。

接下来的时间，我会把康复的详细细节，慢慢地、详尽地回馈给各位朋友，这个过程应该称为“物理康复”，没有做任何介入治疗，没有付出昂贵的医药或医疗费，非常适合大众学习、借鉴和采纳。

写于　2010 年 12 月 9 号

从 2003 年说起

2003 年年初，身体出现莫名其妙的发烧，害怕过周末，只要是周末必定会得病：两天持续发烧、一直高烧不退。我家就住在空军总医院、304 医院、海军总医院附近，3 家医院都去过，没有查出任何问题，实在是莫名其妙，而大夫给出的答案是：“免疫力降低所致”。

怎么办？身体不好，还谈什么事业和未来；没有本钱了，怎么去革命，因此革命的本钱——健康是第一的；考虑再三也只能锻炼了。然而，这个时候仍然没有想到，我们伟大民族赖以健康的根基——中医，大脑里实在没有这个概念。如果当时寻求中医治疗，我想会找到病根，效果会更好，也许今天也不会病得如此厉害！

2003 年五一节和非典放假正好赶在一起，这是难得的锻炼机会。每天早晨去玉渊潭公园学习太极拳，成为每天的最核心大事，就这样，将24式、48式一路学了下来。每一个过程，今天仍然记忆犹新。没记错的话，当时应该是9月中旬，有一天晚上，躺在床上看书，却不知不觉睡着了，不知过了多久，被孩子叫醒，这让我非常非常的惊讶，惊讶万分——多少年了，却从来没有看着书睡着的时候。且睡得如此深沉、如此甜蜜。没有练太极拳之前，很多年以来一直失眠，每天晚上躺在那里久久不能入睡，而睡着后，又会很快醒来，失眠非常厉害；晚上睡觉躺在那里，没有两个小时，是无法入睡的；同时只能睡到凌晨2点左右，之后再也无法入睡。这种痛苦已经持续多年，苦不堪言而不愿回忆，由此可见练太极拳的效果非同一般。

第一次，发现睡眠得到如此大的改善，这个时候，才不知不觉地发现，晚上睡觉时再也不用煎熬2个小时，躺下即能入睡，从来没有过的幸福感、甜蜜感——应该感谢太极拳！感谢我们的祖先，为我们留下了如此宝贵的遗产，而我们却漠然不知，这比较可悲，更可悲的是我们却向全世界去寻找、去发现、去探索所谓的“宝贵财富”。然而这样如此“无价的宝贵财富”，我们的先人已经早在几千年前，为他的子子孙孙，储备整齐。

练太极拳有疗疾健身、修身养性、健美益智、开悟智慧、激发潜能和技击防卫的作用，达到维护健康、提升气质、提高生活质量的目的；练太极拳就是内外兼修。内练意气劲力，运太极阴阳；外练拳势招式，显气势神态。通俗说法：形体力量和精神气质同时锻炼；练身、心、意三家，合精、气、神三元的太极修炼功法，具有神奇的疗疾健身、修性养生功效。

太极拳理精法密，练形、意、松、息、气、劲、神，由浅入深，逐阶进修，层次修炼，真修实证。按层次功阶进修，功夫深浅，各有功效。练一式得一式，练成一阶进一阶。进门学习，学一式练一式，学练结合，以练为主，以迅速显效。太极拳练拳练气和静功练气，动静相修，得气快、显效迅速。功法有聚气养气——练丹田气，意气升降——气通任督，升降开合——行气通经。这是疗疾健身和功夫性锻炼的太极修炼基础功夫。因此，太极拳是一种身心兼修的练拳健身运动。练拳时注重意气运动，以心行气，疏通经络，平衡阴阳气血，以提高阴阳自和能力——即西医所说的康复能力和免疫力。

得到如此大的收益，学习太极拳的兴趣更加浓厚。2003年冬季，开始学习老架传统88式太极拳，由于是传统老架，架式繁杂，套路众多，要求极严，因此，从2003年11月一直持续到2004年清明节才学会。

神秘的腹痛症状

第一次考验，2004年7月中旬，三伏天即将开始，因天气炎热，意志力不够，而暂停锻炼。这时的身体状态很不错，感觉非常良好，身体比以前有了非常大的改观，极少感冒，担心过周末的恐病感一去不复返，前所未有的身心快乐，每天陶醉于练太极拳所带来的轻松和愉悦！

转眼即到2004年秋，什么时候再开始打太极拳呢？已提上日程。如果不锻炼，第一个症状——睡眠问题，将卷土重来。想一想失眠的痛苦，9月下旬重上“井冈山”——继续打太极。

锻炼到此，自己的体力仍然没恢复到理想的状态，体力没有得到大的补充，也许已经步入中年，是正常现象，体力不像28、29岁一样充沛。如果练太极和跑步结合在一起，应该是一个完美的结合。太极拳锻炼气血和疏通血脉，而跑步可补阳刚之气，恢复体力，应该是动静结合，相得益彰。

无非改变一下每天的锻炼方式，跑步之初，每天跑15~20分钟，到达玉渊潭太极场地；打一遍88式太极拳，50分钟左右，再跑步回家。就这样每天锻炼80~100分钟。随着时间的推移，由于每天仅仅15~20分钟的跑步，不能满足自己的需求，练太极拳的时间逐渐被跑步所挤压，最后打太极的时间仅仅有30分钟，形同走过场，而没有了锻炼精、气、神的功效，逐渐被放弃掉。锻炼形式发生了革命性的变化，到2005年春季彻底放弃了太极拳。开始慢跑，时间为1小时左右，距离差不多6000米。

夏天的跑步可以用酣畅淋漓形容，早晨5:30起来，还是比较凉爽。大汗淋漓是夏天运动最好的形容，6000米下来，身体上中下如水中出浴，背心、大裤衩甚至内裤皆如水洗，现在回想起来，仍然心驰神往，好不自在。

然而你永远想不到，这种背离自然规律的运动，仍然不知在伤害着多少人。汗可以出，也可以大汗淋漓，但是，物极必反，你可知“汗为心之液”。当时，连中医这个词汇都没有进入我的意识，怎么会知道如此专业的词汇。

回想起玉渊潭的跑友，有六七十岁的老人家一年四季的跑，夏天更是乐此不疲，不知道他们现在还跑吗？真是为他们担心，现在回想起来：强度太大了！应该引以为戒，适可而止，适当运动，劳逸结合。

2004 年秋，一天黎明，不知道为什么，腹部痛的非常厉害，甚为剧烈，大概持续 5 分钟左右，以前也发生过，已经不知道具体是什么时间，然而过去就好了，没有当成什么大不了的事情。

然而这次，俨然超过了上次，早晨起床才觉得症状轻了很多，是跑步的原因吗？问问自己。不可能是跑步引起的，早晨起来，思虑片刻，今天去锻炼应该没有问题吧？如果不跑步，可以打太极嘛，对，说走就走。一路小跑，一刻钟到达地点，独自习练太极，可是回家时，情况大为不妙，腹部的疼痛不断加剧，勉勉强强回到家。此时，已经不能再迈开步伐，幸好，还可以将就着走几步，去了一家小医院，因为大医院繁杂的手续、排队、一步一步的程序，实在让人无奈；选择小医院，认为处理得快，不会有大的问题。可是谁知道，小医院却不敢收留，他们建议去 301 医院（足以说明，当时的严重性）。

6 : 30 准时到达 301 医院急诊，所有的化验结果出来，血液淀粉酶非常高，还有炎症，急诊大夫讨论认为：“胰腺炎”。大夫认为当时是空腹，吃点东西喝点水，症状即可缓解。当时也是基本如此，打了半天的吊瓶，又做了几项检查，没有得出什么异常情况，大夫没有安排住院，就这样又恢复了往常的平静。回家后，上腹部的不适感时常出现，不能多喝水，不能吃饱，否则不舒服，也就真的当成了“胰腺炎”。因为“胰腺炎”就是这个症状，确实也没有很好的办法治疗。现在回想起此事，其实是冠心病的潜伏前兆。

8000 米开跑

因搬家等原因，锻炼地点移师北京科技大学运动场。当时是冬季，仍然 5 : 30 准时出发，隆冬季节，自然感到寒冷无比，习惯成自然也就无所畏惧气候冷暖。想起玉渊潭公园冬泳的耄耋老者，这点跑步不是毛毛雨吗！根本不可比拟。以致后来，每每严寒、每每酷暑，每每工作繁忙、每每得过且过不愿锻炼时，玉渊潭公园冬泳的耄耋老者就成为我精神目标。

自 2005 年开始，我的锻炼日程里根本就没有春、夏、秋、冬的概念，甚至忘记什么时候是周末。直到 2008 年，因为奥运管制，节制了锻炼。适才体会到休息和调节是如此美好、如此的轻松与安逸。今天想来，那时的我已经“跑傻了”。锻炼的感觉就是美妙，每天的太阳是最亮的；每天的朝气蓬勃、每天的意气风发、每天的精力充沛、每天的活力四射、每天的青春无限、每天的展望未来。俨然忘记已到中年，俨然忘记自然规律，俨然又回到了 27、28 岁。

北京科技大学运动场是奥运会的预备赛场，铺的专业跑道，这是第一次在专业跑道上跑步。但是对于我，已经习惯自然路面，显然不太适应橡胶跑道。当然，时间是适应的润滑剂。400 米跑道，每天 20 个圈，正好 8000 米，如果再加上往返的路程，差不多 1 万米。每天如此愉悦，每天的如此快乐，锻炼的效果如此精彩纷呈！

几年跑步锻炼，体魄健康不容置疑，体力充沛，没有任何中年人的感受。2003 年以前每每冬季、每每寒流来袭，实在不知道一个冬季下来，自己要感冒几次。严寒冬季，太太、孩子感冒时，适才恍然发现，自己已经好几年没有被感冒“关照”过了，心里甚是快慰。不论寒风、大雪还是其他恶劣天气，每天都是挑战，每天挑战完毕，跑步回来就是无法用语言形容的快乐与自在，身心内外轻松、自然、朝气蓬勃。因为运动，自己仍然保持着标准体重——68 公斤，几年来没有任何变化。所有这些因锻炼而结成的健康硕果，均成为向同事、亲朋好友炫耀的资本，我极力向他们推崇这种最健康的生活方式，目前看似的健康，更加成为我个人的骄傲！

2007 年元旦前后，因为乔迁新居，锻炼场地移师奥林匹克森林公园，当时，由于森林公园尚在建设中，所以跑步场地主要位于森林公园北区或周边一带，因此，我属于第一批游览奥林匹克森林公园者之一。这里和玉渊潭公园比较，是难得的清静，空气更加清新，只是锻炼的过程中更加寂寞，新建设的公园，一切都是新的，即使有跑友也是那么零星的几个人，有时甚至难得一见。

冬季的早晨只能在黑暗中慢跑，向前的路则显得更远、更长、更寂寞、更孤独，更体现出“路漫漫其修远兮”诗意！刺骨的晨风更是肆无忌惮，晨风呐喊、咆哮、示威着。我在逆自然规律运动，却不自知，更不知道秋收冬藏的基本常识。

2007 年的冬季，没有被森林公园新环境的荒凉、寂寞、寒冷、风雪所震慑，一切继续、一切如往、一切向前！到 2008 年的春季，森林公园的建设以及周边的环境，均换新颜，气象万千，新树成荫，锻炼的环境大为改观。在新的环境气氛中，感受着春天的盎然生机，这时候的跑步公里数甚至达到 1 万米，至少不低于 9000 米。奥运会期间，这里已是车水马龙，热闹非凡，到处是各种肤色运动员或记者。早上 5：30，确实有几位在公园周边晨跑的运动员或记者，不过限于安保措施，这只是极个别的情况。锻炼一如既往，不断向前！

神秘的症状

2008年年中，不知道为什么，上腹部反复不适，不能吃得太饱，吃得太饱就是不舒服，甚是烦恼！喝水不能喝得太多，喝得太多也不舒服？这是什么原因？难道又是以前的胰腺炎吗？难道是胃病？2008年5月份，学校一位患有严重胰腺炎的学生需要救助，当时捐款的心情很不好，难道是同病恐惧吗？愈发不安，由于恐惧的笼罩，没有办法，只能去医院检查。

医院检查与胰腺炎紧密相关的指标：丙氨酸氨基转移酶、淀粉酶。检查结果是：丙氨酸氨基转移酶为11U/L、淀粉酶为102U/L。数据结果显示正常，排除患胰腺炎的可能。还是不放心，要查就查一个彻底：做关于胰腺的CT扫描。

胰腺的CT扫描结果：结构、形态正常、轮廓光整。同时，肝脏正常，胆囊形态大小正常，结果是：上腹部CT平扫未见明确病变。一颗忐忑不安的心，逐渐平复，最终大夫得出结论：慢性胃窦炎、反流性食管炎。最后，大夫给开了很多很多的药。

现在回想当时的情况，真是可笑，每每如此，能够碰到一个好的大夫，负责的大夫，概率是多少呢？无法回答这个问题？

我被医学设备欺骗了，虽然没有恐惧了，但是生活中这种症状时好时坏，吃完饭尤甚；如果坐车，走山路颠簸剧烈，那么上腹部就有堵塞感，好像有异物搁在那里，或者说一个多余的东西搁在那里，只是搁，没有痛感。

为什么会这样？心里始终有很大的疑问。这是什么现象？会意味着什么？问题严重吗？真是胃病吗？因此，上次的诊断结果就烙印在内心深处，也就真的确定为“胃病”或者“胃炎”了。

哦，想起来了，自己确定为“反流性食管炎”。当时也是医生这么确定的，因此从当时起，这种症状一直伴随着我，也习惯了，没有当成什么大不了的事情，除非听说什么“食管癌”，会吓一跳。跳一跳又过去了，这就是人心的得过且过。当时确实也没有办法，我不知道再去检查什么项目。更没有专业人士指导。除了迷茫还是迷茫，因为所有的项目都检查了，没有问题，还能怎么检查呢。

回忆当时情况，最大的失误是仍然没有想起我们民族赖以健康的根基——中医！这是我的悲哀，更是这个70后年龄段人的悲哀，也许是现在国人的悲哀！我们的中医到哪里去了？我们的中医被人藏起来了吗？是我无知吗？是我愚昧吗？但是，我还是在高校从事教育的人！这是多么大的可悲啊！

这一切都是谁的过失！我连祖先流传下来的宝贝都不知道！

神秘的感冒。每天跑步 8000 米，天天如此，应该说免疫力没有问题，但是问题却出现了，在当时来说，出现的症状却无法解释。自 2008 年冬季感冒却如影随形，这让我很诧异，每天跑步 8000 米，还感冒，这真是奇怪了，由于仅仅是一次，没有太在意。

但是，2009 年却不一般，这一年感冒若干次，春天只要有冷风，都会感冒，夏天也感冒，感冒已经不分春夏秋冬了，随时出现。2009 年的冬季就更不用形容，这让我很汗颜，家里孩子还没有感冒，而我却首先带头了。爱人取笑，“你每天的跑步怎么了，是不是出去走一圈就回来”。频繁出现这种情况，引起了我的怀疑，为什么每天 8000 米，还会频繁感冒。跑步不是可以提升免疫力吗？怎么没有效果，反而越来越厉害。根源在哪里？8000 米跑步没有任何健康效果，令人诧异。

2009 年 2 月一天晚餐后，刚坐到沙发上，胸前突发刺痛，犹如闪电，发生于一刹那间，又消失了，痛得我僵在了那里，大概 5 分钟左右才回过神来。是什么原因？哪里痛呢？怎么没有了？是神经痛吗？接下来的一段时间，时有时无的刺痛，均发生于晚餐后，上班期间无任何感觉。且这种疼痛症状仅仅发生于转瞬即逝的瞬间，有一种游离的感觉，无法固定于某一点，扑朔迷离，稍纵即逝。

2009 年 3 月 3 日医院病情诊断：劳累后出现胸骨后及胸骨旁针扎样疼痛，与活动、呼吸、饮食无明显关系，无咳嗽、咳痰，无恶心、无呕吐，无发热，无规律。目前已缓解。诊断结果为：肋软骨炎。可悲呀，怎么每次检查都是无任何问题呢？极大的费解。当时大夫很难解释刺痛因素，这种痛很不确定，没有规律，应该说非常难以形容。

每天慢跑 8000 米，跑后轻松自在，没有任何不适，颠覆了西医医生诊断，医生用怪异的眼光看着我，真的令人无奈，一边是症状，到了医院却是万事大吉，令人不得其解。

小小肋软骨炎，不足惧也！这颗心，又一次认可了这个结果。

2009 年出现刺痛后，上腹部其他的症状却消失了。2009 年下半年，刺痛症状开始愈来愈甚，并且再也不局限于晚餐后刺痛，而是发生于随时随地的疼痛，并且转变为比较大的刺痛，有扩散感。

2009 年 6 月 5 日，央视某著名主持人英年病逝，对我的震动非常大，比我大 10 岁，却英年早逝。怎么没有早早地治疗？早做诊断何至于此？想到自己的症状，自己的压力陡然骤增，如果不详细检查，后果不堪设想，死亡的恐惧骤然笼罩，很恐怖的压力，真的恐惧了，必须再次采取行动。

2009年8月一周末，这次在医院幸遇段医师——一位非常负责任的大夫，段医师坦言，人至中年，是最危险的年龄段，很多的症状是突发的，早期症状医院仪器检查不出来，所以这是很难把握的10年。段大夫建议我做一个全面详细的体检，比如：

1. MRCP（胰胆管成像）（以确定是否是真正的胰腺炎）；
2. 24小时心电图；
3. 心脏彩超；
4. 胃镜；
5. 冠状动脉CTA（心脏双源CT）。

预约时间吧，去专门的科室去做。段大夫没有开药只是做了一次咨询，而我内心深处却是豁然开朗，第一次碰到如此负责任的大夫，第一次碰到没有推销药的大夫，太幸运了。今天想起来，非常感谢军医段医师！

详细体检

2009年9月15日，全面体检（医院体检中心）。

内科检查结论：未见明显异常。

外科检查结论：未见明显异常。

耳鼻喉科检查结论：慢性咽炎。

口腔科检查结论：未见明显异常。

心电图室检查结论：窦性心律，正常心电图。

心脏彩色B超检查室检查结论：心脏各腔室内径正常范围；室壁厚度正常，未见明显阶段性运动异常；主动脉波动幅度正常，重博波存在，各瓣膜形态结构开放未见明显异常；各瓣膜启闭未见明显异常。

肝、胆、胰、脾及双肾未见明显异常。

放射科检查结论：心肺隔未见明显异常。

动脉硬化检测结论：血管弹性较好。

检验科检查结论：胆固醇正常、无糖尿病、无血脂高，血压正常。

检验结果一切正常？不可思议！继续查：

MRCP（磁共振胰胆管造影）

描述：胰胆管水成像扫描见肝内、外胆管形态正常，未见明显异常增粗或狭窄；管腔内未见明确充盈缺损影；胰管显影，无扩张。

诊断：扫描未见明显病变征象。

肝、胆、胰、脾核磁共振诊断结论：肝胆胰脾 MRI 扫描未见病变征象。

很惊讶，一切正常，我没有病？但是神秘的症状到底出在哪里？

冠状动脉造影 CTA

9 月 15 日如约做冠状动脉造影 CTA 的检查。检查结果：心脏左前降支堵塞 45% －55%。

中国人民解放军第三 0 六医院

C T诊断报告单

C T号 80266781
病人ID 80266781

姓　名　　性别 男　　出生日期 1970-08-20(40岁)
出 生 地　　费别 自费　　邮政编码
通信地址　　联系电话
临床诊断
检查项目 冠状动脉CTA(地方患者)*
申请科室 体检中心　　申请医生 贾海英　　申请日期 2009-09-15

检查记录

DSCT 扫描方式：　增强扫描　共6张胶片1张彩图

检查所见

冠状动脉呈右侧优势型分布，左右冠状动脉开口未见变异。右冠脉窦处见细小血管分支。
右冠状动脉近段、中段及远段显示欠清晰，中段局部管腔合并伪影，但未见明确斑块形成，余管壁未见明确异常密度影，管腔充盈良好，未见明确狭窄。
左冠状动脉主干及前降支各主要分支显示清晰，前降支中段分别见两个低密度斑块形成，管腔狭窄分别约55%和50%，余管壁未见明确异常密度影，管腔充盈良好，未见明确狭窄。
左回旋支显示清晰，近远交界处见一低密度斑块形成，管腔狭窄约45%，余管壁未见明确异常密度影，管腔充盈良好，未见明确狭窄。
心肌未见明确异常密度。冠状动脉钙化积分值（Agatston）：0
（注：患者心率为：64次/分钟，律齐，无异常心律）

印象

左冠状动脉斑块形成并局限性管腔狭窄（程度约45～55%）
前降支达55%
副右冠状动脉起源变异

检查时间 2009-09-15　　报告医生　郑冬
报告时间 2009-09-15　　签名

终于有了结果，悬着的心终于放了下来，隐匿多年的症状元凶终于暴露无遗。这时专家给出建议：生活中避免劳累，如果没有什么症状则问题不大，如果有症状最好服用拜阿士匹林或其他药物进行治疗，如果堵塞70%左右或更高，就要装支架，否则很危险！

由于仅仅堵塞了45% -55%，似乎不怎么严重，心态比较平稳，注意了大概1 -2周，就过去了，没有当一回事，仍然在得过且过之中，一直到2010年3月。

刺痛升级

进入2010年，这种游离的刺痛，不断地加重，不分任何时间均来骚扰，挥之不去。有时也怀疑，是冠心病的刺痛吗？怎么只是刺痛，而没有其它症状？别忘了，我每天依然8000米的慢跑，非常轻松，而无任何异常。就这样，仍然固执着！

2月，一天去动物园，由于抱着孩子，忽然间这种刺痛袭来，一直持续，没有间断，如此持续胸部疼痛，还是第一次，时间持续约半个小时。

2010年3月20日周六，正在书房看书，刺痛骤然来袭，非常猛烈，堪称剧烈，使我恐惧异常，立即后躺椅背，呼气撑住胸部，屏住呼吸，大约5分钟后，才逐渐安定下来，太恐怖了，这是严重的警告，再不重视，后果不堪设想。

立即去附近的解放军306医院，因为是周末，门诊大夫希望周一再来咨询专家和做详细周密检查。最后大夫甚是关照：告知上下楼梯一定慢行和注意，这是专业人士的严重警示。

这种痛已经开始影响生活质量，何止是生活质量，不采取断然措施，将危及生命，思虑再三，既然是冠心病，要选择专业医院做详细检测，采取治疗措施，去安贞医院吧，离家不算远，既专业又方便。

预约安贞医院，2010年3月29日周一，心内科专家王教授面诊。2010年3月29日，王教授看了以前的诊断，看到我紧张的样子，断言以前的诊断很有可能不准确。我当时确实很紧张，我害怕被定位，害怕被确诊……不知道为什么，非常紧张。

“为什么以前的诊断可能有‘误’呢？”我问王教授。

王教授说：“你每天跑步8000米，这在所有冠心病人里面是不可能的，应该是神经痛”。难道是真的吗？我心存侥幸问。现在胸前部刺痛就非常有感觉，这是什么原因？

“你很紧张，看看你目前的神态。”王教授说。

难道紧张造成胸前部刺痛吗？已经一年的时间了，且越来越重，3 月 20 日几乎、几乎出大问题了，非常厉害！是不是心肌梗死？我加重了语气！

我每天 8000 米慢跑，却没有任何刺痛，轻松异常，为什么不痛呢？我再次问专家？

“这么大的活动量，冠状动脉堵塞 55%，不能确定你就是冠心病人，这样吧，如果你想细查结果或原因，做‘心脏造影’手术吧，这是心脏病检测的‘金标准’，准确率 100%，仅仅是微创手术，非常简单，不会有多大的疼痛，就是冠心病排外手术，第二天就可以出院”，王教授征求我的意见。

到了这一地步，我该怎么办？如果不做手术，危险也许一直伴随着我。既来之则安之，心里已经不敢再得过且过，更不敢心存侥幸，我和爱人均同意王教授的意见，下定决心做冠心病排外手术“心脏造影”。

王教授安排填写住院手续等事项，就在王教授填妥住院手续表格，下单时，表格左上侧被撕坏三分之一，王教授好像感到很愕然，而我更加感到这是不好的兆头！

什么是冠状动脉？

冠状动脉是供应心脏血液的血管。如果狭窄就会引起心绞痛，如果闭塞就会导致心肌梗死。而心肌梗死是严重威胁人的生命的疾病。冠状动脉硬化及（或）痉挛可以引起其狭窄，急性血栓形成或栓塞可以导致闭塞。上述冠状动脉疾病又统称为冠状动脉性心脏病，简称冠心病。

为什么要做冠状动脉造影？

冠状动脉造影就是将对比剂引入冠状动脉后，利用设备成像显示冠状动脉管腔是否狭窄或闭塞的方法。直接显示冠状动脉腔是诊断评价冠心病的最好方法。如果经血管造影检查出冠状动脉的狭窄，可以根据情况经介入手术将支架放到狭窄处，从而使血管通畅，避免引起心绞痛或是心肌梗死而致命。某著名相声演员就是在预约 CT 冠状动脉造影后，因为工作忙没有及时做检查，而心肌梗死去世的。

有什么方法可以行冠状动脉造影？

目前有两种方法可以显示冠状动脉管腔，其一是 DSA 冠状动脉造影：在 DSA 引导下经股动脉或上肢血管插入导管到冠状动脉在主动脉的开口处，在注入对比剂的同时成像，从而显示冠状动脉。

其优点是：显示冠状动脉清晰；如果发现严重的狭窄可以在其引导下下支架扩张狭窄处，从而得到治疗。缺点是费用高；因要从血管中插导管，有创伤性，特别是插导管时有较少的比例会将血管的动脉粥样硬化斑块捅掉，而栓塞远端血管，严重的可以致命。所以，这种方法不适合筛查。

其二是CT冠状动脉造影CTA，这是近几年才出现的新技术，特别是64层多螺旋CT出现后才被广泛应用的技术。这种方法是从手臂的静脉里输入对比剂，就像平时输液是一样的道理，因此几乎没有创伤性，非常安全。因为不用插管，所用时间也短。所以，CT冠状动脉造影非常适合做冠心病的筛查或复查，甚至体检，因为部分冠状动脉狭窄的患者临床无症状。

病房里的惊讶

这是第一次住院，不知道为什么，我总是忐忑不安，不敢走入心内科病区，好像做贼似的；又好像做了见不得人的事情，心情极为复杂。因为，我一直认为这样的病，只有老年人才会得，而我才39周岁，还很年轻呀！怎么会得这种病！

每天8000米的跑步，已经有7年的锻炼历史，我很健康呀，怎么会得病！

我是来做冠心病除外手术的，仅仅是除外，排除一下，内心深处仍然欺骗着自己，我非常健康，每天8000米的跑步俨然成了我最健康的资本，在内心炫耀着，也许，8000米已经成为我炫耀健康的最后依托。内心虚荣的习气在统治着我，把虚荣当成了自己，利用8000米，维护自己的健康等级，一个病人的可悲呀，我俨然成了虚荣的奴隶。

怀着这种极为不安的心情办理住院手续，仍然害怕见到病房里的人，害怕他们看到我。因为，这种病是老年人的专利，年轻人怎么会得呢。

终于，确定了病房和床位，极为不安地踏入病房。

然而，走入病房，惊呆的却是我！

怎么——怎么会是这样？

在眼前出现两位几乎和我一样的年轻人，如释重负的同时却又是万分的惊讶，他们怎么和我一样年轻？

怎么会是这样？我不断地问自己。

难道是住院处故意安排年轻人住在一起吗？我内心无比的惊讶！

坐在安排的床位上，心情极为复杂，他们二位年轻人却有些幸灾乐祸似的和我打招呼，怎么你也这么年轻，我们总算不孤独了。

交流中得知，右边的年轻人确实比我小，36 岁（以后简称 36），从 32 岁开始患病，属于房颤；左边年轻人比我大 3 岁，42 岁（以后简称 42），也是房颤病人，都是来除颤的。

什么是房颤：心房颤动简称“房颤”，是一种很常见的心律失常，仅次于早搏而居第二位，房颤是心肌丧失了正常有规律的舒缩活动，而代之以快速而不协调的微弱蠕动，致使心房失去了正常的有效收缩，房颤持续三周以上为持续性房颤。房颤按时间划分，房颤分为急性房颤和慢性房颤，慢性房颤又分为阵发性、持续性和永久性房颤。房颤可以是阵发性的，也就是可以自行终止，如果发作后不能自行终止，但可经治疗后终止，就是持续性房颤，如果经治疗后也不能终止，就是永久性房颤。房颤是一种房性心动过速，心电图表现 P 波消失，代之为小 f 波，频率约 350～600 次/分。

房颤的症状主要表现为以下几点：

（1）阵发性房颤的症状表现为发作开始比较突然，病人感心悸、气短、心前区不适及忧虑不安。有冠心病的老年人，房颤发作开始时心室率很快，可出现眩晕，甚至晕厥，有时可出现心力衰竭及休克。每次发作的持续时间不一，短者仅数秒，可频频发作，长者可持续数日至数周。

（2）持续性房颤症状与原有的心脏病和心室率有关。这种房颤的症状主要为：房颤病人感心悸、气短，尤其是活动后心室率明显增快。持续性房颤者易于发生心力衰竭。房颤时因心房无收缩力，血流动力学紊乱，易发生附壁血栓，导致体、肺循环栓塞，以脑栓塞和肢体动脉栓塞为多见。

（3）如果没有其它心脏病，且房颤时心跳又基本正常，病人可以没有任何房颤症状，是在偶然的机会被发现，如果房颤引起心跳过快，病人会出现心慌、气短、胸闷、憋气、惊慌等，如果有其它的心脏病，就会加重心脏病的症状，尤其会加重心力衰竭。

（4）房颤的症状也受患者感知症状的敏感性及耐受性的影响，有的患者刚发生房颤时，可有明显的症状，随着病程的延长，有的患者可逐渐适应，症状可能减轻甚至消失。

最坏的结果

◎ 2010 年 3 月 30 日

第一次住院、第一次手术，均是第一次，住一住院挡挡晦气吧，这是当时的想法，现在想来非常天真好笑。这两位病友比我专业，非常熟悉各类心脏病，至少是半个专家，36 是这里的常客，42 至少比我更专业。

36 告诉我心脏造影就是做心脏支架，是属于同一种手术。但是对于当时的我来说，一无所知，内心有一种说不出来的担忧和恐惧。

做完支架不一定保证心脏一劳永逸，将来还有堵得可能，发展厉害了需要做心脏搭桥手术，这样的手术意味着需要开胸。“我 13 岁做过开胸手术，虽然那时很小，但是痛苦难忘”，42 说。

我几乎被吓出了一身冷汗，毛骨悚然。我出生在农村，小时候，尤其是过年的时候，农村的杀猪会成为一道风景线，杀猪开胸不和人类的手术一样吗？至今使我记忆犹新。实在不敢想象，更不敢想象未来。还有未来吗？我问自己？再也不敢往下想了。

我怎么什么都不知道，就来住院了。太轻率了，什么是支架？装支架有后遗症吗？我问自己。

找主治医生交涉：我是做心脏造影手术的，坚决不做支架。我和爱人商量，千万不要随便签字，在我没有了解清楚什么是支架、装支架的利与弊的问题，坚决不能签字。

下午体检，见到一位 65 岁的老者，交谈中得知，3 年前装的支架，并且装的还不是一个支架，现在胸部痛得很重，又堵了，来洗支架。我感到很愕然，怎么装支架却又堵了，这不是永远依赖医院了吗？这不是噩梦的开始吗？

未来的生命之路在哪里？我问自己。又不断地审视自己。

既然来住院，要彻底查个明白，这个时候必须保持头脑清醒，必须想到最坏的结果，做好思想准备。我语重心长地告诉爱人，如果出现最坏的结果，千万不要怕，我们不装支架，千千万万、万万千千要记住。

也许，作为一个女人，作为人妻。自己所依靠的男人出现危重的时候，内心最为害怕、担心，爱人无助地看着我。

◎ 2010 年 3 月 30 日上午 10：55

我大步流星地步入手术室，第一次做手术，也是第一次到手术室，里面布满了各种仪器和设备，一张又窄又长的手术台，就是每个患者接受治疗“通往健康的平台”。躺在那里没有什么感觉，由大腿根部的血管导入导丝，再由大动脉进入心脏，时间一长，只是觉得心里乱乱的，或心乱如麻的感觉；时间在一秒一秒地过，非常漫长，甚是煎熬。

结果，什么时候出来？快了吗？还需要等多长？我不停地问自己。

只有手术工具的声音，不停地换，不停地有工具的碰撞声，就是没有大夫说话，我不安地等待着……手术终于停了，有大夫出去了，不知道为什么。

等了比较久的时间，大夫进来说：“你的症状很厉害，你爱人做不了主，还是征求你的意见”。

大脑一片空白，我太太肯定被吓得六神无主，很可能吓哭了……我心里在想。

我该怎么办、怎么办、怎么办……

停滞了几分钟，适才反应过来，我的的症状严重到什么程度，能告诉我吗？

左前降支堵的最严重，堵塞程度 75% 以上，非常严重！大夫加重了语气和不断地重复：“必须装支架，堵塞 70% 左右就要装支架”。

我停顿了一下，给我几分钟，让我想想吧，我犹豫着、彷徨着，但是，对于支架的一无所知，让我下定决心，不能装支架，等了解清楚了，再回来也不算迟，我告诉医生：

算了，我不装支架，也不知道哪里来的勇气。

大夫们很惊讶：“这样很危险，你自己要考虑好，一定要考虑好！”好几个医生加重了口气。

谢谢大夫，我不装，不知道我哪里来的勇气。

大夫们看到我很坚决，没有办法，请来了心内科手术权威梅导，梅导让我看了一下手术监控影像，影像显示粗粗的血管，被堵的只剩下细细的、不停地颤动着，就像吊在那里的水管一样，其中有很重要的一段非常狭窄，突然变细了。

梅导看我还是没有装支架的意愿，“这样吧，我们再给你做一个最先进的，病灶血管内的核磁共振，这样数据更加精确和详细，到时候你在确定是否装支架。”我同意了梅导的建议。

听到他们在换设备，大夫给我说这是世界上最先进的设备，由梅导亲自操作……又过了两个多小时，他们在分析数据，我静静地听着。

梅导告诉我：目前堵塞区域血液流量是可以的，能够满足安全流量，但是在堵塞区域，左上部有一个0.5cm瘀血斑块，这里比较危险，如果脱落不堪设想，建议还是装支架，能够保证你的生命安全。

此时，我明白了，这些医生是为了我的生命安全有一个保障，才不停地规劝，但是我绝对不能糊里糊涂的装支架。“我要考虑一下”我回复到。

难道只有装支架，才能恢复健康吗？才能挽救生命吗？我不停地问自己。如果装了支架健康就有保证吗？我现在还不了解心脏冠心病，不了解支架治疗疾病的机理，所有这些我都不了解，等我了解了，还可以再来做手术。

对，就是等我了解支架的救治健康机理，我还可以再来做手术，就是这一个理由，我再次拒绝了。

“你一定要考虑好”梅导再次规劝，再次语重心长，我知道这是大夫和专家们对我的健康负责。

“谢谢梅导，我不做。”回答的如此坚定、坚决、苍白和尴尬。也许他们很生气，我内心也有很大的歉意，但是我绝不能装，我不知道为什么，就是不能装支架。

医生们开始撤退了，四个半小时的手术结束了。

我被推出手术室！

首都医学院附属北京安贞医院

手 术 记 录

姓名：　性别 男　年龄 39岁　病房 [illegible]　病案号 14) 1768

手术日期：2010.3.30　手术士：[illegible]

术前诊断：CAD　麻醉士：[illegible]　麻醉方法：局麻

术后诊断：CAD　手术时间：15:00

手术名称：CAG+IVUS　术中输血：　术中输液：NS

切口及体位：右股动脉　肝素2000u

Medtronic LAUNCHER
(17)111118(10)0001202598
Ref. LA6EBU375　6F EBU3.75　Lot 0001202598

HI-TORQUE
BALANCE MIDDLEWEIGHT
UNIVERSAL
0.014" 190 cm
REF 1009660
LOT 9092194

患者在DSA Lab行CAG，取平卧位，常规消毒铺巾，以1%利多卡因局麻右股动脉穿刺，改良Seldinger技术穿刺右股动脉成功，置6F动脉鞘，肝素2000u，以6F JL4.0 JR4.0 Catheter行CAG示：LM，LCX，RCA未见明显狭窄，LAD中段约75%，与家属沟通病情，同意IVUS检查。肝素5000u，置6F EBU3.75 Guiding Catheter至LAD开口，送BMW guide wire至LAD远段，行IVUS示：最小管腔面积3.28、3.71mm²，可考虑PTCA+Stent术，患者及家属拒绝，要求药物治疗，结束手术。以Perclose MC缝合穿刺点，再转CCU进一步处理。

关闭胸（腹）腔前处理：

病员一般情况：

医师签名 [illegible]

首 都 医 科 大 学 附 属 北 京 安 贞 医 院

出 院 记 录

病案号：01431768

入院日期 2010 年 03 月 29 日　　出院日期 2010 年 3 月 31 日　　住院日数：2

姓名：	性别：男	年龄：39岁	籍贯：山东省	工作单位：　大学	职务：教 师

入院诊断、主要检查、住院经过（包括X线、心电图、心导管、心脏造影及其它主要检查项目）：

入院诊断：胸痛原因待诊：冠心病待排

主要检查：2010.3.30 行冠脉造影示：前降支中段约75%狭窄。

住院经过：入院后予完善相关检查，冠脉造影示前降支狭窄75%，IVOS 示：最小管腔面积3.28mm2，建议术，患者拒绝。给予药物治疗。

主要治疗（包括药物治疗、疗程剂量、疗效等。如进行手术应写清手术日期、手术名称、麻醉方法及手术后情况

2010-03-31

冠脉造影

拜阿斯匹灵 0.1 QD,立普妥 10mg QD ,波立维 75mg QD

出院诊断（包括主要诊断及次要诊断）：

冠状动脉粥样硬化性心脏病

出院时情况：治愈　1√好转　无改变　恶化　死亡　未治　自动出院（将是的一项 √ 出

出院医嘱：

1. 避免剧烈体力活动，低脂饮食。
2. 按时服药，病情变化及时就诊。

今后门诊（或随诊）的具体要求：

1. 定期复查血脂，肝功能，肌酶等。

注：本记录一式两份：

一份存于住院病案内：

一份存于门诊病案内：

主治医师　　经治医师　　2010年3月31日

不眠之夜

回到病房，两位室友感到无比震惊，如此危重，堵塞程度达 75% 以上没有做支架，实在是不可思议，不可理喻，让常人无法理解，他们几乎用发绿的眼光看着我，我成了病房里的另类。

做完手术的当夜，彻夜难眠，造影剂的强烈刺激，以及产生的副作用，非常不舒服，无比痛苦。由于刚做完手术，12 小时之内不能动或翻身，因此，夜里的反应非常大，不知道是心脏，还是胃部，非常难受，难受的无法形容。

我甚至在想，这是什么原因，难道因为我没有做支架吗？

大夫给我吃了一粒硝酸甘油，仍然不起作用。

好像又吃了有利于胃的药，当时好像有所好转。

但是到了 31 日凌晨两点多，不适症状更加强烈，是造影剂的副作用对心脏的强烈刺激，使我几乎无法承受……

大夫好像又给我吃了一粒硝酸甘油。

此时无比痛苦……

难道，今晚就是我的大限吗？难道，过不了今天晚上吗？

不断地在想。我不能死，决不能死！

如果我死了，孩子怎么办，会给孩子带来巨大的痛苦，孩子未来会怎么样……我的爱人，怎么能接受这个现实，我的小女儿才两岁、没有我这个家庭意味着万劫不复，绝不能死！

父母会怎么样，我的父母如何颐养天年，如果没有了我——这是不可想象的灾难，我不能死……

还有未竟的事业，事业刚刚开始，我的经济数据与资本市场模型刚刚验证成功，还没有实现我的抱负，不能死！

还有很多很多没有处理完的事情……

后来，大夫给加了一种仪器，我也不知道是什么仪器，好像没有起到什么作用，直到黎明，症状逐步消除，痛苦的一夜总算过去。

36 与 42 总是无奈地看着我，眼光里均是无法理解，“你为什么不装支架，不可思议”。在他们的眼里我成了异类。

甚至我去卫生间时，36 说：“他最多撑 3 个月，3 个月内，仅仅手术创口如果瘀血脱落，就足以致命。却未曾想被刚进屋的我听到了。他的这句话影响了我很久，几乎挥之不去。

31 日下午出院，42 非常沉重地说：“如果不舒服，立即来做支架，你还有一个完整的家庭，千万注意”；“几个月前，就是你的这个床位，也是堵塞 70% 左右的一位病人没有装支架，结果很不幸……”42 不停地强调着。

我非常理解，大家都是为我着想……当时感激万分！

同样，出院的心情无比沉重，我知道如果生活中不注意，将与死亡为邻！

办理出院手续时：大夫一再嘱咐“你是我们的危重病人，你还会回来的！要记住！千万要记住”！当时她们严肃的语气、凝重的神态，至今我记得一清二楚。

出院时，医院的主治医生，却无药可开，因为，除了心脏左前降支有堵塞外，我没有高血压、没有高血脂、没有糖尿病，没有动脉硬化……仅仅象征性的拿了一盒拜阿司匹林。

现在回想起来，确实让一般人无法理解，庆幸当时贸然做了手术检查，如果当时找朋友帮忙，托人找关系等等传统事项，那么他们肯定会加入“让我做支架的规劝队伍中”，回想当时，实乃万幸！

苍天之气，清静则志意治，顺之则阳气固，虽有贼邪，弗能害也，此因时之序。故圣人传精神，服天气而通神明。失之则内闭九窍，外壅肌肉，卫气解散，此谓自伤，气之削也。

——《黄帝内经》

我们的祖先在几千年以前，就已经认识到人类摄取、依靠宇宙微观能量（道家称为先天之炁）而固化阳气，通达经脉；强身固体，所有贼风虚邪，而不能侵入人体；而如果诸穴、诸经脉闭塞失去和空间微观能量的交流融通，必然九窍闭阻不通，使正阳之气消散而失去保护。这属于自己招致伤害，而九窍闭塞，身体得到的严重消弱。

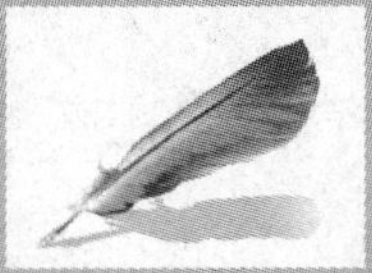

第二章

寻找救命之方

寻求救命之方

◎ 2010 年 3 月 31 日

出院的心情无比沉重，回到温馨的家，总算轻松一下，离开了压抑、恐怖、病气笼罩的医院，心情总算好了许多。

回家第一件事，立即、急迫进入书房、马上打开电脑，快速搜索“化瘀”、“活血化瘀”关键词，因为我要救自己，我明白自从放弃“支架”，必须寻找其他的途径拯救自己，否则万劫不复。同时也意味着，以后的很长一段时间，可能随时和死亡相伴。

能够活血化瘀的方法很多，比如锻炼，喝酒，按摩，使用红花油，还有使用荆条泡水，晚上洗脚等等。这些都不是我想要的，这些都不能救命。

活血化瘀，具有消散作用的或能消减体内瘀血的药物治疗瘀血病证的方法。有通畅血脉，有散瘀滞的功能，才是我想找的，是我急迫的需求。

搜了很长时间，偶然中，看到三七的功效，使我信心倍增。

只要正确服用三七粉，可以回避副作用，以下就是一名患者十年治愈冠心病的案例，也许这个治疗时间太长，但如果没有速效药的情况下，你又将如何选择？就算有速效药，如果有毒副作用你怎么选择？所以吃三七粉一定要注意正确的方法和坚持服用。(原文如下)

我曾患冠心病，稍微疲劳便气短、胸闷、心绞痛，24 小时动态心电图显示期前收缩（即期前收缩）6000 多次，曾住院治疗。一位医生说：三七粉能养心。出院后，遵其建言，我每天早晚服三七粉，每次 3 克。十多年过去了，冠心病症状逐渐消失。现在，骑车、爬山、旅游均无妨碍。在此，我要感谢那位建言医生。另外，建议患冠心病的朋友不妨一试。三七，甘微苦温，入肝、胃经，可止血化瘀、消肿定痛。三七根块制成粉状，温水冲服即可。（来源：黑龙江新闻网－老年日报　作者：马玉林）

继续了解、研究，我发现三七对冠心病的辅助治疗将有更加积极的效果：《本草纲目》(1578 年)：“味微甘而苦，颇似人参之味。”“凡杖扑伤损，瘀血淋漓者，随即嚼烂罨之即止，青肿者即消散。若受杖时，先服一、二钱，则血不冲心，杖后尤宜服之，产后服亦良。大抵此药气温、味甘微苦，乃阳明、厥阴血分之药，故能治一切血病。”

《本草求真》（1778 年）：“三七，世人仅知功能止血住痛。殊不知痛因血瘀而疼作，血因敷散而血止。三七气味苦温，能于血分化其血瘀。”

《玉楸药解》（1860 年）：“和营止血，通脉行瘀，行瘀血而敛新血。凡产后、经期、跌打、痈肿，一切瘀血皆破；凡吐衄、崩漏、刀伤、箭射，一切新血皆止。”

《医学衷中参西录》（1904～1924 年）：“三七，诸家多言性温，然单服其末数钱，未有觉温者。善化瘀血，又善止血妄行，为血衄要药。病愈后不至瘀血留于经络，证变虚劳（凡用药强止其血者，恒至血瘀经络成血痹虚劳）。

《中国医药大辞典》（1912 年）：“三七功用补血、去瘀损、止血衄、能通能补，功效最良，是方药中之最珍者。三七生吃，去瘀生新，消肿定痛，并有止血不留瘀血，行血不伤新的优点；熟服可补益健体。”

1. 三七对血液和造血系统的作用

（1）三七具有良好的止血功效，能明显缩短出血和凝血时间。研究表明，三七的止血成分主要为三七素（Dencichine）。三七素能促使血小板聚集、变形，释放 ADP、血小板因子Ⅲ和钙离子等物质而达到止血作用。据报道，用参三七注射液、三七粉治疗胃溃疡、十二指肠球部溃疡出血及慢性胃炎等消化道出血，治愈率在 92.0% 以上。以三七粉治疗支气管扩张、肺结核及肺脓肿合并咯血患者，用药 5 日，完全止血者达 80% 以上。利用三七治疗各种外伤出血、各种内血症在临床上已得到广泛应用。

（2）三七能促进各类血细胞分裂生长、增加数目，具有显著补血功效。

试验发现，三七能明显提高失血性贫血病理模型（大鼠和家兔）的血红细胞数量，对失血性贫血具有较好的治疗。三七总皂苷除提高白鼠外周血中白细胞总数外，还能显著提高巨噬细胞吞噬率，提高血液中淋巴细胞的百分比。

（3）三七具有活血化瘀、去瘀生新的明显疗效。实验显示，三七总皂苷能显著抑制实验性动脉粥样硬化家兔的主动脉内膜斑块形成。

2. 对心血管系统的作用

实验表明，三七在明显扩张血管，减低冠脉阻力，增加冠脉流量，加强和改善冠脉微循环，增加营养性心肌血流量的同时，能够降低动脉压，略减心率，使心脏工作量减低，从而明显减少心肌的耗氧量，可用于治疗心肌缺血、心绞痛及休克。实验证明，三七总皂苷对多种实验性心律失常模型均有一定程度的对抗作用。据报道，以生三七片治疗冠心病患，总有效率达 97%，其中显效率 42.5%。

3. 对神经系统的作用

研究表明，三七中既含有原人参二醇型皂苷，也含有原人参三醇型皂苷，其中：原人参二醇型皂苷具有中枢神经抑制作用；原人参三醇型皂苷具有中枢神经兴奋作用。临床应用证明，三七地上部分对中枢神经有抑制作用，表现为镇静、安定与改善睡眠等功用；三七地下部分能兴奋中枢神经，提高脑力和体力，表现出抗疲劳性；三七的各个部分均有利于增强学习和记忆能力，并且还具有明显的镇痛作用。

4. 抗炎症作用

药理实验表明，三七对多种原因引起的血管通透性增加有明显的抑制作用，具有较强的抗炎功效。例如：三七对于大鼠背部皮下植棉球引起的结缔组织增生性炎症及棉球引起的肉芽肿有非常明显的抑制作用；三七总皂苷对角叉菜胶、透明质酶引起的小鼠关节肿胀以及巴豆油、二甲苯所致的小鼠耳廓肿胀具有明显的抑制作用。临床应用表明：三七治疗开放性骨折，消肿止痛效果甚佳；麝香正骨水改进为田七正骨水后，功效明显提高。

5. 三七的抗肿瘤作用

近年来，国内外学者对三七的抗肿瘤（癌）作用研究取得了可喜的进展。研究表明，三七中含有三七皂苷、β－榄香烯、微量元素硒等抗癌活性物质；三七皂苷 120μg/ml 浓度的 Rb1 能使培养的肿瘤细胞 92% 受到抑制，三七皂苷 Rd 的抑制率则为 79%；三七皂苷 Rh1 对培养的肝癌细胞有明显的抑制作用；三七皂苷 Rh2 具有较强的抗肿瘤活性，并能诱导癌细胞逆转成非癌细胞。此外，三七皂苷和三七多糖能增强机体免疫功能，对治疗癌症有一定的辅助作用。

看到上述所有这些信息，增强了抗击病魔的信心，马上打车，去同仁堂购买三七，打成粉，每日 3～5 克冲服。这是出院当天以最快的速度办理的第一件事，也是出院第一天办理的唯一的一件事情。

对死亡的恐惧

◎ 2010 年 4 月 1 日

虽然买了三七，但是效果非常缓慢，对于疾病，冰冻三尺非一日之患，那么对于三七的效果，对于我这样的危重症患者，决不能奢求速效。

回到家，医院大夫与病友的种种劝告情形历历在目。

36 说：我最多有 3 个月的时间！

大夫嘱咐，“你是我们的危重病人，你还会回来的！”

我知道了，在我病床上曾经的前辈堵塞 70%，已经牺牲了！

所有的这些，挥之不去，无法忘记！难道我过不了这一关吗？不断地问自己？回到家，不敢看带有任何死亡与疾病信息的电视节目，哪怕仅仅是战斗片，哪怕武打动作剧情，只要剧中人，口中仅仅说出“死亡”两个字，我就恐惧之极，胆战心惊。

脆弱到如此的程度，实在令人可怕了，不能听到任何有关疾病、意外、死亡的内容，如果真的听到了，不知道为什么，竟然对号入座。对死亡的恐惧，内心无法坦然面对，心情极为复杂。因为我就在死亡的边缘挣扎。

因为，随着研究的深入，知道了不该知道的内容。西医明确说明：冠心病一旦被确诊，其病变逆转的可能性是极小的，甚至可以说，没有任何逆转的可能性。既然病理变化几乎不可逆转，那么，有效的治疗只能改善冠状动脉供血功能，在一定程度上减轻心肌缺血、缺氧状况，防止发生痉挛和血栓以致发生心肌梗死。也就是说，治疗只能缓解病情，减轻痛苦，在一定范围内延缓病变的进展速度，从而延长患者生存的时间，但不能彻底治愈。

◎ 4 月 2 日

虽然服用了三七粉，又看了上述的信息，内心彻底的镇静、理性下来，难道真的不能治愈吗，难道连起码的救命稻草都没有吗？难道我没有任何希望了吗？难道只能等死吗？

我努力再寻找着，哪怕寻找到一丝的一线的生命之光；哪怕发现仅仅有的，一点点的救命稻草也可以。

什么能救命?！我不断地在寻找，希望寻找到一丝丝的生命希望！

我祈望哪怕发现仅有的一点点救命稻草都可以！

这个时候，我买了很多硝酸甘油，放在兜里，放在床头，放在车上，放在办公桌上，放在书房，放在客厅，放在……只要能及之地，我走到哪里带到哪里，我真的害怕万一……

硝酸甘油成了我唯一的精神寄托，或生命依赖的支柱，如影随形，不敢忘记，如果哪一天忘记带在身边，就魂飞魄散、惊恐至极、无以言壮……

◎ 4 月 8 日

清明节后，开始正式上班，一直到目前，我仍然和正常人一样正常作息，没有多休息一天。这一天，非常巧合，我的好友中国中医药大学著名老专家乐教授来访，内心惊喜异常，实在是济源之水，朽木逢甘霖，心情异常兴奋。这个时候再也没有了虚荣之心，见面如实相告，乐教授也是惊讶万分，没有想到如此危重。

望、闻、问、切一个一个的诊断程序接下来，记得当时双手切脉，切了好久，如此细致。“舌像湿邪太重，脉细。”乐教授说，“心是人体的君王，统领一切。在他的手下，宰相（肺)、将军（肝)、谋臣（胆)、使臣（膻中)、地方官（膀胱）以及那些管粮仓的（脾)、管水利的（三焦)、管制造的（肾)、管运输的（大肠)，等等，各级官吏，各司其职，通力合作，人体这个组织才能良性运行。”

“心不明则十二官危，使道闭塞而不通，形乃大伤，以此养生则殃，其宗大危，成之戒之！冠心病，是冠状动脉粥样硬化性心脏病的简称，它是由于供应心脏物质的血管——冠状动脉发生了粥样硬化所致。这种粥样硬化的斑块堆积在冠状动脉内膜上，久而久之，越积越多，使冠状动脉管腔严重狭窄甚至闭塞，从而导致心肌血流量减少，心脏供氧不足，而产生一系列缺血性表现。如胸闷、憋气、心绞痛、心肌梗死甚至猝死”。

乐教授详细给我分析冠心病问题，并对三七服用的剂量作出部署，建议跑步以慢跑，微微出汗即可停止，但是没有说出原因；建议先把我胸部疼痛解决掉，一步一步来，不要着急，并开出一副中医药方：“血府逐瘀汤”肆个疗程 28 天，此时，内心感觉到豁然开朗，也许中医能救我，迫不及待地开始准备熬药的工具。

但是我仍然有一个疑问，2009 年 8 月老教授来访时给我把脉，怎么没有分析出来呢？可能还是跑步的问题，掩盖了一切，难道跑步是疾病的源头吗？只能这样猜测而已。这时血府逐瘀汤加三七冲服，配合西药拜阿司匹林成为我每日的主要“治疗剂”。

◎ 4 月 9 日

今天是周五，由于 2010 年 1 月与某金融机构已经约定于 4 月 9 日上午和 4 月 12 日上午分别进行两场不同层次和不同内容的授课，这是出院后第一次外出讲课，这件事请，我非常顾虑，能行吗？不去是否可以？不断地问自己。如果不去，那么如何答复金融机构，何况学员来自全国各地，如果不去将如何安排替代者，谁可以替代我呢？主讲的这个内容替代者是否可以，讲砸了，怎么交代……

权衡再三，必须去，应该没有什么危险，目前只是自己的心理压力太重，自己吓自己，到现场再把握吧，根据现场的状况进行调整，要么坐着讲课，对，这是一个不错的办法。

4 月 9 日早上，继续服“治疗剂”外，加服了半片单硝酸异山梨酯缓释片，以前外出授课，从来没有紧张过。但是今天上午，开课 5 分钟前，确实比较紧张，因为我在感知自己是否可以，慢慢地，逐渐恢复了往日的授课风采、铿锵有力旁征博引，恢复了以往精彩纷呈的指点迷津。根本没有人会认为台上是一位危重的、冠状动脉堵塞 75% 的冠心病患者。

2 个小时的授课，一弹指间，授课后没有任何不良反应，庆幸自己终于经受住了一次严峻的考验。这两次授课经历只能庆幸上天佑我。接下来却离万劫不复越来越近。

8000 里路云和月

◎ 2010 年 4 月 17 日

对于 8000 米跑步，因为手术微创伤口愈合原因，3 月 30 日至 4 月 12 日，暂时停止了。住院期间，西医没有说跑步和冠心病之间的关系；包括咨询中医朋友，他们均没有说明，慢跑 8000 米是否是冠心病的主因，中医朋友说量太大，要控制，微微出汗即止。

跑步已经和我朝夕相伴 7 年的时间，是每天早晨起来必然的运动，就和平时吃饭穿衣一样，成为不可或缺的生活方式。如果不能运动，早晨5:30起来能干什么？打太极拳？打太极拳对冠心病有康复的作用吗？慢跑可以增加心脏的含氧量，预防心肌梗死，慢跑运动可使心肌增强、增厚，具有锻炼心脏、保护心脏的作用。多年从事慢跑运动的中老年人的心脏大小、功能与不参加锻炼的20岁的年轻人的心脏无异，改善了心肌营养，使得心肌发达，功能提高。这就是我再次坚持锻炼的最大理由。

慢跑可使血流增快、血管弹性增强，具有活血祛瘀、改善血液循环的作用。慢跑时冠状动脉血流量较安静时可增加。坚持长期慢跑的人，平时心跳频率可下降到每分钟50~60次左右，这可使心肌得到较长时间的休整。慢跑能促进全身新陈代谢，能改善脂类代谢，可防治血液中脂质过高。冠心病、高血压、动脉硬化等老年性疾病大多与体内脂质代谢有关，慢跑能改善体内脂类物质的正常代谢，降低胆固醇和甘油三酯的含量，可预防和减少胆固醇等脂质在血管壁上的沉积，从而起到防治冠心病、高血压等老年性疾病的作用。慢跑可控制体重，预防动脉硬化，调整大脑皮质的兴奋和抑制过程，消除大脑疲劳。慢跑运动还可使人体产生一种低频振动，可使血管平滑肌得到锻炼，从而增加血管的张力，能通过振动将血管壁上的沉积物排除，同时又能防止血脂在血管壁上的堆积，这在防治动脉硬化和心脑血管疾病上有重要的意义。这是我继续慢跑的核心依据。

我没有高血压、没有动脉硬化、没有高血脂、没有脂肪肝等等，应该都与跑步有关。那么，我没有明显的冠心病症状，也许是慢跑在作怪，以至于一次次的误判。

现在全副武装，买来计步器、跑步心律测试仪，慢跑鞋。改变以前跑步的方式，同样8000米不变，延长时间为80分钟，起跑前10分钟逐步快步走，最后10分钟大步走，这样中间1小时慢跑步。

4月13日再次起程跑步，加入了死亡和康复剧烈博弈的危险征程，第一天跑的小心翼翼，上森林公园里的大小土坡、桥等等，我均停下来慢步走过，之后再起跑，小心翼翼，真的担心猝死。从4月13日之后只有跑步才是我的快乐，因为只有跑步期间，我没有任何症状，没有任何压力，我和正常人一样，跑步就是轻松自在、全身清爽，活力四射。

惊魂时刻

◎ 2010 年 4 月 18 日

截止到今日，也许是服用血府逐瘀汤和三七的原因，胸部的刺痛逐渐模糊，其中增加了非常小量的西洋参粉，有神清气爽之感。4 月 18 日上午出席非常重要的开课典礼，要讲话，这是非常大的考验，有前不久授课的经验，应该没有问题，可以把讲话的时间控制在 5 分钟之内，象征性的，走过场吧。开课典礼前，坐在那里就是不舒服，不知道什么原因。开课典礼讲话如期进行，没有什么异常发生，非常庆幸。

开课典礼一结束马上离开教学楼，刚刚走到楼下不到 20 米，心脏不知道为什么出现频繁的压迫感，越来越重，不敢再正常走动，突然，一阵濒死压迫感袭来，惊得我大汗淋漓，异常震惊、恐惧，我呼足气，使劲地撑住胸部，不敢动了，更不用说走路，不敢有任何的晃动，哪怕喘一口气就会一头栽倒，所以喘气更不敢，不敢有任何的一丝一毫的动，如果一动就会毙命，硬挺在那里，到底有多长时间，当时已经忘记了。

直到心脏恢复了正常的跳动，才缓过劲来，才开始慢慢地迈步，缓慢地、轻微地、缓慢地移动，一段 200 米的路，我走了好久，走的好艰苦，终于到达办公室，这么近的路我却走得如此艰辛，期望回到办公室的心如此强烈。

这是第一次经历危险时刻，如果真的摔在哪里，也许已经一命呜呼，也许已经成为孤魂野鬼了，感谢上天的护佑，过了生死第一劫。

这时，我突然想起昨天晚上一梦，非常奇怪，梦里两个影子不停地劝我："走吧，走吧"，被我严词拒绝。难道就是暗示今天的危险吗？还是我求生的意志挽救了我？太危险了，想起来真的后怕，后怕的根源，就是对于死亡的恐惧。

有了这一次的危险，我的西药组合发生了变化：每天一片拜阿司匹林加半片单硝酸异山梨酯缓释片，成了我生命的最大依赖，再也不会去想副作用多么大了！所谓的副作用对于生命安全而言已经是无所谓了。

噩梦之谜，重病之时整天是恐怖之梦。梦见恐怖的人，恐怖的事，以及完全陌生的景物。往往是惊恐之中吓醒，窗外是无边的暗夜，是恍惚的夜空，是心里的恐怖，除了恐怖就是恐怖，这种恐怖是对生命的依恋，是对死亡的恐惧。这个生命却由不得我做主，这个生命肉体难道不是我的吗？既然是我的，我怎么却说了不算呢？这个肉体却不听我的话，答案在哪里？为什么会这样呢？谁能给我答案呢？这个身体属于我，为什么不听我的话呢？死亡为什么如此可怕？谁能告诉我答案？

一个典型的梦，永远挥之不去，不知何意。是什么意思、代表什么意义、象征什么、还是将要发生什么？心里升起更大的疑惑，难道是未来恶劣的结果吗？

“开车去什么地方，已经忘记了，非常不容易地找到一个停车位，办完事情，回到停车场，不知道我的车去了哪里。怎么也找不到，车丢了”！醒来甚是不解，什么意思，作何解释？

梦还没有做完，具体日期忘记了，仍然又延续上次的梦境，非常奇怪。开车去办理什么事情，再到停车场找车，就是找不到，找得心急意乱，然而却找到一辆又破、又老的桑塔纳车。这怎么是我的车，我的车非常新，档次也不错，我无法接受现状，拒绝了这辆破车。我曾经在网络寻求答案，仍然未得其解。（直到有一天，大概是9月底，才恍然大悟，原来车代表的就是肉体……）

肉体丢失了，只剩下了灵魂，这就是答案，就和我们日常生活中开车一样，掌握车辆的方向、动力、目标、路径的就是车内的这个人，当车辆丢失了，没有了车辆，那么，哪里还有什么未来的方向、目标、事业……什么都没有了，只剩下了灵魂。

难道我的健康和生命真的要丢了吗？生命原来如此奥秘！

寻觅救命之方一

◎ 2010年4月20日

自从3月31日出院，对于救命之方的寻觅，不敢有任何懈怠，自从出院的那一刻起，自从走进家门的那一刻起，每天头等大事，均以寻觅救命之方最为重要，寻找救命的稻草成为每天必要的核心工作。

有三七作为基础补救，心里暂安一时，然而绝对不敢有任何懈怠，首先不停地研究关于冠心病的介入治疗。

得到了一个资讯，2010 年 3 月 31 日至 4 月 3 日，在第八届中国介入心脏病学大会上，欧洲心脏病学会院士、荷兰鹿特丹伊拉斯漠斯大学医院心脏中心介入科主任帕特里克·赛瑞斯教授披露：心脏支架对人体的危害："1986 年，我们植入第一枚心脏支架，由此帮助了很多冠心病患者。不过，现在我们有一种做错事情的犯罪感，因为支架对人体来说属于异物，也会带来很多不好的影响。"他对记者坦言道，"随着每一次心跳，血管会有规律地收缩、舒张，如果血管被支架撑着，就一直不能放松，血管弹性就会变差。伴随着每一次心跳，支架还面临着断裂的危险。而且，我们经常给患者植入很长的支架，一个支架长 33～35 毫米，更何况，很多病人都是植入好几个支架，万一将来病情进展，都没地方做搭桥手术了。放入药物支架后，患者还要终身服用抗血小板药物，又面临着出血的风险。

上苍保佑啊！今天我终于找到没有安装支架的正确选择了，庆幸自己当时还算相当清醒。

◎ 4 月 21 日

我通过第八届中国介入心脏病学大会（CIT）了解到生物支架可以降解。这可是一个喜讯，完全生物降解支架，旨在打开阻塞的血管，并在其愈合前提供支撑。一旦血管能够无需额外的支撑而保持通畅时，这个完全生物可降解支架就能缓慢地被身体分解代谢，最后随着时间推移完全消失。

其主要成分是多聚乳酸，该材料被广泛应用于医疗植入产品，如可吸收缝线等。因为没有永久性的植入物留在体内，用完全生物降解支架治疗的血管能够像未经治疗的血管一样自由移动、具有一定的柔顺性并能搏动。赛瑞斯教授进一步说，如果支架能降解，血管里没有异物，血栓发生的几率会明显降低，病人就不必终身服用抗血小板药物。完全生物降解支架会在体内代谢成二氧化碳和水，通过呼吸和小便排出体外。临床研究显示，无血栓、再次手术，不良事件发生率很低。

可吸收支架理论上有多个可能的好处：支架被吸收后可恢复血管正常收缩性，阻止血管再狭窄的发生；重建普通支架置入后消失的血管动力；可在同一病变处进行多次介入干预；对患先天性疾病的儿童可使用，不需要频繁的再干预。因此，目前，国际上已有几家公司和研究机构正在进行这方面的研究。

2006 年 10 月 24 日在华盛顿召开的第 18 届国际心脏病学会会议上，雅培（Abbott）公司报告了正在进行的 ABSORB 临床试验中获得的早期临床结果。这是第一个用于治疗冠状动脉疾病的生物可吸收型 everolimus 药物涂层支架的安全性和有效性研究。该生物支架是由聚乳酸制成，药物释放和支架吸收后，留下一个治愈了的人体自然血管。BVS 支架洗脱时间大约为 120 天。

药物洗脱可吸收支架是未来发展方向，此研究以及其他相关试验代表了心血管研究的前沿，但目前值得关注和需要进一步研究的问题包括：可吸收支架的辐射张力持续时间、药物释放动力学、药物洗脱多聚物降解动力学，以及支架释放后内皮化速度和炎症对损伤的反应等等仍然是非常大的风险和挑战！

我了解上述内容后，好像找到了一颗救命稻草，欣喜若狂，接下来，打电话到雅培总部，询问详细事宜，结果因为我是患者，而一再被拒绝。没有办法，我以客户（医院）的身份再次打过去，才知道生物支架目前仅仅是临床试验阶段，没有推入市场。我怎么能把一个商品异物植入体内，即使是生物可降解支架，上述吸收支架的辐射张力持续时间、药物释放动力学、药物洗脱多聚物降解动力学，以及支架释放后内皮化速度和炎症对损伤的反应等，这些风险仍然没有解决。

如果真的有那么好，去美国做支架的高昂费用，以及未来维护支架的高昂费用，以及一旦装上这种支架，这个人就成了烧钱的机器，我承担得起吗？这是很恐怖的问题，太恐怖了。

此路决然不通！

寻觅救命之方二

◎ 2010 年 4 月 22 日

西医之路已经无法救命，怎么办，世上是否还有救命之方？因为什么而得此病呢。找找病因吧，不断地审视自己，究竟是哪些因素诱发冠心病？

有冠心病家族史的人易患冠心病，冠心病虽不是一个明确的遗传性疾病，但具有明显的家族倾向，其遗传机制有待基因研究的突破。但根据统计和医学研究表明：父母中有一个患冠心病，其子女患冠心病率为双亲正常者的 2 倍；若父母均有冠心病，则其子女患病率为对照组的 4 倍；若父母均早年患冠心病，其子女患病率较无冠心病双亲的子女约高 5 倍。这说明冠心病与遗传因素有密切关系。但父母在七、八十岁才患上冠心病，则不算在内。我母亲有冠心病，难道我是遗传吗？

高血压病人易患冠心病。高血压是心血管疾病的最大危险因素。一般而言，中青年高血压患者常带有家族史，或并有吸烟、肥胖等多个危险因素。我没有高血压，被排除。

糖尿病患者。有种说法是，患上糖尿病等于得过一次心肌梗死。这种说法有一定依据：糖尿病患者与心梗患者具有相同的死亡危险。但由于糖尿病患者往往具有多种危险因素，常会处于冠心病的高度威胁之中。中青年糖尿病患者一旦诱发冠心病，发病越早则病情越重。将血压、血脂水平控制在比常人更低的水平，对冠心病的预防有益无害。我没有糖尿病，被排除。

高脂血症，冠心病元凶是高胆固醇。直接危险——血脂异常，血脂异常通常指总胆固醇、低密度脂蛋白胆固醇、甘油三酯升高等指标异常，其中低密度脂蛋白胆固醇是最重要的干预指标。血脂异常除了代谢等内在因素外，脂质摄入量更与其密切相关，我没有血脂异常，被排除。

冠心病与炎症感染有关。最近一项新的医学研究指出，人体内无痛性迁延不愈的慢性炎症，是心脏病最重要的诱发因素，甚至比高胆固醇血症更为重要。身体内任何部位的慢性炎症，如慢性牙龈炎等低水平的感染所致炎症反应，都可产生炎性蛋白，这些炎性蛋白进入血液循环后，可对动脉血管造成损害，并使血管内壁脂类等附着物发生崩解脱落，促进血小板聚集，从而形成血栓堵塞冠状动脉而致心脏病。因此，只有彻底寻查和治疗根除体内的慢性炎性病灶，才能有效地预防和降低冠心病的发生。我多年来体内有不明原因炎症，难道是炎症诱发的吗？

肥胖者。大家看到发福的朋友总会好心地劝告："该减肥了，当心冠心病!"。的确，肥胖者冠心病的发病率较高，尤其是短期内发胖或极度肥胖者发病率更高。我体重标准，被排除。

吸烟者。现已公认，吸烟对心血管有不良影响，它仅次于高脂血症与高血压，为冠心病的第三个大危险因素。我从不吸烟，被排除。

过量饮酒。近年来有人认为，少量饮酒可抑制血小板聚集，防止血凝而起预防心肌梗死的作用。美国研究人员对340名近期发生心肌梗死的病人进行的调查表明，适量饮酒心肌梗死发病的可能性则有所减少。我10年来极少饮酒，被排除。

不适度的运动。①缺乏运动。世界卫生组织指出，好逸恶劳的市民容易患上"冠心病"。经常运动会降低血内的"坏"胆固醇，减轻体重，和增加血内的"高密度脂肪蛋白"。原则上，运动需要经常进行，最低限度每星期三次．那些超过四十岁才开始运动的人，应该先到医生处检查，证明身体能够适应运动，才以渐进方法进行，慢慢增加．最有用的运动，包括游泳，缓步跑，急步行走或骑单车等。②剧烈运动。对冠心病患者来说不能能做剧烈运动，进行适度的活动是有益的。所谓“适度”运动，是指运动的强度不会引起胸闷、胸痛、心慌、气急等症状。虽然每天 8000 米跑步，但是我没有引起胸闷、胸痛、心慌、气急等症状？难道是跑步吗？

不良的精神刺激。众所周知，长期从事繁忙紧张的脑力劳动同时又缺乏经常的体育锻炼的人们，容易患冠心病。这是因为这种工作性质和习惯导致机体高级神经中枢机能紊乱，进而引起神经 - 体液调节功能失常和物质代谢失调的结果。我长期从事繁忙的脑力劳动，难道是它吗？

不良饮食习惯。常进食较高热量的饮食、较多的动物脂肪、胆固醇、糖和盐者易患本病。同时，食量大也易患本病，世界第一肥胖国——德国的研究人员认为，“胖就是因为吃得多”，所以，要控制冠心病的发病率，除了控制高脂饮食摄入外，也必须重视控制食量。难道是吃饭太快造成的吗？

我患有冠心病的诱因是这些因素吗：①冠心病遗传；②内有不明原因炎症；③每天 8000 米；④长期从事繁忙的脑力劳动；⑤吃饭太快。

寻觅救命之方三

西医之路无法救命，无奈之下，研究中医。中医是否有救济之法呢？不断地买中医类的书籍，不断地查阅，成为我每天的主要工作。那么中医如何解释冠心病诱发因素呢？

（1）外邪侵袭。风、寒、暑、湿、燥、火六淫皆可致病，而其中以寒邪为甚，寒主收引，其性凝滞。因此，每当季节变换，寒温失宜或者久居阴冷潮湿之处易发本病。——难道是夏季和冬季频繁跑步，恶劣的天气所致吗？

（2）七情内伤。七情本属人体正常的情志活动，但若长期的或者突然过度的不良情志刺激，则可使人体阴阳失衡，脏腑失调，气血失运，痹而致痛；《杂病源流犀烛·心痛源流》曰：“总之七情之由作心痛。”之处情志过急，气郁不畅，气滞血瘀，心脉痹阻而痛。——长期从事脑力劳动所致？

（3）饮食不节。平素嗜食烟酒或膏粱厚味，是脾胃受伤，中焦受阻，水谷失运，酿湿生痰，阻滞脉络，抑或因胸阳不展，浊阴不化，侵淫脉道致血行不利而发心痛。——饮食过快?

(4) 劳逸失度。劳逸适度则阴平阳秘，百脉通利，而过劳则耗气伤阴，心脉失养；过逸则气血瘀滞，血运失利。因此劳逸失度易发本病。跑步过犹而不及?

(5) 年老体衰。肾者先天之本，肾阳虚则不能温煦脾阳使运化失能，营血虚少，脉道不充，心失所养；肾阴虚则不能滋水涵木，肝木火旺，灼津为痰，痰火上犯而致心脉痹阻。——我正年轻力壮，何来体衰!

非常惊讶，中医的四条内容，我怎么都可以对得上号，惊讶之中，赶赴中医药大学拜访乐教授。拜访乐教授心情非常迫切，因为前几日前往一金融机构朋友处，谈话中，感觉心内，突发针刺样激烈疼痛，当时甚是惊恐，大约间断持续5~10分钟，这是第一次发现有这种现象，惊恐之时甚感诧异，症状稍一稳定，匆忙离开，真的害怕死在朋友那里。

乐教授解释：这是谈话时统帅全身各部生理活动的大脑皮质“司令部”支配着交感神经和副交感神经，它们是调节人体内脏活动的两类内脏神经。对心脏来说，交感神经具有使心跳加快、使冠状动脉扩张的功能；而副交感神经则可使心跳减慢，使冠状动脉收缩。平时，这两类神经在作用上是相互制约、相互对抗的，这种制约和对抗的平衡使得心脏正常地工作和活动。当人在工作、人际关系或社会交往中遇到各种精神刺激因素而处于精神紧张状态时，大脑皮质“司令部”容易发生功能紊乱，使得交感神经和副交感神经的平衡关系被打破，交感神经处于紧张兴奋的状态。这会促使血液中的儿茶酚胺增多，心跳加快，心肌的耗氧量增加，同时促使血小板聚集．增大血液黏滞性和凝固性。另外，儿茶酚胺还会引起缺血心肌生理电活动的不稳定，容易发生严重的心律失常。因此，如果人们长期地、反复地、持久地处于精神紧张状态中，在这些因素的综合作用之下，极易触发冠心病的发生和使冠心病的病情加重，因此这就是心绞痛的诱发因素。

对于冠心病发病与成因，乐教授表示临床表现复杂，病机变化多端，虚实夹杂，错综复杂，以正虚邪侵为基本病机从中医角度看，冠心病的病位，密切关联脾、胃、肾、肝、肺各脏及血脉。本病乃机体衰退之虚证。病因是心肾阳虚，肾脾胃虚弱，肝肾不足，肺气不宣，而表现是实，是虚中夹实。与四季气候失调，七情内伤，饮食失节，气血不足，气滞血瘀及五脏六腑功能失调等因素有关。

咨询了非常多的问题，乐教授问询“血府逐瘀汤”的效果后，告诉我：“血府逐瘀汤疗程结束后，我们再按照另一个方子治疗，因为北京某著名理工高校一位老师因为得脑瘤，协和医院没有办法治疗，只能做维持治疗，最后也是我用这个办法治疗痊愈，冠心病和脑肿瘤的发病机理和特征是一样的，均属于上焦瘀血，你放心吧。”

但是，我仍然有问不完的问题，好像这里有我的救命稻草似的，恋恋不舍，以至于乐教授门诊外积累了非常多的患者。

当时，乐教授介绍的某大学一位老师因为得脑瘤，西医没有办法治疗，乐教授也是用这个办法治疗痊愈，就是这一条信息，在我没有认识到站桩带来如此好的疗效前，这一脑瘤案例一直激励着我：我不断地鼓励自己，这一关一定能过的去。给自己立了目标：一定能挺过危险的3个月（原来病友所言），如果挺过3个月，那么2010年就没有任何问题，如果2010年没有问题，这一关口将闯关成功。

寻觅救命之方四

从中医药大学回来，仍然在思考，对于冠心病，中医是否还有其他的治疗之方，或更好疗效的办法，即使某大学一位老师得脑瘤因此方痊愈，那么如果出现个体差异，疗效将大打折扣怎么办？即使没有个体差异，那么此方是他的主要治疗手段吗，如果此方是辅助治疗呢？作为一个病人不得不考虑上述问题，或者更加理性，辨证地看待这些问题。因此，有没有其他更适合我的治疗方式？不断地再问自己，仍然再不断地寻找。

随着研究的深入，按摩、敲打穴位是非常不错的治疗方式，比如有一位患者四十几岁开始患有冠心病案例患者，之后自己一直在用穴位调理，至今七十多岁了，一切良好，该案例体检中发现左尖瓣轻度反流，偶尔会有胸部不适的感觉，经过坚持穴位的调理现在也无异常表现。

这种按摩方法是否适合我呢？这是核心问题。

治疗冠心病的穴位按摩！

攒竹穴：眉毛内侧端，于内眦角上定穴。双手中指尖按摩同侧此穴，先顺时针方向24次，后倒时针方向24次。

内关穴：腕横纹中央上2寸两筋间。右手拇指尖旋摩左手内关穴，顺时针方向各24次，接着左手拇指旋摩右手内关穴，顺倒方向各24次。

神门穴：腕横纹尺侧端，尺侧腕屈肌腱之桡侧中。右手拇指尖旋摩左手神门穴，顺倒方向各24次，接着左手拇指旋摩顺倒24次。

膻中穴：胸骨中线上平第四肋间隙，正面两乳之间。左手拇指尖旋摩膻中穴，顺倒36次，接着右手拇指面顺倒各36次，动作自然轻松微力旋摩。

少商穴：拇指桡侧指甲角旁0.1寸。右手拇、食两指拿住少商穴两侧顺倒各24次，接着左手拇、食两指拿住小商穴两侧顺倒各24次。

劳宫穴：屈指成拳，中指与无名指尖之间所对应的掌心部位。涌泉穴：足底前中三分之一呈陷处。方法：右腿放于左腿膝上，左手掌心之劳宫穴与右脚心涌泉穴相对用微力左右旋摩108次，再者食指尖按摩涌泉穴，顺倒24次，左腿同右腿动作一样。

两穴相对按摩作用：能清热息风，安神和胃，有开窍醒脑、宁神定志、降心火、调整心律、降血压之效，时夜睡不宁多梦易惊之患者有很好的治疗效果。备注：先用两掌相搓擦热，接着做按摩，坚持每晚睡觉前作一次。身体的调理贵在坚持，付出才有收获！

当我看到这样的案例，又研究相关穴位和经脉之间的关系，确实是一种不错的选择。但是，总觉得不适合我，因为还有其他的相关穴位，如果要按摩起来，那么，一天的时间全部占用了，还能上班吗？因为我还有工作，因为我还是重症，要救急，能行吗？我不禁问自己。

按摩穴位坚持一天、一周可以，如果一月甚至更长的时间，我恐怕很难坚持。因为，每天所有的时间都要去按摩，不可能再去干别的事情，这个不适合我，更重要的原因是不能救急。

那么有没有把这些穴位联合起来一起按摩呢，我产生了一个奇怪的想法，有没有这样的办法呢？如果把所有的这些穴位全部调动起来，应该是最理想的方法，可惜呀，这种想法仅仅一厢情愿而已，也许是一种幻想。

治疗冠心病按摩穴位不适合我，这时又研究到艾灸，艾灸是中华民族最古老的一种神奇的疗法，因为它的确有很多非同凡响之处。

首先，艾灸的疗效就十分神奇。艾灸疗法的适应范围十分广泛，在中国古代是主要治疗疾病的手段。用中医的话说，它有温阳补气、温经通络、消瘀散结、补中益气的作用。其次，艾灸具有奇特养生保健的作用。用灸法预防疾病，延年益寿，在我国已有数千年的历史。《黄帝内经》“大风汗出，灸意喜穴”，说的就是一种保健灸法。《庄子》记载圣人孔子“无病而自灸”，也是指用艾灸养生保健。日本人须藤作等做过的灸法抗癌研究，还表明艾灸可以使皮肤组织中潜在的抗癌作用得到活化，起到治癌抗癌的作用。

灸法的运用当起源于人类掌握用火之后，在170万年前，云南元谋人就已开始用火。陕西蓝田人在100万年前就有用火的痕迹，北京周口店人在50万年前已经掌握了用火的方法，并已能保存火种。《庄子·外物》载："木与木相摩则燃"，《绎史·大古第一》载："燧人钻木取火，炮生为熟，教人熟食"。人们在百万年的加工石器的过程中随时都会出现摩擦生火的事例，从钻木、刮木等生产实践所引起的燃烧中，逐渐获得了有益的启示，终于发明了人工取火的方法。此种简便的方法，直到新中国成立前我国有些少数民族地区仍在使用着，如佤族用木棒上下交互摩擦取火，苦聪人锯竹取火，黎族钻木取火等。火的发现和使用跟人类结下了不解之缘！火的掌握既可使人类躲避猛兽的侵袭，可以熟食，又可抵御严寒酷冬的恶劣气候，还可将树木等用火燃着后灸于患处，祛除寒邪，解除痛苦。

用艾灸的方法治疗冠心病，因为艾灸属于升阳、热疗的一种方式，同时艾叶具有舒筋通络，活血化瘀的功效，如果我们用电烤灯就不会有这样的效果，就是因为没有艾叶的参与，没有了艾的通络的效果，所以艾灸不是其他热疗可比拟的。艾灸治疗冠心病原理在于，热疗，药气，活血化瘀，舒筋通络，使其黏滞在血管壁上的杂质通过艾灸而逐渐减轻。治疗的时候，多取内病外治的方法，就是把一些内服的口服药，比如复方丹参片，丹参滴丸，再加一片硝酸甘油片，三样药物碾碎成粉。用香油或陈醋调和成糊状，抹在膻中、玉堂、紫宫处，然后扣上双眼艾灸盒，或三眼艾灸盒，艾灸15~30分钟，视其艾灸的通络效果而决定艾灸时间的长短。还要在厥阴俞、心俞抹上药，艾灸15~20分钟、在内关抹上药，艾灸10分钟。然后视其通络的通串，再考虑接续感传。

看到这些中医不同的治疗冠心病的方法或医案，我有些不知所措，比如艾灸这样的灸法，自己能够操作吗？到底选择哪一种，哪一种适合我，陷入深深的矛盾之中。

寻找救命之方的信心不断地降低，不断地降低救命的标准，我知道要马上救命已经成为奢望，研究来研究去，研究了一个月，而对于能够救命的标准，在不断地降低，没有办法，既然救不了命，那么能不能延缓呢？如果不断地延缓，不就是救命了吗？对呀！延缓也可以呀！

人呀！面对死亡的时候，临近死亡的时候，与死亡为伍的时候，这种心态，你让他苟延残喘，他都认为是一种渴望和幸福，或是一种极大的心灵慰藉，生命实在太可怜了，可怜到你不能主导，你不能做主、你不能主宰，这是生命的悲哀。此时，我俨然成了生命的奴隶。

一切源自偶然

◎ 2010 年 4 月 27 日

一切源自偶然，家里不知道从什么时候开始多了一份《医药养生保健报》，我爱人说是订阅北京晚报赠送的，以前从来没有翻过，自从确诊患冠心病，每周一期的《医药养生保健报》必当细细研读，这成了我每周的必修健康功课。

4 月 27 日一篇《我练站桩治胃病》的一篇短文吸引了我：今年已经 74 岁了，许多人说我看起来就像 50 多岁的人。我自己也感觉身体不错，25 公斤重的米袋子，往肩上一搭就能轻松扛上四层楼。我的养生诀窍是“站桩”。我曾经是个老胃病患者，胃部常有胀满不舒服的感觉，而且怕吃冷食、硬食。十几年前，在公园散步时，见许多人在树林、广场上站桩，很好奇，就和人探讨起来。经过了解我知道，这站桩是大成拳里的开山第一桩，不但具有强身健体养生延寿的作用，而且对高血压、冠心病、支气管炎及消化系统疾病还可起到辅助治疗作用，没有任何副作用。方法也很简单，只要两脚平踏于地，与肩同宽，全身很随意地放松下来，双手在胸前环饱，慢慢地将臀部往后靠，如同坐一个高凳，似坐非坐，就可以了。站桩时无须意守丹田，也不必摒除一切杂念，只要想点高兴的、令人愉悦的事，哪怕是看看电视、和朋友聊天都不妨碍。我觉得这么简单的方法就有这么多好处，不妨一试。练了没几天，我就感觉身上不像过去那么怕冷了。几个月之后，胃也不那么怕冷了。一年后，我的胃病彻底好了。从此我就把站桩当成每天的必修课，早晚都要站上个把小时，一直坚持了近 20 年。说起站桩的特殊之处在于，它看似不动，其实是不动之中有大动。站桩的时候，要感觉头顶上有一根线悬着，这就调动了头顶上的百会穴；手掌的状态，正好调动了劳宫穴，脚掌的状态，正好调动了涌泉穴，这是补心和养肾的两大要穴正在起作用，所以站桩的时候手心、脚心会发热；还有，胸部、腹都和背部充分放松，则又调和了任督二脉……全身所有对人体有用的穴位和经络，通过站桩，都能充分地调动起来，可谓一站通百穴，站桩就等于在练所有的养生功法在使用所有的养生之穴。此外，站桩也是养身和养心的完美结合。养心在静，养身在动；动身形可以养身，动意念可以养心。这就是古人所讲的“性命双修”，通过性命双修，方可

益寿延年。(《医药养生保健报》4.26 吴国栋文)

我看完这篇短文，如获珍宝，细细品读、再细细品读，继续细细品读，不知道看了多少遍，其中三项内容吸引了我：

（1）站桩对冠心病可以起到治疗作用，没有任何副作用。

（2）方法简单。

（3）周身所有的穴位和经络，通过站桩，都能充分地调动起来，可谓一站通百穴，站桩就等于在练所有的养生功法，在使用所有的养生之穴。

当时，主要关注第三条，解决了我研究按摩穴位治疗冠心病的问题，这是核心内容。第一条更是对第三条的确认，这个功法不单单具有治疗冠心病的功能。第二条方法简单，不影响工作和生活。这正是我想找的方法，小小文字内容，我已经不知道看了多少遍，练这个功法，甚至还可以看电视分享娱乐快乐！简直是太好了。

这篇小小的百字短文，我是天天看，夜夜看，它就是我当时的“圣经”，每天研读，它就是我的佛经、它就是我的道经，它就是我的精神动力。

我仍然在不断地研究这篇小短文，似坐非坐，站着就可以了，无须意守丹田，也不必摒除一切杂念，只要想点高兴的、令人愉悦的事。哪怕看看电视、和家人聊天都不妨碍。我每天跑步 8000 米，这点小事对于我根本不成问题。还可以调动劳宫穴、涌泉穴、百会穴，调动补心和养肾的两大关键要穴，既然能够这么好，为什么不试一试呢？

我把这张报纸收藏起来，好像宝贝似的，每天必当研读。

2010 年 4 月 28 日晚上，我的站桩历程开始了。

◎ 4 月 28 日

第一次站桩，按照短文内容提示：两脚平踏于地，与肩同宽，全身很随意地放松下来，双手在胸前环抱，如同坐一个高凳，似坐非坐，这就是我当时知道站桩的定义。然而我的理解“双手在胸前环抱”，即双肩交叉环抱胸前。这种错误的方式，一直到 5 月 8 号，才得以纠正。

错误的方式如图：

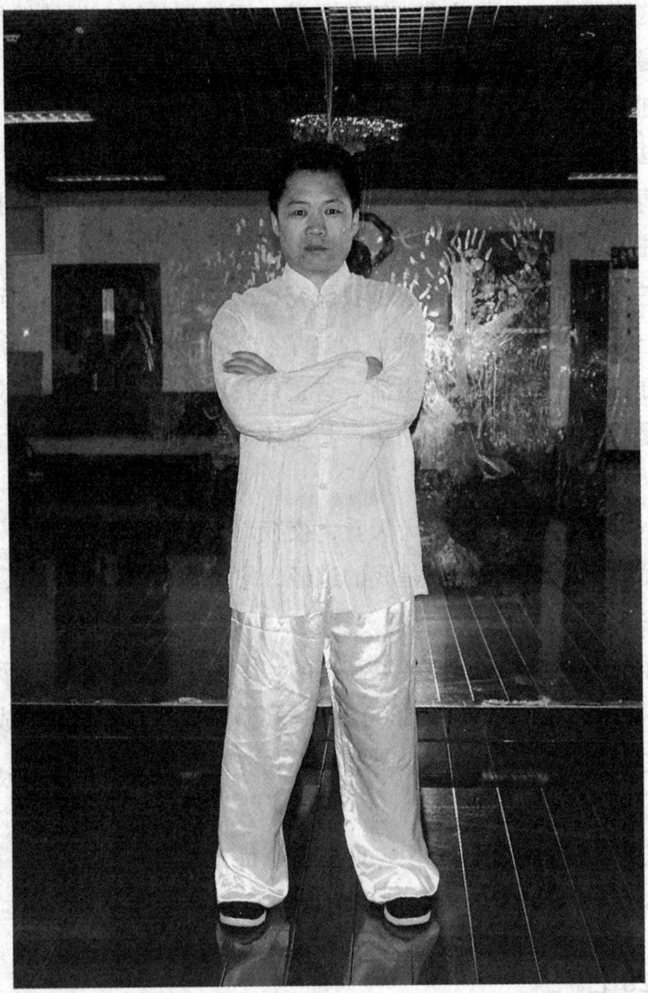

第一天站桩时间就是45分钟，第二天开始此后每天都是一小时，腿部没有任何酸胀感觉。这应该感谢7年来的8000米跑步的积淀。

2003年5月开始学习太极拳时，由于从来没有锻炼的经历，当时因为锻炼的原因，大腿部疼痛难忍，记得当时抬腿上公交车，怎么也抬不起腿来，连公交车都登不上去，只要一抬腿，腿痛的要命，上楼梯登台阶，要尝试后才能登上台阶，否则上不去，这就是锻炼所带来的考验，这种疼痛从2003年5月一直持续到2003年国庆节才逐步恢复正常状态。

2004年由太极拳逐渐过渡为跑步，太极拳运动方式和跑步具有非常明显的区别，大概又是3~4个月的腿部疼痛，但是这种疼痛相比刚刚学习太极拳时的初始疼痛，轻了少许，因此，我的站桩水到渠成，没有因为长时间的站立造成腿部不适。

每天早晨 5：30 起床，6：00 开始 8000 米一个半小时慢跑，晚上 20：30 开始站桩至一个小时。

这个时候，仍然没有意识到跑步的危害，一边寻找救命之方，一边继续向死亡跑步前进；但是，此时我没有意识到站桩，就能够救命，只知道他可以缓解、治疗。如果当时知道站桩就是我寻找的救命之方，第一，肯定不会跑步了，第二，肯定会全力以赴的站桩，因此，现在的站桩只能说，再和跑步平衡。早晨跑步、晚上站桩。

危险历程

◎ 2010 年 4 月 29 日

服中药近一个月了，胸部的刺痛几乎消失，自己猜测，是不是血府逐瘀汤的药效非常好，起到了明显的治疗效果，冠心病得到了很好的治疗，我一直再考虑这个问题。目前口服西药已经近 20 天的时间，由于担心它的副作用，4 月 28 日开始停服单硝酸异山梨酯。第一天感觉没有任何症状，很高兴；第二天也没有明显的症状，内心非常高兴，自己也是疑惑，难道瘀血化掉了吗？我不停地问自己。第三天，上午安然无恙，然而下午濒死感猛然来袭，这才不得不证实，还是要继续吃缓释片，不能得过且过的侥幸心理。这不是感冒发烧，几天几周就可以过去的，准备持久战吧。经过了这次濒死恐怖的袭击，再也不敢妄想了，面对现实吧。

从来没有如此长时间的服药历史，现在不得不面对现实，也许作为患者只能选择这样的一条路。

◎ 5 月 2 日

又到了一年一度的五一节假日，与邻居相约京郊游，去之前我在不断地问自己，我能去吗？能行吗？不会发生什么意外吧，我想挑战一下自己，如果遇到事情自己小心一下吧。

就这样开始郊游之旅，出发 30 分钟后，不知道为什么上腹部有非常明显的下坠感、强烈的压迫感，上班期间也有这样的症状，由于开车上班时间较短，没有强烈的感觉。但是五一出游，由于路途较远，上腹部下坠的异常厉害，正好天通苑堵车，堵得好厉害，上腹部下坠得更厉害，这是什么原因呢？几乎无法承受，快到极限了。

难道是胃病吗？是反流性食管炎吗？是胃溃疡吗？不断地猜测，没有办法只能挺直了身体，症状似乎有所减轻。好不容易通过堵车点，谢天谢地，车动起来症状会稍稍好一点。下午返程时，同样有非常大的反应。

这是为什么？难道是冠心病的症状吗？

◎ 5 月 4 日

准备出差乌鲁木齐，内心同样问自己，我还能乘坐飞机吗？开车都如此了，在飞机上坐那么久，能行吗？非常担心，却不能不去。

我是坐早晨的航班，也许因为是药效的作用，没有出现不适症状。返程时，是晚上航班。飞机起飞大约一个小时后，腹部下坠感越来越重，且伴有明显的不适感，没有办法忍受，只有把座椅后调，半躺在哪里，情况会好一些，要么站起来，然而不断地站起来，害怕会引起乘务员的误会。

◎ 5 月 6 日

驾车的这种症状愈加明显，为了确诊这种症状是不是胃出现了问题，排除我的最后顾虑，出差回来第一件事就是到医院做胃镜检查。以前做过胃镜，但是因为非常痛苦，所以在排查冠心病的检查中，一直不愿意做胃镜检查，这次是没有办法了。

冠心病人做胃镜检查还是比较麻烦，好不容易等到预约时间，痛苦的经历自然不用再去详述，然而还是要感谢这次做胃镜的老医师，直到做完胃镜我才注意这位医生，年过半百满头银发。胃镜检查中，这位老医师不断地赞叹，这个小伙的胃功能这么好，探管插入胃时，我忘记了不知道她说的是贲门还是幽门的闭合非常好，一天的检查中很少见到这样好的案例。下了胃镜检查手术台，我分别问询两位检查医师，都说没有问题，情况非常好，老医师说，胃部没有什么问题，胃功能非常好，你放心吧。检查结果是胃功能正常，但是，到了门诊，结果却变成了浅表性胃炎，我很惊讶，不知道为什么不一致呢？门诊又开了一大堆药。后来我再去询问专业医生，专家告诉我，做胃镜检查没有问题的基本上都是标注浅表性胃炎，也许就是老医师在检查中不断确认胃功能良好的信息，两周后这几百元的药原封不动被扔进了垃圾桶。一切确诊了，所有的症状都来自心脏，都来自冠状动脉的堵塞。

◎ 5 月 7 日

5 月 7 日，血府逐瘀汤四个疗程的治疗基本结束，应该说四个疗程下来，胸部的刺痛基本消失，效果非常不错，由于临近夏日，天气逐渐炎热，可能再服中药甚是不便，乐教授推荐服用血府逐瘀胶囊中成药，并推荐说此药的效果非常不错。

开始真正站桩

◎ 2010 年 5 月 8 日

（今天回忆 5 月 8 日应该是具有历史意义和转折性时刻，对于这一天的记忆以至于深刻的无法形容，刻骨铭心，因为，就是这一天我才找到真正治疗危重冠心病的救命之方，虽然当时的病症没有立刻扭转甚至转而危重，然而却为彻底康复扭转乾坤，起死回生，创造奇迹。可是，当时的我，却凡夫俗眼而浑然不觉。）

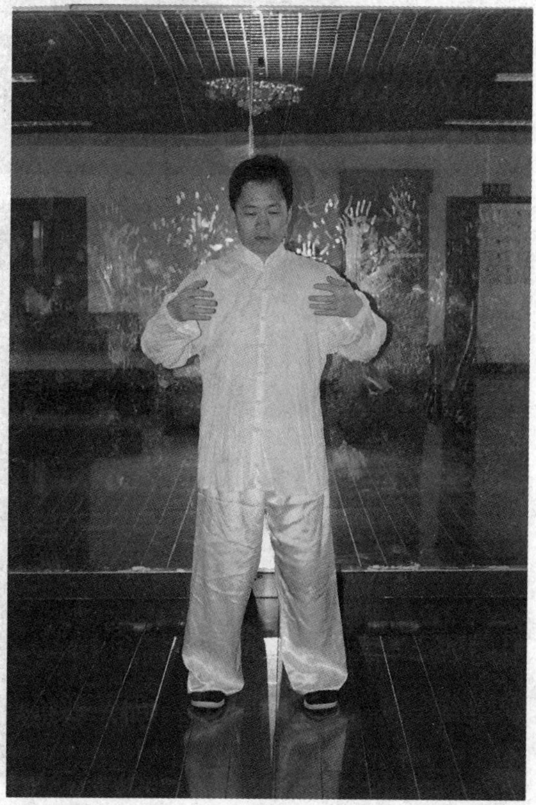

自从 4 月 28 日开始站桩，站了近一周的时间，却没有任何感觉，在办公室闲暇之余，暗自思考，我站得对吗？怎么没有任何效果，没有任何反应。难道我看到《医药养生保健报》的小短文有误吗？站桩怎么没有感觉？不由自主地在网上搜索，对，搜索站桩图形，不搜则已，一搜才知道自己大错而特错，胸前的环形向抱，却抱在了一起，实在是误己误病也。正确姿势如下：

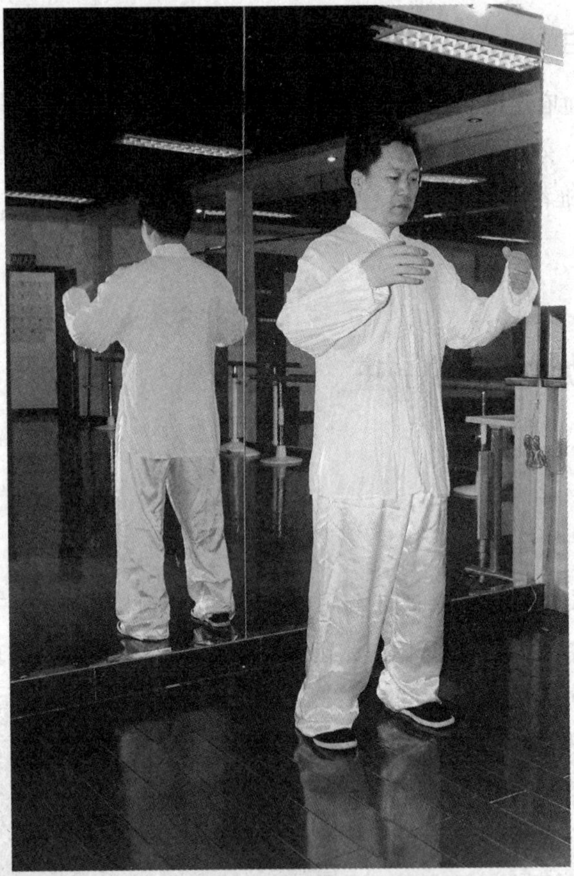

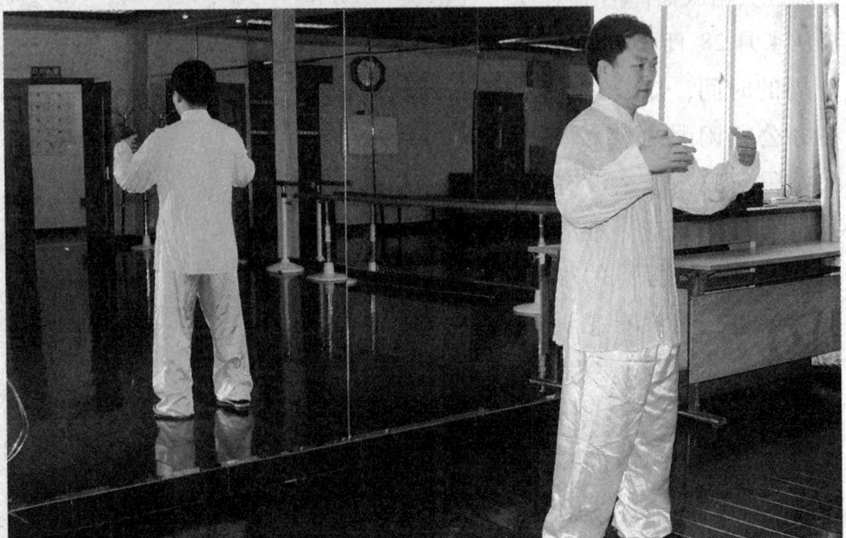

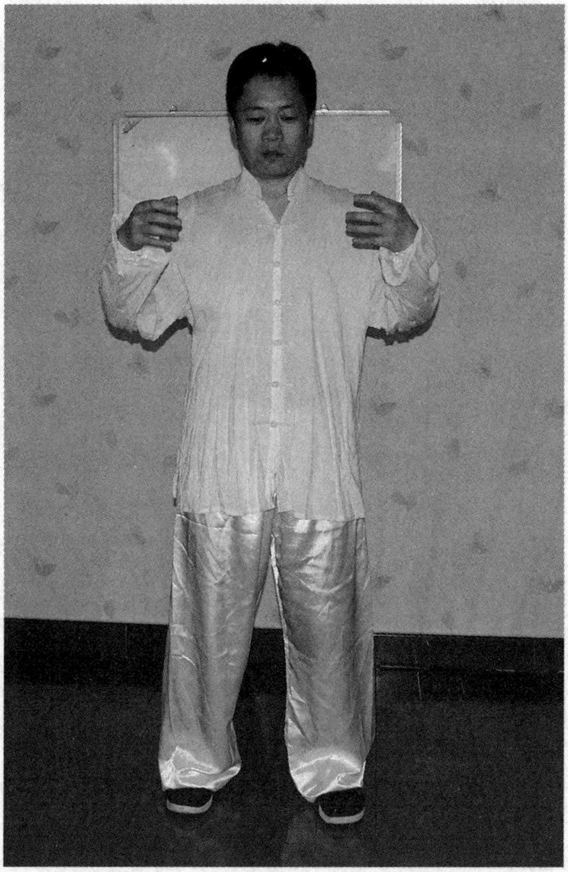

站桩姿势：

双脚平行，足尖向前，脚距与肩同宽，脚部重心放在前脚掌，脚跟虚掩，手心向内双手抱球、高不过眉、低不过脐，以腰为轴腰部下沉、臀部略向下坐，似坐非坐、膝关节微有弯曲，似站非站，腋半虚、肩半圆，肘与手之间不可在一平面，肘与手大致呈 V 型，沉肩坠肘，双手距胸一尺左右，微微收胸、不可挺腹，双手相距 2 ~3 拳间距，头正身直，面部放松似笑非笑，自然呼吸即可，微闭双目，精神内视，意贯全身，切忌意守眉心，此为大忌，站桩姿势是常用站姿。

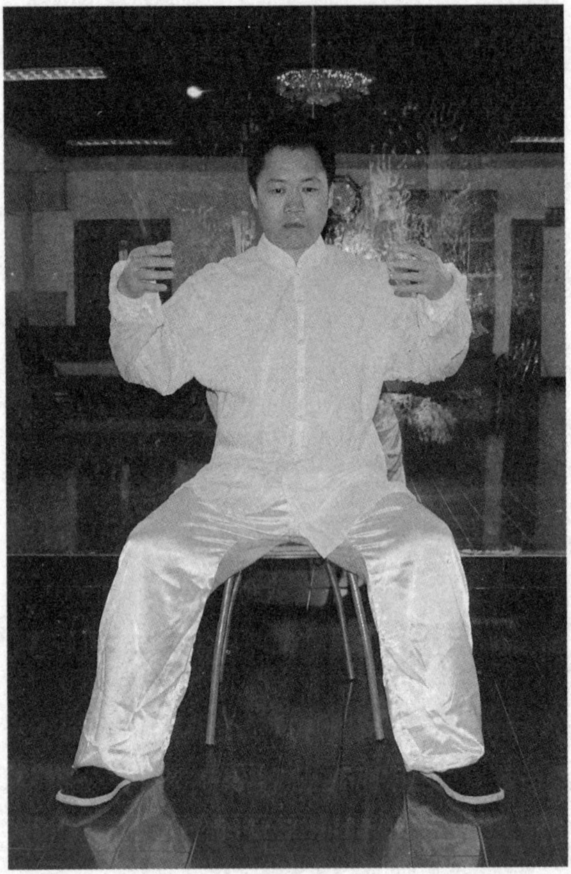

座式1：身体直立、端坐椅边，脚距比肩宽，两膝自然分开，膝曲约90°，双手抱球，沉肩坠肘，腋半虚、肩半圆、闭目内观，适合无法站立的患者。

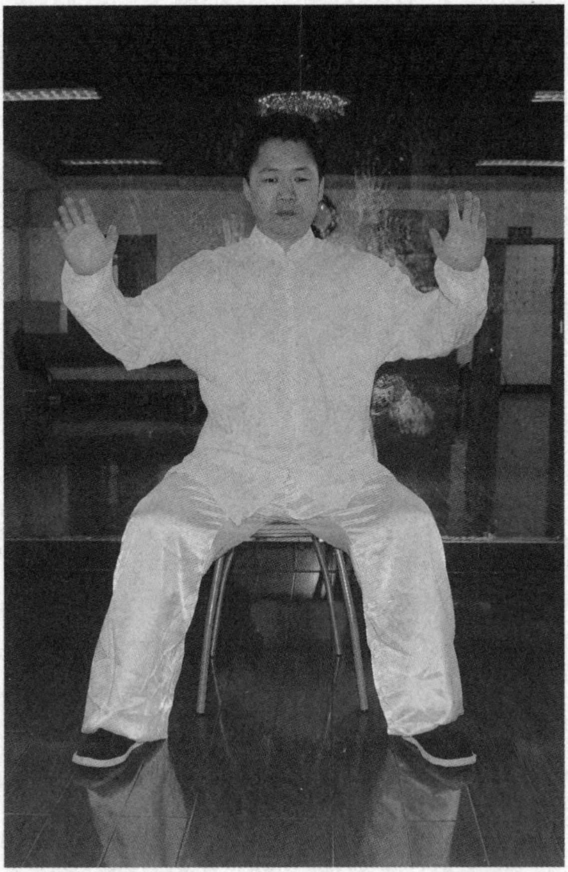

座式2：双腿前伸、双脚平放、脚距比肩宽，双手自然平伸，似放于水面、手心向下，十指分开似夹非夹，自然呼吸，全身放松，闭目内观，适合无法站立的中患者。

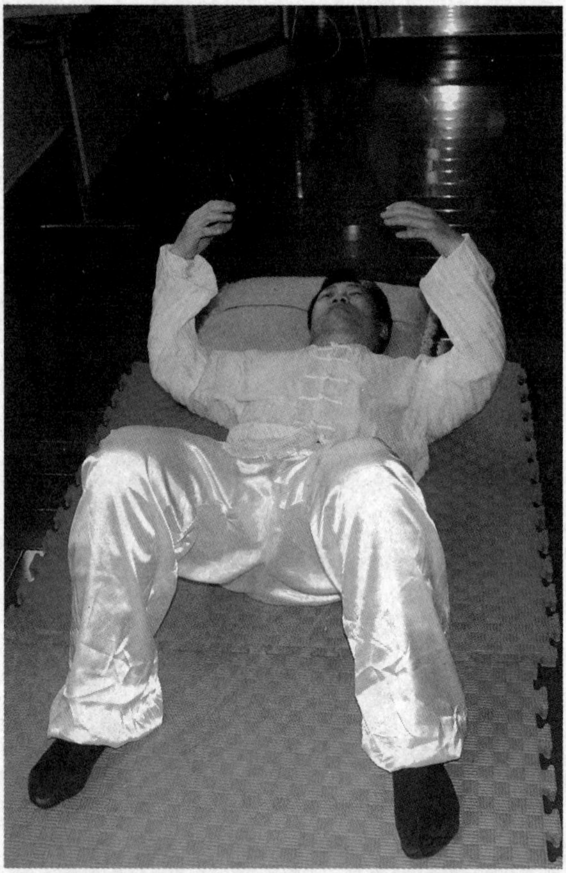

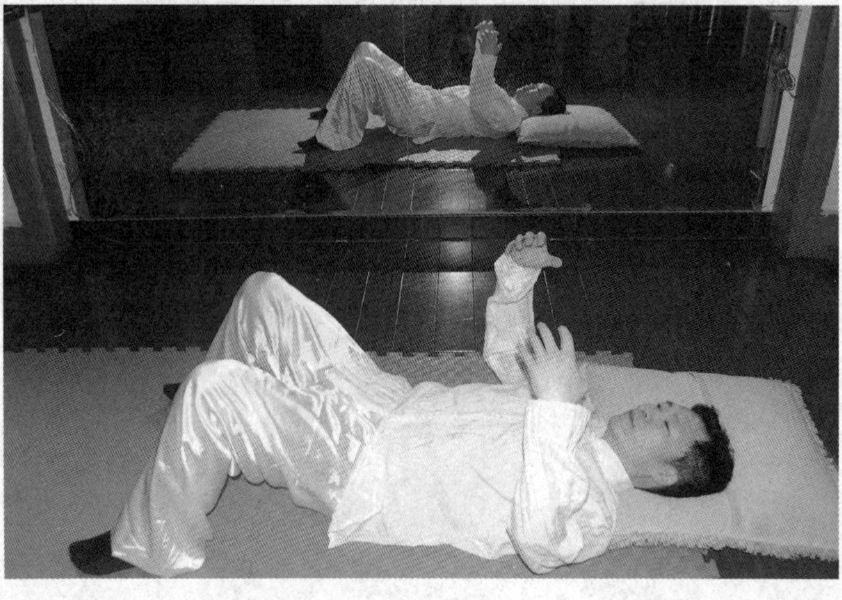

卧桩：双肩抬至胸前，双手抱球，松肩撑肘，双膝提起，脚跟着床，微微闭目，全身放松，自然呼吸，适合无法行动的病者。

然而，仅仅如此改变一个小小的动作，带来的变化和感觉却是天壤之别，简直用语言无法形容。

5月8日晚上如期站桩，10分钟后，逐渐感到犹如千斤巨石压在胸部，又如重重的一座大山压在胸前，非常痛苦和压抑，身体上部发生了严重的变形，因为只有这样身体扭曲了才能承受这种痛苦，身体上部不停地、缓慢的、有规律的不断地动，不断地扭曲，我在挤压胸部的大山，在摇曳胸前的千斤巨石，希望能够摆脱它。所以表情也非常痛苦，咬着牙坚持着，希望有人拿来一根雷管，把它插在胸部，不如说插在巨石上，我要把它点燃，把巨石炸开，才能解脱巨石对我的压抑，才能够轻松自如，我缓慢的摇曳、摆动、旋转，太想摆脱胸部的巨石，那么我这才意识到，冠心病对我的伤害如此之大，此时此刻痛苦异常。爱人看到我如此的表情、严重扭曲的动作，非常吓人："你千万不要摔倒了"，在一旁不断地劝我："停停吧、歇一歇再站，你怎么如此痛苦"，以至于爱人在身边不断地监护我，其实当时的动作和表情确实很吓人，但是，我的下盘非常的坚实，这就是站桩的上虚下实的根基。

后来得知，这是气滞血瘀的典型特征。心脏对应的胸部有丰富的经络、穴道、经脉，犹如筛网一样的穴道经脉，由于日积月累的淤积，都堵塞了，这种瘀堵导致脏腑、经络之气阻滞不畅。可因饮食邪气，或七情郁结，或体弱气虚不运所致。随所滞之处而出现不同症状。气滞于脾则胃纳减少，胀满疼痛；气滞于肝则肝气横逆，胁痛易怒；气滞于肺则肺气不宣，痰多喘咳。气滞于经络则该经循行路线相关部位疼痛或运动障碍，或出现相应的症状。气滞过甚可致血瘀。

从5月8日开始，因为站桩凸显了如此明显的效果，才开始初步研究站桩。原来站桩是中华民族古代筑基功的其中一种，早在两千多年前的《黄帝内经》中，就有"上古有真人者，提挈天地，把握阴阳，呼吸精气，独立守神，骨肉若一，故能寿蔽天地……"的记载。但千百年来，这种方法只是被人们当做习拳过程中的基本功。站桩中刚柔、虚实、动静、松紧错综为用的原理和阴阳相交、水火相济、动静相兼、内外温养的功用，也可以用于防病治病、健身延年。

这种功法适用于肠胃病、肝脏病、心脏病、肺病、神经病、关节炎、高血压、半身不遂和妇科、眼科等多种疾病的治疗。而站桩功之所以能够治病的基本作用就在于它既能保养心神，又能锻炼形骸；既能健强脑力，又能增长体力。这种功法不仅可以使血液循环畅通，新陈代谢旺盛，加强各脏器、器官以至细胞的功能，同时使肌肉得到锻炼，产生一种内向的冲动，从而给大脑以良性刺激。再则未入静前，体会轻松舒适之感，对大脑也是良性刺激；入静后，进而产生抑制性保护作用。既能疏通经络，调和气血，使阴阳相交，水火既济，又能助长精神，锻炼形体。

站桩姿势要领：两脚平行站立（不可成内八字或外八字），与肩同宽，身体正直，两手成半圆环形空抱胸前，高不过肩，低不过脐，沉肩坠肘（松肩沉（垂）肘），手指微张，两手十指相距30～40厘米，两手心离胸约15～20厘米；虚灵顶劲，头正直，下颚微内收，头部轻轻做朝天“伸”或者叫“领”的动作或闭目或半闭目，口似张似闭，自然呼吸。双腿膝盖略为弯曲（5°以内），做到“似直非直”，“似曲非曲、似坐非坐”。

站桩时多想些开心的事、高兴的事，如果一边站养生桩一边想心烦的事，站桩就不会起到好作用。站桩精神集中，千万不要集中在紧张烦恼的事情上，而要集中在轻松愉快的事情上，要集中在某一动作上，逐渐过渡到思想朦胧空洞，大脑细胞兴奋进入抑制状态，代替紧张烦恼。同时休息后的中枢神经调节机能也恢复正常，可以正常的调节支配平滑的自主神经。

要想明白放松是什么样的状态，就要先搞清楚什么是紧张状态。人紧张的时候本能就会耸肩，肩部绷紧又会带来颈椎的紧张，肩颈部是调节人体平衡的枢纽，肩颈紧张则导致全身紧张。所以，放松的关键是松肩。肩部放松，全身才能放松。这也是我通过站桩得出来的结论。肩部有一个重要的穴位，肩井穴。在道家医学里，肩井有很好的降气作用。站桩也是通过肩井穴来使气机沉入小腹，才会从内至外感到放松。真正的放松状态不单是肌肉放松，而是内在气机的运行畅通，所以，松肩是站桩的入手之法，也是获得健康的捷径。

肩部放松了，气沉于小腹，站桩处于放松状态中。小腹也是修炼家称之的下丹田所在之处，小腹沉实，人的阳气也就不断旺盛和恢复。

很多人认为站桩就是站着不动，这是非常错误的，人在站桩时犹如大树，不是不动，而是生生不已之动。站时需要体察一下全身，保持浑身上下关节似曲非曲。想象自己站在齐胸深的温泉当中，前后左右有水波轻轻晃动，身体不做中流砥柱，但随之晃动。站桩过程多想一些美好的事情，仿佛整个身子融入到温暖的泉水之中，但从里到外都暖洋洋的。一切烦恼之事都随波而去，疾病也会随着水波的荡漾，逐渐远离我们的身体。

汤之《盘铭》曰：苟日新、日日新、又日新。在桩法的修持上，虽然只是一个姿势站着，没有其他动作，但永远不觉得枯燥，永远感觉自己在进步，每天都有新的变化。为什么会如此呢？是因为站桩不仅调节了筋骨、调动了气血，更微妙之处在于养神。这也是中华传统养生法优于其他运动锻炼之处。

站桩要领与功效

《黄帝内经》曰："粗守形，上守神"在掌握站桩的基本姿势之后，就要进一步安养人的心神。到这个阶段，意拳（大成拳）创始人王芗斋先生曾有过一个精辟的论述："不求形骸似，但求神意足。"注重在精神层面的调整。我们知道，唱京剧要有神韵，否则就是京剧歌，而不是京剧；打太极同样要有神韵，否则就是太极操，而不是太极拳。站桩也要站出神韵来，不然就是枯木一棵。

站桩时，可以想象自己是在公园散步，观赏着美丽的景色，呼吸着新鲜空气，甚至嗅到松柏树散发出的阵阵香气，这时的思想和肌肉将自然的进入一种状态，正是养生桩要求的放松状态。接下来，可以设想站立在齐胸深的温水中，身体随波晃动，在煦暖的阳光下舒舒服服地站着。眼里看着外界秀丽的风景，心里想着舒畅美好的事情，然后把注意力放在身体上，感受一下身体各部分是否放松了，有紧张感的部位，稍稍调节一下。等身体放松下来时，用心感受身体与水波之间的阻力，感受阻力时，实际上是调动了全身的皮肤毛孔，使它们也进行了互动。如此持之以恒的站下去，日久功深，会觉得全身毛孔似乎都在呼吸，这是身体充分放松、人体阳气充沛的表现，阳气覆布全身。

阳气起于足五趾之表，阴脉者集于足下，而聚于足心，故阳气盛则足下热也。站桩是整体性的养生方法，不用花费心神辨证施治去寻经找穴，静静的这么一站，健康就随之而来了。

站桩不需要敲经打穴，不讲周天运行，也不讲意守丹田，而是以形控意，来调整身体，不但筋骨、气血、脏腑功能得到增强，连人的神意都能得到很好的调养。不少练过站桩的人，性格和气质都发生了很大的改变，遇事更加豁达从容，意志坚强而富有魄力，这是敲经打穴无法比拟的。

站桩足下的要领：站桩时，要把重量放在前脚掌的三分之二处，想象足跟下各踩着一只蚂蚁，既不能把蚂蚁踩死，也不能让蚂蚁跑掉，体会那种细微的劲儿，脚后跟始终要有点虚悬的意思，不要真正离开地面。虚悬的目的是为了把足阳明胃经、足太阳膀胱经、足少阳胆经三条阳经的经气调动起来。一个简单的足跟踩蚂蚁，启动三条阳经上的养生大穴：足少阳胆经的阳陵泉，主一身之筋，该穴有强筋壮骨之功；足太阳膀胱经的承山穴，可以祛湿升阳，对排除体内湿邪有奇效，足阳明胃经的足三里，自古就有长寿穴的称谓，是全身性的强壮要穴，增强气血功不可没。三条经三个大穴同时启动，这比单一的敲经打穴位效果要强不知多少倍。

站桩不仅能调动三条阳经，还能调动足太阴脾经、足少阴肾经、足厥阴肝经三条阴经，从而使人体达到阴阳平衡的状态起到祛病养生长寿的效果。足太阴脾经的三阴交会穴，也是临床上妇科调经养血的大穴；足少阴肾经的涌泉穴，也是人体的长寿大穴，肾者，精神之舍，性命之根，此穴有培固肾精、引火归元的作用，可以使人耳聪目明精力充沛；足厥阴肝经上的太冲穴，是肝经的原穴，有疏肝理气的作用，对焦虑抑郁等情志病以及高血脂、脂肪肝等肝部疾病都有很好的治疗效果。肝开窍于目，故此眼部的疾病也能通过此穴来调理。调动三条阴经相当于道家的“以阴引阳”之法，能够迅速使人体产生蚁行、麻胀热等得药之感。

其实这个方法说起来很简单，就是在站桩过程中，脚趾要有节奏地抓地，也叫抓挠。抓挠时，足心的涌泉穴也会随之一松一紧，有人能明显感到气血在体内微微鼓荡，传导到掌心，连劳宫穴也调动，既养心又养肾。

“风为百病之长”，练站桩的时候最忌讳的一点就是迎风站立。浑身冒汗时，别在风口、山顶停留，而要找背风处作短暂休息，流汗后要马上穿上衣服，以免受风寒得病。初站桩的时候，如果感觉到有点累了，可以举高一点或举低一点，都没有关系，只要高不过眉，低不过脐就行；两手还可以左右调整位置，只要左手不放到鼻子右边，右手不放到鼻子左边就可以。

手要求掌心内凹，十个手指张开以后，里面的关节往里面夹，外面的关节往外面顶，虎口是圆撑的。腕关节不能僵死，两个肩膀撑开；十个手指要如同夹一根香烟，不能让它掉下来。双手如同抱一个氢气球，用力轻了这个气球就飞出去了，用力紧了这个气球就爆了。用心体会这种松而不懈、紧而不僵的感觉。头呢，下颌稍微往回收一下，和脖子之间好像夹住一个乒乓球；同时，感觉头上面有根绳子吊着。

姿势固定好了以后，可以前后晃一下，如同在游泳池里或在齐胸深的温水中，体会水和人激荡的感觉，幅度不要太大。眼睛似闭非闭，什么高兴想什么。尾椎骨画圆圈，全身放松，但松而不懈，保持一种似尿非尿的感觉。就是短短的3到5分钟时间，我们身体会微微发暖，是一种由内而外的暖流。手也会发热发胀，里面有蚂蚁爬的那种感觉，这就是“蚁行感”，说明体内气血的流动加快。

身体在轻微摇摆晃动的时候，如果不能很好地控制，可将意念集中在尾椎骨上，慢慢地用尾椎骨画一个小圆圈，带动身体的细微晃动，此时，五指的蚁行感随着身体的晃动而尤为明显。

站桩的特殊之处在于，它看似不动，其实是不动之中有大动。这种大动又不同于跑步、跳绳等体育运动，那是剧烈运动，一般只适合年轻人，对于身体虚弱、津乏气短的人来说，剧烈运动会增加内耗，伤津动气，不增其益，反受其累。尤其是那些身患严重高血压、冠心病、支气管炎等疾病，以及隐匿性疾病的人，剧烈型运动更是要不得。因此，有养生经验的老人经常说：大动不如小动。其实，小动不如微动，站桩的动是一种微动，确切地说，是一种蠕动。身体这样轻微晃动着，感觉自己像海藻一样，随着迁缓的水流漂漂荡荡、晃晃悠悠。在晃晃悠悠中身体四肢得到颐养，全身血液也像安静的溪流，周流而不息。

站桩时，朝哪个方向站更好呢？早上起来站桩朝东最好，晚上则朝西最好。按照中国文化取象比类的方式，把东方归属于“木”；西方归属于“金”；南方归属于“火”；北方归属于“水”；中央归属于“土”。东方意味着升发；南方意味着生长；西方意味着收敛；北方意味着收藏；中央为土，土地可以化育生命的。那为什么东方就是升发呢？熟悉中国文字的人都知道，东字是“木”字中间加上一个“日”字，比喻太阳从东方树林里冉冉上升，呈现出逐渐升发的状态。因为东方为太阳升起的地方，朝东可以升发人的阳气。到了晚上，西方意味着收敛，而睡觉正是藏精气、养阴的好方法。晚上人的精气神收藏后睡到自然醒，此时也代表人的阴液充盈了，阴阳相摄，早上起来通过站桩又能将阳气升发起来，而一阳复始，则万象更新。

潜在的排病反应是每一个站桩者必经之路，然而，真正的考验才刚刚开始，由于气血复苏，人体的高速公路——奇经八脉开始发挥效力，肌体逐步修复，这时剧烈的病灶反应开始显现，道家将这个过程称为找病、翻病、退病的过程，即为“大死大活”生命历练。

因此，站桩开始之初，出现如此反差的病灶反应，是正常的排病反应，你病得多重，反应就多重，所以，可以依病灶的反应，来判断病情得轻重。

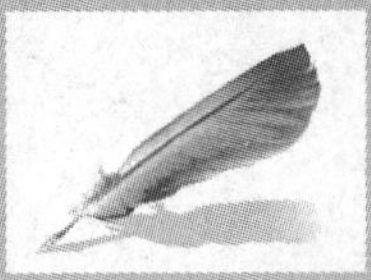

第三章

死亡线上的挣扎

站桩与排病反应

◎ 2010 年 5 月 9 日

截止到 2010 年 5 月 8 日，《站桩要领》是我开始站桩时所掌握的全部站桩知识，所以自 5 月 8 日一直到 6 月底，我每天几乎阅读几次，因此，到今天为止也许我能够“倒背如流”，就像阅读圣经一样虔诚，而没有丝毫的、任何的怀疑，因为冠心病所有症状的集中爆发，以及我在死亡边缘的挣扎，与病魔的抗争、与死神的拼搏，迫切寻找救命之方的渴望，所有这些因素没有时间让我去怀疑。

然而，这时我却不知道，在站桩的初始阶段或早期阶段，站桩会加重病情，这就是我说的冠心病的所有症状将在 5 ~ 6 月份集中爆发，使我备受折磨，不如说每天都在和死神抗争，哪怕只有一丝、一毫的生存希望，我绝不会放弃，这就是当时没有任何准备，并不知道站桩的初始阶段会加重病情。

当第一次正式站桩，所带来的效果，如此突出、剧烈，我并没有退却、犹豫或放弃，而是由原来的看着电视站桩而移师书房，真正地、静静地开始正式闭着眼站桩。

独立入静站桩，谢绝一切干扰。开始站桩时，根本不存在无法入静或胡思乱想，因为所有症状的反应与突出，使得我没有任何时间和空间去胡乱思想。所有的意念均专注于病灶的感应。

因此，如果今天让我形容 2010 年的 5 月以后的这段时间，我不无感叹，感慨万千！说暗无天日，黑色而几乎绝望的五月，也许是轻描淡写；谈阴霾而压抑的沉闷 6、7 月，也许是蜻蜓点水，那么，这就是现在的我，提笔却穷竭思虑而无法形容。

接下来的一段时间，就是我艰苦而又孤独与病魔的斗争经历。这里面有凄苦、有无奈、有彷徨、有挣扎、有犹豫、有困苦、有恐惧、有期待……有对于未来的渴望，就是没有绝望！从来没有绝望过，也许已经忘记了绝望！

◎ 5 月 15 日

落座或安坐，坐 15 分钟、坐 30 分钟、坐 1 小时，甚至坐一天对普通人而言，是再平常不过的事情，根本不用考虑而水到渠成，自然而然，随坐而安，安之泰然。然而，这一切对于我而言，却是最奢侈要求，可以说是每天最大的期望，不如说是奢望。因为，我只要落坐 10 分钟以上的，胸部的堵塞感、压迫感，濒死感一起来袭，不敢去教室听课，因为我不能坐；不敢在书房上网或看书，因为我不能坐；更不敢坐客厅的沙发，因为沙发的位置太低，如果坐在那里等于自杀，也许永远起不来了；自从站桩后，这些现象开始逐步加重，然而，我却不知道站桩会加重病情，我却不知道站桩会出现排病反应。对于这些一无所知。

每日，来到办公室，看到座椅就犹豫，坐在那里好像是最恐怖的事情，非常不可思议，看着窗外足球场上不停地奔跑的、矫健的身影，心里痛苦万分，我哪里还有上足球场的奢望，难道连坐的一点奢求都不能有了吗？

我该怎么办，不停地问自己，难道只能站着吗？我刚坐下 10 分钟，必须马上缓慢站起来，如果起得太快，就会一命呜呼，缓慢站起来，扶着办公桌再站一会儿，但是，如果如此循环则是苦不堪言，不能起立得太快，如果太快，濒死感会加剧，我该怎么办？

不停地问自己，“你是我们的危重病人，你还会回来的”，出院时，大夫对我的嘱咐。这个声音经常在我的耳边响起，每一天会有无数遍。

难道必须回到安贞医院吗？难道只有安装“支架”才可以获救吗？难道这是唯一的生存希望吗？难道这就是我唯一的求生通道吗？不停地、不断地痛苦地问自己？

病友说，我最多有 3 个月的时间，难道我真的就有 3 个月的时间吗？难道，离死亡如此之近吗？不知道为什么，老是不能忘记病友对我的担心。

我才 39 周岁，怎么如此悲惨，难道做错了什么吗？为什么会这样，这是为什么？答案在哪里？

这时我突然想起，在安贞医院办理出院手续时，不知道为什么单单就忘记退掉住院餐卡，里面还有一定的金额，想起这些，非常的后怕，难道这一切都是上天安排的吗？我必须回去，回去安支架吗？

我知道，如果，一旦安装支架，对于我的未来意味着万劫不复。我该如何？怎么办？

所有这一切的痛苦不能和任何人分享，更不能和自己的爱人说。不想因为我，再增加任何人的痛苦。我穷竭思虑的却不知道如何应对？

内心无比的痛苦……

死亡如影随形

◎ 2010 年 5 月 16 日

如何解决不能坐，不知道考虑了多少遍，不能让痛苦难住我，难道就没有办法解决站吗？难道站立是“哥德巴赫猜想”吗？其实，当时一想到这个问题，都对不能坐的困难嗤之以鼻，一定会有办法的，一定的，内心绝不能失望，我不断地告诫自己。

这时的痛苦心情，是一般人无法体验的，甚至，只有在死亡边缘挣扎的人，才可以理解，如此简单的问题，怎么却如此难……

如果这个问题不能解决，就是向死亡低头！

如果这个问题不能解决，就是病魔的奴隶！

如果这个问题不能解决，“你还会回去的”！（大夫的嘱咐）

如果这个问题不能解决，“我真的只有 3 个月了”！（病友的预测）

如果这个问题不能解决，我成了支架的依赖者！

如果这个问题不能解决，支架成了我的“主人”！

如果这个问题不能解决，我将没有未来！

如果这个问题不能解决，我将没有希望！

如果这个问题不能解决，我将没有一切！

如果这个问题不能解决，我还能有什么？

我不断地想，不断地问自己。

不断地再想，看着窗外……内心一片迷茫

冥思苦想，不知道为什么，突然想到自己女儿不是在学习毛笔书法吗？对，就是练毛笔字可以解决这个问题。内心豁然开朗，想到做到，非常快的准备就绪，写毛笔字成了每日的核心议题。

练习毛笔书法，彻底解决了站的问题。也彻底解决了坐的问题，这样就解决了不能站得太久，否则心脏无法承受，生命更危险，练习书法以左手为重心，右手写字，身体伏案，腿部屈曲，似站非站，重力放在了左手和左肩上，危险解决了。

然而痛苦远没有结束，后面还有更痛苦的……

◎ 5 月 18 日

冥思苦想，解决了不能坐太久的问题，也解决了如何站的问题，然而仍然有更多的挑战不断地出现。坐着时要慢慢地站起来，否则将非常危险，要注意生活中的每个细节。

对于冠状动脉堵塞 75% 以上，病情加重的情况下，日常走路步行，每跨出一步，前面都是未知数，每天走得非常辛苦，每一步走得非常沉重。

今天有位重要经济学家来授课，要听一下专家的经济观点，哪怕在教室的角落里站着也可以。说去就去，当走到足球场东侧南北向小路时，不知道为什么，是走快了吗？陡然间的濒死感，比上一次来得猛烈，心脏猛然堵住了，濒死剧烈，眼前发黑，不能倒下，绝不能倒下，坚决不能倒下，猛地吸了一口气，屏住呼吸，使劲地撑住胸部，使劲地挺着，不敢有一丝的晃动，哪怕有一点的风吹草动，哪怕只要呼吸都会倒下，硬撑着、屏住呼吸，不知道站了多久，终于挺过来了，挺过来却不敢动，害怕、担心哪怕动一点点，心脏也许再次停止工作。是濒死感，还是梗死感？不知道到底是什么，无法形容。只知道不能再出现濒死感，否则我真的没有机会了。

不知道过了多长时间，尝试转过身，喘了一口气，歇息一下，尝试小步缓慢、再缓慢、慢慢移动，走得小心翼翼，感觉到脚下都是鸡蛋，举步艰难……

如果我踩坏了这些鸡蛋，也许我永远的躺在这里！

如果我踩坏了这些鸡蛋，我该怎么回家！

如果我踩坏了这些鸡蛋，我还有什么未来！

如果我踩坏了这些鸡蛋，我的生命就此终止！

如果我踩坏了……

如果我踩坏了……一切的一切将不复存在！

一切不可想象，这段回办公室的路，走得如此艰难、走得如此艰辛、每一步都是步履维艰，每一步，每一步，不知道是如何迈出的，不知道走了多久，终于回到办公室，我终于可以坐在了那里，终于可以安心地休息一下，安全地喘一口气了。

心中的痛苦，无法用语言描述，“难道必须回安贞医院吗？”“难道我必须回去吗？”“你还会回来的”又在我耳边响起。

在办公室里想了很久，更是非常矛盾，难道只有装支架这一条路吗？我痛苦万分，始终没有敢迈出错误的这一步，再观察一下吧，我不信真的没希望了吗？

对于今天的危险状况，沉思良久，这时，忽然想起昨夜怪异之梦。不知道为什么，好像上次丢车的梦，好像没有做完，昨晚又做了一次丢车之梦：开车去一单位或是饭店，找停车的位置，非常不好找，然而，找来找去，最终只有一个可以容纳一辆车的位置，就在路边，非常好找和非常容易停车，四周均是绿化带，仅仅容纳我的一辆车。可是，等我处理完事情，来找车时，怎么也找不到，找遍所有的停车场，就是找不到我的专用位置，明明非常简单的位置，可是，不知道为什么，永远都在别的地方找，明明知道有一个专用位置，可是梦里就是在别的停车场，出不来，反复找，找不到。

后来，停车场里，给了我一辆破车，作为替代或赔偿，被我严词拒绝，不是我的车坚决不要，必须找到。然而，不久车管所，给我送来一个新的车牌，车牌号码 000 × × ×，什么意思？醒来，思虑极久，不得其解……

8000 米的死亡游戏

◎ 2010 年 5 月 21 日

5 月的心情痛苦到了极点，每天的痛苦，努力地承受着，每天都是黑暗，却无法躲避。生活中每个细节均是小心翼翼，不敢有任何妄举，每天即将上班出门时，爱人均是呵护有加，出门前爱人的拥抱、亲昵，我痛苦的实在是无法挤出笑容，更多的是无奈，也许任何的关爱与呵护，都无法清除疾病症状所带来的痛苦。

然而，每天唯一的快乐就是 8000 米。早晨 5∶30，洗漱完毕，披挂整齐，系上计步器，带上心律器，一切准备妥当，开始 10 分钟大步走，10 分钟后慢跑，慢跑一小时，最后 10 分钟大步走，共 80 分钟的运动。

4 月份刚刚恢复 8000 米时，公园里上坡，上桥，以及比较高的坡度，均是我最大的挑战，然而到这时，每一个坡度我不断地攻克，从开始的小心翼翼地步行上坡，到今天的慢跑上坡，实现了非常大的跨越。尤其是森林公园山后面，近四五百米最大的坡度，是我跑步的最大成绩，慢跑上山，到达坡顶，心跳 150 ~ 160 之间，有一定的气喘，却无任何症状和异常，这是我最大的骄傲。

然而整个危重期间，每天的8000米，是例行公事，没有间断，更是没有发生任何意外，同时也是整个危重期间最快乐的时光，没有任何症状，难道这是习惯成自然吗？7年的规律难道是心脏已经习惯了，至今不得其解？但是，每天早餐后，出门上班才是我噩梦的开始。

回忆当时，站桩与跑步，一个是刺激机体内部循环系统，达到机体的复原或康复；一个是与死亡赛跑！康复与死亡在比赛。

为什么还要继续跑步，关于这个问题，考虑了很久，即使，在刚刚出院时，就在考虑，我还能跑步吗？即使可以，能放弃吗？如果放弃，理由是什么？矛盾了比较长的时间，首先，如果还能跑步，为什么不能坚持，已经坚持了7年，每天就和穿衣、刷牙、吃饭一样，成了必不可少的习惯。如果每日的早晨，不去跑步，可以干什么，睡懒觉，一天、两天还可以，如果长期如此，绝对不可能，这是非常痛苦的事情。打太极拳，这个运动也许对于危重冠心病，杯水车薪，起不到什么作用，思前想后，既然，没有更好的选择，还是跑步吧。

对于跑步的问题，在3月30日前，不是天天在跑步吗？怎么没有任何不良的感受，为什么要放弃？放弃的理由是什么？如果，没有任何证明，佐证我不能跑步，为什么不能继续；如果，没有任何证明，佐证我不能跑步，即使跑死我也愿意。

放弃的理由是什么？我不断地问自己，只要没有证据证明，跑步可以触发冠心病，或是冠心病的根源，我将继续跑下去。

这就是4月中旬，我又开始跑步的想法，因为在我的思想意识里，跑步仍然是一种健康的运动：锻炼心肺功能、促进新陈代谢、加快血液循环、锻炼腿部肌肉、增加肺活量、有氧运动、跑步可以使胃肠蠕动力增强，消化液分泌增多，提高了消化和吸收能力，从而增加了食欲，补充了营养，强壮了体质。

这些因素仍然统治者我，同时，我是一个非常固执的人，如果没有更好的证明或证据，不会改变原有的思想和观点，因此，更多的时候，是在用审慎的目光审视任何事物。包括，开始住院时，成为一个非常不安分的病人，经常要把很多问题，搞个非常明白，也许这就是职业病。

如果，没有任何证明，佐证不能跑步，即使跑死我也愿意。现在想来，这是多么可怕的想法，多么顽固的危重病人。一边在和死亡抗争，却一边在和死亡为伍。

这个时候，还没有想到，站桩的巨大作用，以及站桩可以救命的效果。

驾车痛苦

◎ 2010 年 5 月 24 日

不能坐的时间太长，更不能走得太快，不但不能快，还必须小心翼翼，如履薄冰，每天都是一种考验，每天都是小心翼翼，生活质量无从谈起，这时候唯一的希望就是坚持、坚持、再坚持。

每天的三餐，不可以吃得太饱或比较饱，如果吃的比较饱，走路时濒死感，就像幽灵一样，不请自到，频频显现，不可捉摸；如果吃的比较饱，更不敢坐在那里，坐下成为一种奢望。因此，每日午饭后，就是挥笔练字，写字时也要小心翼翼，害怕濒死感不期而遇。因此，控制饮食，成为减轻病症的主要方式之一。

每天上下班，驾车时仍然像五一节时一样，上腹部下坠的非常厉害，这个时候，比五一节时更为严重。驾车时，不知道为什么，就如千斤重物下坠，坠的甚是不舒服，尝试深呼吸，憋住气，撑住胸部，这样可以缓解症状和不适。有时，深呼吸效果不明显，又尝试，座椅后调，挺直了身体，似坐非坐，似躺非躺，根据车速不断调整姿势；所有的坐姿都尝试了，无所不用，12 公里，近一个小时的路程，开车辛苦之极，无法形容。如果不开车，还有更好的办法吗？

生活中的不适

◎ 2010 年 6 月 8 日

站桩以来，一直有一个动作，非常不协调，始终想不明白，5 月初站桩时，没有在意，但是，随着时间推进和站桩的深入，发现双手的姿势越来越不协调，差异很大。

开始站桩时，双手基本是平行的，站桩过程中，自己感觉也是平行的、对应的。但是，一旦睁开眼，眼前的双手极度不协调，差异非常大，左手几乎保持原样，然而右手却不知道怎么沉到下面，双手的上下距离至少有30～40厘米的差距，非常诧异，站桩的过程中，感觉是平行的、对称的，怎么睁开眼一看，却这么大的差距？

◎6月9日

站桩后，不知道从什么时候开始，每天的走路，感觉非常不正常，走路发飘，感觉脚下无根，头重脚轻，好像有腾云驾雾之感。开始出现这种现象时，没有太在意，以为偶尔发生，但是，越来越发现，每天如此，这很不正常，是什么原因，心里的疑问很大。走路发飘，脚下无根，头重脚轻，是不是地球的磁场发生了改变，现在想来，真是因为自己多读了几年的书，差点开了一个天大的玩笑。地球的磁场发生改变，会引发很多物理现象，这种想法一闪而过。也是读书人的悲哀。

是不是，最近喝西洋参粉的问题，对，因为喝西洋参粉的第二天，既感觉到，全身整体清爽。这种论断也许来源于：西洋参增强中枢神经系统功能，西洋参中的皂甙可以有效增强中枢神经等作用。这种错误的意识，直到后来才知道根源所在。

停止再喝西洋参，而身体发飘的问题仍然没有消失。

然而，当时的我，茫然四顾，无法求出原因，只能继续站桩！

◎2010年6月10日

天气逐渐变热，慢慢过渡到夏天，我始终没有体会到这个夏天热到了那里？怎么没有体会出来，这是我的疑问。因为，在整个夏季，始终感觉，这种热好像和我无关，感觉身体就像有一种薄膜，隔绝身体内部和外界的交流，身体很不舒服，感觉全身不透气，懒洋洋的，以至于晚上怕开空调，一开空调就冷得要命，即使不开空调，晚上还要盖被子睡觉，怕冷，炎热的夏季怕冷，这让我想起来农村，那些垂暮的老人，就是这个样子，殊不知，自己已经病得确实很重了，然而，以前西医检查结果各项指标却是非常健康，自己也认为非常健康，现在想来当时多么可悲。

这个时候，只有8000米的跑步是最快乐的时光。因为，整个身体大汗淋漓，非常畅快，非常舒畅、非常透气。然而，日常生活中，又恢复了不正常。无知的我仍然在向死亡奔跑。由于从事财经研究工作，对于中医学一无所知，那么对于这种现象，更是无法解释。

◎6月12日

这个时候的站桩，在日常生活或治疗冠心病中，仍然没有引起足够的重视，因为，当时对于所有症状，仍然感到很茫然，不知所措，也无从考究。每日，不敢留恋座椅，稍作休息，赶快书写毛笔书法；走路也是谨恭慎行；日常生活各个方面，更是小心万分。

每日，不管走到哪里，必然携带硝酸甘油，只要生活和工作环境可以伸手触及之处，必须有硝酸甘油。今天参加某重要活动，由于车辆限行，只能打车前往。到达重要活动地，一切顺利，活动开展大约1小时。应该是10点左右，当时正在做笔记，包中手机振动，看完手机短信后，却发现包中平常和手机在一起的硝酸甘油，没有了，惊吓出一身冷汗，我的救命之药呢？三下五除二，翻包，找遍衣服口袋，都没有，惊恐之极，如果发病了怎么办？赶忙离开会场，急速赶往附近的药店，到达药店一颗悬着的心总算放下了。这时，不知道是吓得还是着急已经出了一身虚汗。

因此，日常生活中硝酸甘油成了我的护法神，形影不离，不敢让它离开半步。完全成了生命的依赖。后来得知，即使心肌梗死发生猝死，其实硝酸甘油也起不到什么作用。

这时，已到六月中旬，服用单硝酸异山梨酯缓释片已经2个月的时间，心存侥幸心理，或者从来没有如此长时间的服过药，或者还是对于冠心病尽快康复的迫切心理作用，再次尝试停服单硝酸异山梨酯缓释片念头又来了，记得第一次停服了4天，第4天又不得不继续服用；第二次停服了3天又不得不继续服用；这一次，又如何呢？

这次仅仅停服半天，到了下午就感觉心脏的濒死压迫感，愈发强烈，惊吓得赶快口服单硝酸异山梨酯缓释片，也许这是死亡游戏，以后要不得，这时才意识到，我已经成了西药的奴隶。虽然心情不好，但是，这是不得不承认的事实，现在反思：上两次的意外濒死和停服缓释片有非常大的关系。

（因此，提醒危重患者朋友，站桩初期加重病情，一定不要玩死亡游戏，一定利用西药控制住病情的发展，就是胜利！）此时，不禁问自己，这种药到底吃到什么时候？什么时候能够康复，难道只有装支架一条路吗？心情非常沮丧！希望能够有救命的良方……

危及生命的禁地

进入六月，天气越来越热，每天洗澡成为最大的问题，其实洗澡对于普通人，简单而自然，可是对于危重冠心病患者，稍不注意，就会倒在浴室里，也许永远起不来，这绝不是危言耸听。

当时4月初，刚刚出院，洗澡没有任何感觉，即使有也许忘记了，没有什么特点。但是自从站桩后，第一次洗澡，差一点发生意外。正常人洗澡，打开淋浴开关，非常舒适宜人的热水自上而下，冲洗而下，常人基本如此。然而就是因为基本如此，濒死感、堵塞感猛然来袭，头晕眼花，幸亏躲闪及时，没有摔倒，否则不堪设想。因此，我的洗澡基本上是，第一：用温凉水。第二：首先由脚部开始自下而上的洗，没有办法，只能如此，因为我已经不是一个正常的人。

进入六月，由于天气不断地升温，每天的洗澡，小心翼翼，如履薄冰。因为洗澡时由于身体表面皮肤血管扩张，血流增加，相反此时内脏血流减少，如果本来心脏已缺血，那么这时缺血将更加严重，会出现明显的症状，严重时可以发生心肌梗死，危及生命。

因此，冠心病患者平时洗澡时应注意以下几点：

（1）避免洗澡水过热，一般以35℃左右的温水为宜。

（2）洗澡时间应限制在20分钟以内。

（3）避免浴池洗浴。

（4）餐后一小时后再洗澡。

◎6月14日

端午节放假，节日日程怎么安排。其实在每个家庭除了老人，也许孩子是第一位的。最后商量，驾车去香河第一城。这个时候，我也一直再担心，不断地问自己，我能行吗？能开那么长时间的车吗？应该没有问题，小心注意一些吧，其实，此时最大的担心，就是害怕出现五一节开车时，上腹部不适的症状。事实验证，这次明显好于上次，上腹部下坠的没有那么厉害，目前，所有的症状，基本九九归一为心脏的原因，因为已经做过胃镜，排除了胃和上消化道的问题。

第一城的景色确实美不胜收，曲径通幽、亭台廊榭，鸟语花香，游人如梭，钟鼓齐鸣，蔚为壮观。当时，第一天上午，风景中心区歌舞表演吸引了孩子，随即走进观看秧歌与锣鼓表演，然而，刚刚走进歌舞表演队外围，里面的鼓声震天。就是这震天动地的鼓声，好像突然撬动了心脏的瘀血，针刺痛感，不停地加重，心绞痛一阵阵，非常的危险，几乎快承受不住，不好，是鼓声的缘故。马上后撤，不停地，又不敢加快脚步，好在中间的歌舞鼓声有停顿，才给了我充足的时间离开。看来，我已经弱不经声，否则，差一点永远留在那里，鼓声似丧钟。

在第一城的寺庙里，香烟缭绕的烟气，弥漫着浓浓禅香味道。其实，这种味道也是危重冠心病人的大忌，会引发剧烈的心绞痛，我只好敬而远之，不敢进入寺庙半步，这里也成为我的禁地。

肾部不适与反应

◎ 2010 年 6 月 16 日

站桩以来，自己的饭量不知不觉的在逐步降低，不知道是何因素。但是，由于吃饱就会有病灶反应，因此，对于因何种原因导致饭量不断减小，没有认真的细查。以至于减小到只有以前正常饭量的一半。（这种困惑直到 7 月 22 日后，才解开谜团。）

自站桩开始，右肾部不适，仅仅是不适，没有痛感，截止 4 月底时，好像隐隐的，或者只是一点点的痛点，但是到了 5 月份，好像比 4 月这种不适感比较明确，到 6 月份不适感逐渐加重。心里也是非常恐慌，不会是肾衰竭吧？暗自思虑。此时的心里不会想好的事情，虽然很多时候是喜事连连，但是，更会有屋漏偏逢连夜雨！

还是要检查一下，周六是 19 日做了一个彩超，基本结论是左肾结石，大约有 0.5cm 的肾结石，总算一块石头落了地。但是，为什么左肾结石，右腰部不适，至今不明白，医生也没有说出所以然。右肾小结石而感觉左肾有不舒服，开始时发胀，接着又胀疼，是什么问题却检查不出来，这个时候出现肾结石如何处理，思量了几天，只能掂量一下心脏病与肾结石孰重孰轻，首先解决谁的问题，这也是处理日常工作的方法。因此，对于肾结石只能放到一边，据说如此小的结石，天长日久可以自动排出，但愿如此吧。

下图为肾部彩超诊断报告。

解放军第306医院

超声诊断报告单

病人ID号：81162897　　　　超声号：J74231

姓名：　　性别：男　　年龄：39　　申请科室：肾内科门诊

检查项目：双肾、输尿管、膀胱、前列腺(彩超)检查仪器：Sequoia-512

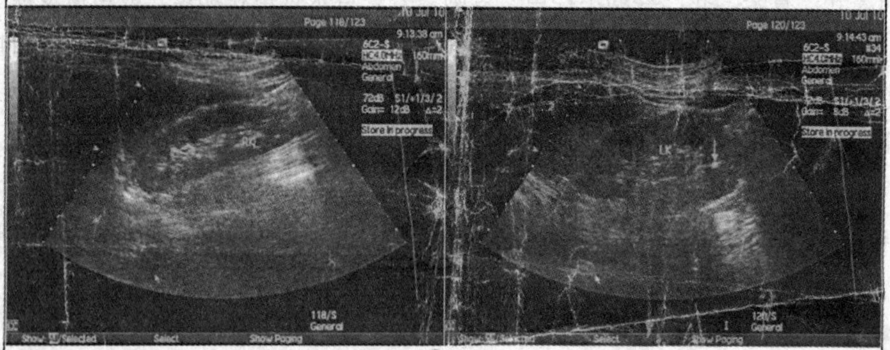

检查所见：

双肾：大小正常，边界清晰，形态规则，实质回声暗淡均匀，左肾窦旁可见一直径约0.5cm增强光斑，后伴浅淡声影，右肾盂肾盏区高回声，分布正常。

双侧输尿管未见明显扩张。

膀胱：充盈良好，壁欠光滑，腔内无回声。

前列腺：大小约4.3x2.6x3.0cm，形态饱满，内部回声欠均匀。

彩色多普勒检查未见明显异常血流信号。

诊断意见：

1. 左肾小结石不除外
2. 前列腺增生
3. 右肾、膀胱未见明显占位性病变

检查日期：2010-7-11 上午 09:21:23　　此影像报告仅供参考　　检查医师：

◎6月17日

进入六月以来，整个口腔、舌、咽喉上火，六月初不是很严重，能够挺一挺，以往，一般情况这种上火一周左右，基本可以复原。然而这次的上火，比较复杂，如此难退，并且越来越重。其中，尤其是舌尖的溃疡最大，痛的不敢吃东西。难道吃了什么热性的东西了吗？反反复复地查找，也没有找出其中原因。没有办法，只有找祛火的良药：金银花，用金银花泡水喝，效果和以往一样，非常明显，仅仅3天的时间所有溃疡基本复原。

今天开车去学校，下车后即将行走时，却突然感觉整个身体非常轻松，身轻体健，没有了以前那种对疾病的恐惧与小心。非常惊奇，这是什么原因？难道和祛火有关吗，高兴的同时更多的是疑惑。哦，对了，这两周上火以来，冠心病的症状非常明显，一定和上火有关系。

昂首挺胸，步履加快，感觉真好。难道，我的病好了吗？不可能，怎么这么快！

很久很久了，生命不能承受之重，第一次让生命能够轻松一次的快乐，太不容易了，今天，终于可以大口地、轻松地喘一口气了。

好不容易轻松一次，却突然想：

要不，再停一次药？

哦，这个玩笑，无论如何不能再开。

我不停地告诫自己。

难道，喝的三七太多了，过量了？不可能，三七入肝，如果上火，应该是肝火。

是西洋参粉吗？西洋参入心经，是不是西洋参粉喝得太多，嗯，对。舌尖的火最大，是为心火，因此接下来的一段时间，停掉西洋参粉，上火现象自然消失。

三周后再次连续3天喝西洋参粉，口舌上火再次不请自到，更使冠心病的症状加剧。自此后，每周喝一次西洋参粉，每次极少，以至于11月底彻底停掉西洋参粉。这时，发现一个秘密，就是只要不上火，冠心病的症状就会减轻，这就是“祛火”的秘密。

◎6月18日

这个时候，每天安排完案头的工作事务，除了学习毛笔书法，就是学习中医知识，每天就是这两件事。也许，出于急迫的需要，每天研究很多的中医案例，首先是《中国名医案——孔伯华医集》，由于没有中医基础，研读的非常吃力。

学习《倡命门太极说的名医孙一奎》、《倡导养阴的名医朱丹溪》、《普及中医的名医陈修国》、《正传医学名医虞搏》、《温病学说的名医王世雄》、《活血化瘀名医王清任》、《素问病机气宜保命集》等中医典籍。我的目的就是，要找出疾病的根源，和解决的方法，然而由于比较急功近利，没有基础，学到的内容仅仅是皮毛而已。

始终在想，一定要做一个明明白白的病人，不能糊里糊涂，即使死也要死得明白。然而，这时淘来的两本旧书《艾灸》、《热敏灸实用读本》，吸引了我的阅读注意力。对艾灸的作用异常重视。温经散寒，扶阳固脱、消瘀散结、行气活血、防病保健的功效，同时调整脏腑组织功能，促进体内新陈代谢，增进细胞吞噬功能，提高机体的免疫功能，增加机体的抗病能力。

艾灸的作用机理：中医学认为，灸法适应症广，疗效迅速，安全可靠易学易用，特别适合于家庭治疗和保健。病症无论寒热、虚实、阴阳均可施灸，广泛的运用于各科疾病治疗与保健中。艾灸可治疗的疾病达数百种之多。由于艾灸借助火力、药力透达快，直接作用于病灶，并由表及里，达到标本兼治的目的。艾灸治疗百病的机理是辛温走窜，入十二经络，能通达诸经，舒经通络。野生植物艾叶，既能入阴又能入阳，补中有通、通中能消，灸疗时释放的红外微波及熏烟，气血双调，是药效广泛的一味中药。

现代科学研究发现，艾灸可提高局部气血流量，升高局部温度，缓解局部痉挛症状；能调整机体的免疫能力、内分泌功能和自主神经功能，恢复失衡机体。艾叶中所含有多种药物成分及强烈的挥发物质，燃烧时药力可透入人体或吸入体内，起到温经通络，行气活血、驱湿散寒的效果；艾灸可提高白细胞及淋巴细胞的活动率，增强人体细胞及体液免疫能力，艾灸还可以刺激人体体液发生改变，有增强肾上腺皮质激素分泌及胸腺细胞活力的作用；另外，艾灸还具有增加心脏博动量，强心抗休克的作用；隔姜灸可解表散寒，温中止呕，止痛；隔蒜灸能清热、解毒、杀虫、消炎；附子饼灸能温肾壮……所有以上的描述，引起我的极大兴趣，艾灸对冠心病会起到什么疗效呢？

艾灸与冠心病

◎ 2010 年 6 月 19 日

艾灸对冠心病会起到什么疗效呢？这是我想知道，也想弄明白的问题。

查阅有关资料显示：用艾灸的方法治疗冠心病很有效果，因为艾灸属于升阳，属于热疗的一种，同时艾叶具有舒筋通络，活血化瘀的功效。查资料分析：艾灸治疗冠心病更有疗效的原因在于，热疗，药气，活血化瘀，舒筋通络，使其黏滞在血管壁上的杂质通过艾灸而逐渐减轻。

据有关艾灸专家分析：用艾灸治疗冠心病应该是最佳选择之一，人体的血管好比我们的下水管，常常也会有很多垃圾和油垢，我们就会用工具通一通，有的时候，工具也不解决问题，那么就烧一些开水，烫一下油垢，就会通畅很多，油垢遇热则自己消除。我们的血管里，也会有油垢，也会有沉积的垃圾，那么我们自己又不会放支架，只好用艾灸。艾灸等于是烧的开水的药物，等于用工具协助治疗。那么这个方法应该是很有效果，如果我们的下水道堵得太厉害，也只好求助于专业人士来清理。并且艾灸专家对于艾灸治疗冠心病措施，多取内病外治的方法，就是把一些内服的口服药，比如复方丹参片，丹参滴丸，再加一片硝酸甘油片，三样药物碾碎成粉。用香油或陈醋调和成糊状，抹在膻中、玉堂、紫宫处，然后扣上双眼艾灸盒，或三眼艾灸盒，艾灸 15 ~ 30 分钟，视其艾灸的通络效果而决定艾灸时间的长短。还要在厥阴俞、心俞抹上药，艾灸 15 ~ 20 分钟、在内关抹上药，艾灸 10 分钟。然后视其通络的通串，再考虑接续感传。

对于艾灸治疗冠心病还有温和灸法。取穴：内关（双）、膻中、心俞（双）。温灸器灸法，取穴：心俞、厥阴俞、膻中、内关。对于温和灸，专家建议辨证配穴：心气虚型加足三里；气阴两虚加三阴交或太溪；气虚血瘀加膈俞或足三里；气阴两虚兼血脉瘀阻型，加膈俞或三阴交。

那么，对于艾灸治疗冠心病，根据我查阅的大量资料和档案，应该是非常不错的治疗方案。但是，对于我来说，自行艾灸治疗需要非常慎重，没有专业人士的指导，万万不可随意乱灸。如果出现问题，也许后果不堪设想，我陷入深深的沉思中。

◎ 6 月 20 日

对于用艾灸的方法治疗冠心病，非常慎重，不敢胡乱实验或轻举妄为，更加担心误灸而出现严重的后果。但是，这时艾灸保健引起了我的关注。

家有三年艾，郎中不用来。艾灸保健疗法古称“逆灸”，明代高武《针灸聚英》曰：“无病而先针灸曰逆，逆，未至而迎之也。”无病自灸，可以激发人体的正气，增强其抗病能力，使机体阴阳平衡，气血调和，用于正常健康人能防病于未然；用于老人能扶正延缓衰老、延年益寿；用于青少年助生长发育、健康成长，这已被数千年的临床实践所证明。

我已经病了，并且不是一般的病，是危重且严重的冠心病，还能艾灸保健吗？这是最大的疑问，不知道是望文生义，还以一厢情愿，好在“可以激发人体的正气，增强其抗病能力，使机体阴阳平衡，气血调和”这一论断，增加了我对于研究艾灸的兴趣。

艾灸是我国传统的治疗方法之一，是选用艾绒直接或间接在穴位处燃烧，借艾的药力与火的热力给机体以温热刺激，通过经络腧穴作用，达到防病治病目的的一种常用疗法。《灵枢·官能》云：“药之不及，针所不为，灸之所宜。”宋代窦材在《扁鹊心书·住世之法》中就有“保命之法，灼艾第一，丹药第二，附子第三”之说。灸法不但可以治病，还能强身保健、抗衰老而延年益寿。它除了具有温散寒邪、温通经络、回阳固脱，消瘀散结的功效外，在疾病的预防，人体体质的增强方面有着极其重要的作用。

现代研究证明了灸法能改善机体的免疫状态，增强机体的免疫功能，为其在临床应用提供了理论依据。在选择艾灸保健的穴位中，足三里无疑是首选的穴位。

足三里？这个穴位，引起了我的关注，并且前几日北京电视台健康节目也是介绍灸足三里可以补气，且印证“气若足千年寿”长寿理论。其实，这时我哪里还有贪欲“千年寿”，能医好冠心病，就是我的最大愿望，何敢奢望延年益寿呀。

诸病皆治之足三里

◎ 2010 年 6 月 21 日

足三里又名下陵，为胃的下合穴，胃经的合穴，之所以称它足三里，一是因为此穴位于膝下3寸；二是因为此穴统治腹部上、中、下三部诸症。“里”字含宽广之意，古代“井田制”九百亩为一方里，故以足三里寓其治病范围广泛。其定位：仰卧伸下肢，或正坐屈膝，在小腿前外侧，当犊鼻下3寸，距胫骨前缘一横指。

历代医籍对足三里这个穴位都十分重视，《灵枢》中写道：“邪在脾胃……皆调与足三里。”《四总穴》歌曰：“肚腹三里留。”《千金翼》认为足三里“主腹中寒，胀满，腹中雷鸣，气上冲胸，喘不能久立…胸腹中瘀血，小腹胀…伤寒热不已，热病汗不出…口苦壮热…喉痹不能言…胃气不足，…脚气”。《针灸聚英》又云其“主胃中寒…大便不通，心闷不已，卒心痛…水气蛊毒…目不明，产妇血晕，不省人事”。华佗用足三里疗“五劳羸瘦，七伤虚乏”。南北朝时刘宋医家秦承祖云其“诸病皆治”。足见足三里穴祛病保健功能广泛。

1. 艾灸足三里保健的应用

唐代王焘在其所编著的《外台秘要》中如是说：“凡人年三十以上，若不灸三里，则令人气上眼暗，以三里下气。”杨继洲在《针灸大成》一书中提到：“一论中风，但未中风时，一两月前，或三四个月前，不时足胫上发酸重麻，良久方解，此将中风之候也，便宜灸三里，绝骨四处，各三壮。”提出发现中风先兆，可以艾灸足三里和绝骨进行保健预防。日本古人有“莫与没有灸足三里的人在一起旅行”一说，芭蕉翁在旅行日记一开始就写道：“在和道神打招呼的时候，手里没有拿什么，裹着破烂的腿袴，扣着笠帽的带子，心里却想着先去灸一灸足三里，比观赏松岛之月还要重要。”中国民间甚至流传“灸一次足三里等于进补一只老母鸡”的说法。而俗语“若要安，三里常不干”这句话的字面意思是如果想要身体安康，就要使足三里常常保持湿润的状态，其实就是在足三里行化脓灸的意思。

2. 艾灸足三里保健的作用机理

艾灸足三里用于防病保健，增强机体抗病能力，早已为历代医家所认同。在五行学说中，胃属土，胃经上的足三里是土经中的土穴，尤善健脾和胃。凡胃肠道疾病，不论虚实寒热之证，都可针灸足三里调治。中医认为，脾胃为后天之本，气血生化之源，五脏六腑赖之充养。所以，调补脾胃重穴足三里可以补益气血，扶正培元，达到保健防病、强身健体的目的。艾灸调整人体的功能具有整体性，通过温热刺激足三里，促进气血运行，起到散寒驱邪、止痛、化瘀消肿的作用，并能健脾补胃，增强正气的抗邪抗病能力，提高机体的免疫功能，从而发挥其防病强身、延年益寿的作用。

西医学实验研究表明，灸足三里能提高免疫功能，而且效果与艾灸的时间有一定的关系。也有学者发现，艾灸足三里能明显提高 IgA 的水平。另外发现艾灸足三里两个月后，灸后空腹血清中上皮生长因子（EGF）的含量有明显增高，表明保健灸能调节机体 EGF 的合成与释放，因而有益于机体的新陈代谢，起到延缓衰老的作用。灸足三里，能有效改善血液的流变性，对老年心脑血管疾病有很好的预防作用，还能同步调整老年人血中的高铜与低锌，老年肾虚患者的 RC3b 及 RIC 百分率均显著提高。

3. 艾灸足三里保健的操作及配穴

一般进行温和灸，操作时将艾条一端点燃，对准足三里，约距 0.5～1.0 寸左右进行熏灸，使患者局部有温热感即可，一般每侧穴灸 10～15 分钟，至皮肤稍呈红晕为度，隔日施灸一次，一个月十余次左右。老年人可于每日临睡前 30 分钟左右施灸。还有一种方法是化脓灸，每天灸足三里穴一次，灸时采用艾条，一次约 15 分钟或更长时间。穴位处出现小水泡后停止艾灸，并保持局部皮肤清洁，待水泡自行吸收。在应用化脓灸时应严格消毒，以防止感染。

在灸足三里的同时，可以有选择的配伍一些穴位，以便达到更理想的效果。一般强壮灸可以配伍关元，肾俞；消化系统加灸脾俞、胃俞、中脘；神经系统配伍大椎、身柱、肾俞；呼吸系统可配伍肺俞、身柱、风门。心血管系统：高血压可加风门、曲池、阳陵泉；冠心病配伍身柱、郄门、三阴交、膻中。泌尿生殖系统加肾俞、关元、三阴交。

◎ 6 月 22 日

既然灸足三里可以有"主腹中寒…胸腹中瘀血、小腹胀…伤寒热不已、胃气不足、心闷不已，卒心痛"以及"五劳羸瘦，七伤虚乏"等"诸病皆治"祛病广泛的功效。我思虑再三，认为艾灸足三里，最安全，不会有什么副作用，更不会对冠心病有妨碍。于是 22 日当天，驱车中医药大学购买关于艾灸的一切用具，准备艾灸足三里。

开始施灸，第一次艾灸持续 15 分钟，这样连续艾灸了 3 天，停灸一天；第二次艾灸仍然是 15 分钟，持续艾灸 5 天，停灸一天。以后每个疗程艾灸 5 天停灸一天，每次艾灸由 15 分钟增加到 20 分钟。从 6 月 22 日一直艾灸到 8 月 26 日，即整整的一个三伏天，也就是相当于每天吃一只老母鸡。8 月份的艾灸，每次达 25～30 分钟之久。

艾灸足三里，受益匪浅，开始艾灸时腹部咕咕作响，好像有一股热流，流入腹部，甚是舒适。且，最大的感受就是，艾灸足三里时，尤其是右腿，艾灸 5 分钟后即可感觉这股暖流能够牵动心脏病灶，使得心脏病灶部位出现似胀非胀，似麻非麻，似痛非痛的感觉，难道是在化瘀血吗？这是我最大的疑问，并且这个疑问到现在也没有解开。每次如此，这也是我坚持整个夏季艾灸的原因，也许是歪打正着。但是左腿却没有这种感觉，不知为何？（2013 年注：似胀非胀，似麻非麻，似痛非痛的症状和 2012 年底至 2013 年站桩化瘀症状一模一样。）

艾灸足三里，并且由于冠心病所带来的食欲不断减小的症状，不但得到遏制，甚至饭量不断递增，食欲非常好，这是历年来的夏季最好状态，多少年以来的夏季，尤其是三伏天，食欲非常差，几乎不愿吃饭，很多年了就是不知道为什么？没有想到艾灸解决了几年来的困扰。同时，更加可喜可贺的是，即使每日三餐，吃得饱饱的，冠心病的症状也没有。并且，直到有一天坐在办公室看中医书籍，不知不觉坐了四五十分钟，自己大感诧异，从什么时间开始冠心病的症状得到如此大的缓解。

日常治疗与维护

◎ 2010 年 6 月 23 日

虽然患有如此严重的冠心病，每日的日程仍然是非常紧凑，每日早晨 5∶30 起床，8000 米慢跑，近一个半小时，早餐后开车上班，进入每日的工作程序。首先处理日常事务，最多半小时，这时候虽然可以坐的时间长一点，但是仍然不敢久坐，事毕，马上铺开宣纸，提笔书写毛笔字。这个时候的毛笔字，与 5 月初相比，大有长进，这是非常值得骄傲的地方。

中午，稍作午休后，第一件事仍然是大约 2 小时左右的练习毛笔书法，期间会有半小时处理突如其来的工作，或其他事情。为了回避北京下班高峰超级堵车，4∶30 半就下班回家，回家第一件事，就是艾灸足三里，每天艾灸左右足三里，每次 20 分钟左右，两个足三里合计近 45 分钟的时间。

晚上 20∶30 左右开始站桩，时间是一个小时。服药仍然按照大夫的嘱咐，早晨：三七冲服血府逐瘀胶囊，以及空腹口服半片单硝酸异山梨酯缓释片。应该说这个时期的治疗，半片单硝酸异山梨酯缓释片是缓解症状和控制病情的核心，因为，有了几次偶尔停服单硝酸异山梨酯缓释片的危险经历，以至于后来每日早晨首先口服单硝酸异山梨酯缓释片，再服其他药物。早餐半小时后口服一片拜阿司匹林，晚上仍然是三七冲服血府逐瘀胶囊。

◎ 6 月 24 日

对于服用三七粉的疑问越来越大，记得乐教授也嘱咐过切勿服用过量的三七粉，但是，始终没有找到服用三七粉过量有何副作用依据。这个疑问一直困扰着我，内心想，找个中医咨询一下吧，可是，有病乱投医是大忌，因此，这也是我到现在都没有胡乱找医生的原因，相信老朋友乐教授。

北京的医疗资源非常丰富，并且有很大的捷径和窍门，也省去了托关系找门路的繁琐事情，这是很多中国人的弊病，认为有关系就是有靠山。其实有时候这种情况也害人，如果住院时也找关系，也许他们在我不知道的情况下，擅自给我安支架了，如果安装支架，无疑宣告缓期死刑，多么可悲。那么，在没有关系的情况下仍然顶住来自医院的强大压力，没有安装支架，后来事实证明这一切，是非常明智的选择，更加感谢上天的护佑。很多人安装支架，不但没有康复保障，或者仅仅是在一定的时期内缓解症状。

因此曾经刚出院时，我去了国家发改委门诊，找到大名鼎鼎专门为部长们服务的陆专家，专为咨询关于支架的问题，没有装支架，陆专家给予了大力的肯定、支持和赞成，由于陆专家湖北口音极浓，其他的建议已经记不得了。我也曾经咨询财政部门诊专家，关于服用单硝酸异山梨酯缓释片、拜阿司匹林的问题，基本印证，服用的这些西药是对症的，服用量是安全的。因此，自服药开始就是这样的西药方子，没有变过，也没有找权威专家给我改变，仅仅印证这是否是对的。

其实，上述西药在我最危险的时期，帮我控制了病情，所以西药也有它的长处。然而，对于中医，除了乐教授自始至终没有想到找任何人。对于服用三七的问题是我的疑惑。

度过三个月，不容易

◎ 2010 年 6 月 25 日

关于三七粉的困扰，如果不解决甚是不安，这关系到身体的安危，这时在网上搜索到武国忠老师，非常知名，中医根基深厚，著有诸多的中医理论与养生著作，甚至还有养生功底，看到这些介绍，已经是心向往之，好在此处中医门诊，离单位比较近，开车一刻钟即到，预约挂号，最后就等武老师门诊的时间。马上临近预约时间，也许是事与愿违，也许是和医师无缘，该中医门诊电话通知我医师停诊，希望我改为其他中医大夫或退诊，对于这样的事情，比较生气，怎么说退就退了，实在是不可思议。但是，后来一系列的经历，使我更加庆幸，虽然没有遇到武老师，但是他的《活到天年》、《黄帝内经使用手册》中“抱住健康，万病皆除”这些内容，在我认识到站桩的神奇功用之后，避免了走更多的弯路，起到了巨大的作用，这两本书，也是我初次认识站桩的启蒙老师。

也许武老师临时有急事万不得已，或该诊所另有所因，答复为在日期不变的情况下，可以换一位心脑血管名医诊疗，那就只能如此了。面诊时了解到，这位心脑血管专家是名医，相当知名。根据预约时间，由名医面诊，自然是首先望闻问切。

我没有告诉他，患有严重的心脏病，仅仅说心脏不好，名医把脉，把了很久，适才告之自己患有严重的冠心病，冠状动脉堵塞 75%。“哦，真的，你的脉象很重，啊，果真是如此!”然而，就是他的这么一句话让我对名医失去信心，我是来看病的，更是带着审慎的态度来的，如果我不说，患有严重的心脏病呢，那么他是否能够评出来呢？因为我记得，2009 年 10 下旬，乐教授在我办公室给我把脉时，也许当时由于虚荣心的缘故，没有告知 306 医院检查心脏结果，当时乐教授也没有把出来。

“每天 8000 米跑步”，我告诉名医。胖胖的名医既惊讶又生气：“谁让你跑的，不要命了。”“这已经是 7 年多的规律了”，我说。“每天口服三七粉两次，每次 5 克左右”。“你喝得太多了，立即减下来，建议你每天一克左右，这是过犹不及，你是做教育的这个还不懂吗，我给你开一个方子，服一周后再来复诊。”名医说。

就这样结束了名医的望闻问切，其实，这一切都让我失去了找名医治疗的意义。因为，在我述说病情的严重性时，就是这一句：“哦，真的，你的脉象很重，啊，果真是如此!”对名医真实水平产生了怀疑，看了名医开的方子，最后加了三味：三七粉、珍珠粉、西洋参粉，我对名医的诊断水平更加怀疑，其实，胖胖的名医给我的印象更像老板或企业家、董事长、总裁，哪里像一个资深的名医。回首当时状况：第一，名医对于过犹不及的形容，当时我认为是恰当的；第二，对于服用三七粉量的把握应当是准确的。其它的实在不敢恭维。

◎ 6 月 30 日

6 月 30 日，终于盼到了这一天，不是这一天有什么奇迹，仅仅是验证我能不能活过三个月，这仅仅是病友的一句话。不知道为什么，对于这一句话，记忆深刻，进入 6 月时更是非常担心，害怕真的挺不住，不在了，真的走了。

也许只有面临死亡之人，才对某一时间敏感；

也许，因为这种不正常死亡，所以没有了坦然；

也许这种死亡是中年夭折，所以没有了知天命的随和；

死亡对于我是那么的近；

死亡对于我好像是邻居，说来就来；

死亡对于我来说就是兄弟，那么亲近。

我怎么能够摆脱它们？时时思考这个问题。

在最严重的、最危重的 5、6 月，我活得如此沉重，拼命地挣扎，拼尽所有的精力。时刻在想，我能活过三个月吗？不止一次地问过自己；我知道，只要活过三个月，就是胜利！给自己设定了期限，或者是预言，只要我活过三个月，那么就可以活过 2010 年，活过 2010 年，就没事了。

当时，也许是对生命的渴望，一种求生的本能，也许是对生命的迷信，或者是对未来的期望，因为，那个时候，我没敢想"康复"两个字，当时"康复"这两个字对我来说，连奢望都不敢，绝对连想都不敢想，这是不可能的问题，明明知道在不可能的前提下去求生，只能说是求生的本能。

因此，在最危险的时刻，不断地告诉自己，绝对不能走，因为，还有很多很多的事情，没有做完……

想起当时的梦境，不断地劝我走，每次被我断然拒绝。

一次梦、二次梦、三次梦……梦告诉了我太多的东西，以至于我不得不信，梦里的好事、坏事，现实生活中均会实现，因此，这是不得不面对的问题，其实关于这个问题，对于未来如何继续把日记写下去，都是伟大的挑战，我不知道读者们是不是也这样做梦，均变为现实。

因此，能够活到 6 月 30 日，是我取得的第一阶段的胜利!!!

站桩之感受

◎ 2010 年 7 月 1 日

截止到 7 月初，站桩近两个月的时间，现在来看，仍然处于初始治疗阶段。7 月也是一年之中最热的阶段。每天 20：30 开始站桩，开始 5 分钟后，很快能够入静，入静后检查自己的双肩是否能够放松，如果发现耸肩现象，其实这是紧张使然，肢体没有放松，影响站桩效果，因此，在入静前一定检查双肩是否放松，放下双肩，全身自然会放松。

每天站桩没有多久，就会大汗淋漓，汗流浃背，也许是天热的缘故，大概持续十几分钟。但十几分钟过后清爽宜人，整个三伏天基本如此。随着时间的递进，双手双肩逐步有麻胀感，首先是双手，接着延伸到双肩有蚁行感，双手发麻，并且向双肩延伸。蚁行感后，接着就是双手发胀，还是向双肩延伸，这种麻胀感大约持续了较长的时间。其间右肩有较强的沉重感，明显和左肩不协调，开始时是沉重感，后来发展为疼痛感，比较强，几乎不能够忍受，或不能够抬起来，没有办法，只能咬着牙忍受，右肩这种反应大概持续 2 ~ 3 周，才逐步缓解，后来有朋友验证右肩有旧伤，站桩得到验证，并且得以康复，这也许就是站桩治疗全身暗病的原因。

直到有一天，具体的时间没有记忆清楚，忽然感觉，双手之间好像有水流通过。是忽然之间，仅仅是一闪即逝，引起了我的好奇，再找这种感觉，真的是不好找。第二天还有，慢慢地，双手之间好像有水流通过的感觉，越来越明显，根据流动的感觉，就像涓涓细流，缓缓的，细细的，感觉比较美妙。根据动的规律有时是顺时，有时是逆时。

让太太的手放在我双手之间，爱人的手掌逐渐发麻，并且这种麻胀感越来越强，拿开手后，大概一两分钟后才消失，这就是真气的力量。

◎ 7 月 2 日

站桩的初始阶段，最经常出现的问题就是肢体抖动与身体颤抖，也许由于 8000 米跑步的基础，腿部的抖动不明显，5 月中旬前后，大腿处时不时地抖动，但是仅仅十几分钟，或者微微调整一下腿部位置，就基本就没有什么问题了。

回顾刚刚开始跑步时，下肢的感受，始终难忘且痛苦异常，这种痛苦是肉体与心理的痛苦，期限达5个月之久，好在已经成为历史，如果有读者确实无法忍受因为站桩，而遭受的肢体痛苦，请参阅前文本人的同样经历，就可释然，坚持就是胜利。

上肢颤抖或抖动是必然的，尤其是左手与左肩，由于左侧不怎么负重，站桩时显得比较脆弱，上下抖动的非常厉害，不如右侧稳健，尝试舒展双肩，且不停地拉动几下，或近距离、远距离支撑活动几次，以此缓解痛苦，这种状况大概持续3~4周左右的时间，自行缓解和消失。站桩的重心基本放在双脚的前三分之二处，即涌泉穴为基点，脚跟虚抬，似落非落，站桩时间一久，由于没有看表，大概20分钟以后，小腿发胀，尤其是小腿外侧最甚，胀的非常难受，只有转换一下重心稍有缓解，仍继续进行。小腿发胀尤其是小腿外侧最甚，这是好事情，内在动力与真气在调动三阴交和足三里两个大穴脉络，刺激和疏通两大穴位，如果胀或疼痛愈加厉害，说明两大穴位的脉络不通。

三阴交是脾经、肝经、肾经腧穴，三阴交穴意指足部的三条阴经气血在本穴交会。本穴有脾经提供的湿热之气，有肝经提供的水湿风气，有肾经提供的寒冷之气，三条阴经气血交会于此。足三里是“足阳明胃经”的主要穴位之一，是一个强壮身心的大穴，小腿发胀或小腿外侧发胀是在疏通两处大穴，疏通经络调动三阴交腧穴，刺激脾经、肝经、肾经，达到健脾、益血调肝、补神、安肾、助眠的功效。小腿发胀疏通经络调动足三里穴位。起到调节机体免疫力、增强抗病能力、调理脾胃、补中益气、通经活络、疏风化湿、扶正祛邪的作用。然而，站桩的巨大功效，远远不仅仅如此!!!

◎ 2010年7月4日

站桩颤抖有时是整体性的，这取决于站桩的状态。每天站桩中，均有整体性的颤抖，不自觉地，油然而生，全身舒畅之极，用语言无法形容，每当意念处于风景秀丽的景色之中，湖光山色与站桩融为一体，此时，几乎自然而然的、不由自主的全身震颤。

有时候感觉自己犹如参天刚健之松柏，耸入云霄，脚下遍布山山水水，层峦叠嶂，时隐时现，目不暇接；洁白的白云，云轻如棉，飘飘荡荡，云雾簇拥，一派仙境，云雾缭绕于腰间，美不胜收；和宇宙融为一体，和白云为伴，云间的航班成为莹莹的小虫，每每意念如此，阵阵颤抖传遍全身，有时是连续几次，舒畅至极，无法言喻。全身震颤或颤抖，有助于打开身体局部不畅的经脉与腧穴，使得经脉通畅，穴位打开，有助于气血的流畅及加速交换，排出毒素，松弛机体，卸掉紧张所累积的病症，这是全身奇经八脉整体性修复与复原的原始体现。

◎ 7 月 6 日

5 月开始站桩时，胸部犹如大山一般沉重和压抑，使得“动”不成形，不能自抑，痛苦异常，此时应该形容为小动不如大动，动的不成形，动的随心所欲，怎么舒服就怎么动。

前后晃动、左右摇动、顺时针动、逆时针动，有时后仰几近 90 度；有时张开双肩使劲地向前挺胸，希望，能够卸掉这座“大山”；有时侧弯腰，弯的极低，希望能够挤掉这座大山；很多很多诸如此类的“动”，尽其所能得“动”，希望能够“动”掉这座“大山”，虽然痛苦，但是说明站桩有效果，否则，为什么出现如此严重的不适感。

好在，到 7 月初，感觉胸部山一般的压抑，不知何时变成犹如一块巨石，这就是两个月的功效。有时能够撬动这块“巨石”。以尾椎和头顶百会穴为核心的启动点，联动胸部“巨石”，以此前后晃动，有微微的疼感，能够撬的“动”；似乎这块石头也能够动，前后晃动大约十几分钟，这块巨石好像能够移动，有时找不到没感觉了，很奇怪。再次以头顶百会穴为核心和启动点，联动胸部“巨石”，顺时针动，又好像找到了这块“巨石”，顺时针转动，同样大概转动十几分钟后，这块“巨石”又好像藏起来，不见了，怎么办，顺时针转动没感觉。再逆时针动，这块巨石好像在故意和我捉迷藏，又大概转动十几分钟后，这块“巨石”又不见了，怪怪的，好像比较玄。

藏起来不要紧，还有绝招，将意念集中在尾椎骨上，和头顶百会穴以及病灶处连成三点一线，慢慢地用尾椎骨画小圆圈，带动身体的细微前后、顺时、逆时晃动，刚刚开始时，尾椎骨这种一线三点，不好找，要慢慢地找，大概几分钟或五六分钟后自然而然，就会找到。

三点一线具有强大的效果，三点一线只要一动，这块“巨石”，将无处藏身，这样不停地晃动，真气不停地撞击“巨石”，各种感觉随之而来，就像有一个石球在压抑心脏，有时微微发胀、发疼，更大的感觉是非常明显的堵塞感，非常明显，有时候转着、转着，就转不动，有非常大的阻力，不敢硬转，立即转换姿势，以免发生不测，这是非常大的感应，也是初步的效果。

三点一线之治病

◎ 2010 年 7 月 8 日

尾椎骨、百会穴和病灶连成三点一线，慢慢地用尾椎骨画一个小圆圈，带动身体的细微晃动，其实，这种“动”不好掌握，如果站桩不能维持半小时以上，最好不要做这个动作，尤其是新手，能够找到这个动作就要 5 ~ 10 分钟，这是亲身体会。

刚刚站桩的新手，最主要是如何坚持，如何站的时间更长，其实，站桩的病者在慢慢坚持的同时也是在慢慢地治疗，只是自己的感觉没有那么明显而已，因此，开始不是以治疗为核心，而是以如何站好为核心，所以站桩有几个阶段。

首先要明确开始站桩究竟能够站多久，这是主要问题、不能站桩，何谈治病或远离死亡呢？没有基础，这是空谈，因此，首要明确先学习站桩，学好站桩才能够治病，而站桩不能坚持或不能够继续站，治病就没有基础。

其次，站桩治病不需要付出多少真金白银，尤其是我们老百姓，做一个支架就几万元，有的人做到 2 ~ 3 个支架，听起来很恐怖，2 ~ 3 个支架十几万，一般人做不起，但是做得起的人等于判了死缓，支架越多越恐怖，支架越多越痛苦，这个问题只有病人自己体会得到。因此，站桩仅仅是让我们付出意志和毅力而已，意志和毅力多少钱一斤？其实每个人都有，一分不用花，只是你愿不愿意而已，或者你愿不愿意坚持而已。

最终，根据身体状况，开始站桩可以坚持 5 分钟，也可以坚持 15 分钟，时间长会更好，进入状态会更快，和我一样，第一次站桩就是一小时。建议初学者站高桩，站高桩比较简单，也容易坚持，如果身体许可，以后每周增加 5 ~ 10 分钟，半个小时为一个周期，一个周期稳定了，以后每周增加 5 ~ 10 分钟；如果能够站一个小时，这就是成功。

因此，如果每次能够站半个小时以上，就是胜利，其次就是毅力，坚持就能康复，这个时候可以考虑用“动”的力量来驱散病魔。

如果你病得很重，和我一样，那么每天的核心，站桩就是第一要务，任何事情不可以撼动，即使出差，可以走到哪里站到那里，如果一周没有站，这个比较危险，间隔时间太长，容易得过且过。惰性是人的天性，所以战胜自己，就是胜利。

◎ 7 月 9 日

尾椎骨、百会穴、病灶连成三点一线具有强大的效果，只要三点一线的动感找到感觉，会引发各种反应，也许每个人的体质不一样，所体现的反应肯定不一样。三点一线的动感，有时候能够联动到脊椎骨的脊髓，与百会、尾椎连成一线的颤动，身体整体的愉悦不言而喻，这种状况对百会的促动最为强烈，就像头顶有一块一元的钱币，唯恐跌落；又好像头顶有一滴晶莹剔透的水珠，担心滑落，谨恭慎动，晃晃悠悠，如履薄冰，这种传感非常舒畅。三点一线的动感最大的功效，能够让“巨石”无处藏身，这样不停地晃动，真气不停地撞击“巨石”，各种感觉随之而来，就像有一个石球在压抑心脏，有时微微发胀、发疼或更大的感觉，非常明显的堵塞感，有时候顺时转动，大概这样转动十几分钟，遇到非常大的阻力，不敢硬转，立即转换姿势逆时转动，同样转动十几分钟，阻力又慢慢地现身，这时立即停止三点一线的动感，以免发生不测，接着转换为静桩，以及循环交替。

哪里来的阻力，这是什么原因，我不断地问自己，好像心脏里面有东西，挡住了气机的运转，又好像机器发生了故障，不得不停止。这一关确实无法突破，这种情况持续了很久。另一个三点一线：涌泉穴、病灶、百会穴，也是三点一线，有时候也尝试联动，这种力量更不好找，感觉好的时候，有一种力量从脚底绵延向上，有时候能够牵动病灶，有时候能够联动百会，飘忽不定，也许由于站桩的经验或时间不到，因此这种“动”始终掌握不好，最后不得不放弃。但是，涌泉穴、病灶、百会穴三点一线，在治疗冠心病的中期，起到了巨大的疗效，因此，目前是功夫不到，耐心站桩是第一要务，过犹不及，欲速则不达。

开始 80 分钟站桩

◎ 2010 年 7 月 10 日

如果从 5 月 8 日开始计算，到 7 月 10 日基本是两个月的时间，如果从 4 月 28 日计算，两个月多一点，因此，每天一小时已经不能满足站桩的需要。从今天开始，逐渐尝试每日80分钟的站桩。4月28日开始站桩只能是尝试站桩，因为站姿是错误的，并且，这时是看着电视站桩，注意力在外面。从5月8日开始，纠正错误的站姿，开始正式站桩，5月9日开始全封闭式站桩，即一个人在书房（晚上关闭所有的光源）或晾台（夏天）闭着眼睛站。

5月9日开始时，一个小时的站桩确实有挑战，一个小时一动不动，常人确实无法忍耐，孤寂、寂寞等还有很多感受，不好回忆，但是这里面有技巧，有长时间站桩的技巧。开始站桩，把一小时分割为三个部分，三个20分钟，正好60分钟，每20分钟一个动作，如：第一个20分钟的动作以百会穴为核心的前后微微晃动；第二个20分钟的是尾椎骨、百会穴、病灶连成三点一线，尾椎骨画小圈圈，顺时动、逆时动各20分钟。还有第二方案以百会穴为核心的前后微微晃动20分钟；同样以百会穴为核心顺时动、逆时动各20分钟，也是一小时。这种动作的转换，使孤寂与寂寞难耐不翼而飞。就是这两种方案不断地交换使用，也是不断地调整，更多的时候是经常发现新大陆，发现新的惊喜，发掘新的“动”作，使得这种“动”充满的新意，赋予新的生命色彩，赋予治病的历史使命。

开始是看着表站桩，大概三五天以后，感觉老是看表很累，索性不看表，凭感觉站，其实人的生物钟非常准确，每一个动作感觉站到差不多的时间，转换另一个动作时，基本是20分钟左右，最多差距5分钟，非常奇妙；这样站一个小时的桩，也不用看表，也是凭感觉，每每感觉到时间差不多一个小时，基本上就是慢5分钟或快5分钟，妙不可言。然而，自7月初开始，逐渐感觉一个小时的站桩，站到结束时仍然没有站完，意犹未尽，且生物钟也开小差，每次看时间都是70分钟左右，60分钟已经不能满足我的需要，因此，思虑再三，即日起，每晚80分钟站桩正式开始。

因此，如果从5月8日计算，截止到7月10日，每晚一小时站桩，合计站桩时间3840分钟；如果从4月28日计算，截止7月10日，每晚一小时站桩，合计站桩时间4020分钟，期间每天必站，从无遗漏。

◎7月12日

最近几日，不知道为什么心脏的症状时隐时现，飘突不定，只是没有以前那么严重，然而时不时的一种症状，不分地点，不分场合，更多了许多担心。

开车时，不知道从什么时候开始，那种神秘的严重下坠感不见了，取而代之的是无以言明的症状，如果说小濒死感，有点言重；如果说无规律的疼，也有这种感觉。实在不知道如何形容，应该既是小濒死感还有无规律的刺疼，时不时地骚扰，非常担心，所以生活或工作非常谨慎，不敢打破每日的日常规律，生命的护法神——硝酸甘油，更是不离左右。这种症状是天气炎热的问题吗？也许是，冠心病害怕三伏和三九，太热和太冷都不行。现在的生命，如此单薄，如此弱不经热。

恰恰时下，小时候的好友要来京城，身体不好的情况还不能说，心里兴奋的同时，更多了一种担心。小时候，在山东一个小山村，我们三人是非常要好的好友，同住于一胡同，我家居中。也许是命运的安排，我与其中一好友通过求学和工作调动来到京城，而我的这一好友大学毕业后留在省城，十几年不见得小伙伴，同对山村的一片眷恋，一片乡土情谊，内心是非常兴奋的。同时也更加担心心脏是否可以承受这种兴奋。去车站接好友时，心脏仍然没有稳健的迹象，症状时不时的出现，为了以防万一，第一次服用硝酸甘油，也是唯一的一次服用。

接到十几年不见的好友，愉悦之情，兴奋之色自然溢于言表，还好，心脏总算没有兴奋，一切正常。其实，惊讶于，还能够陪好友游览水立方和鸟巢。晚上为好友接风，虽然不能喝酒，仍然免不了一番高谈阔论。送好友回家的路上，自己大感惊讶，还能高谈阔论，这在以前是不可思议的事情，这样要冒很大的风险。然而，事实是没有出大问题。晚餐时，没想到坐了 3 个小时左右，是不是饭店的椅子高的缘故，有些惊讶。能够连续坐三个小时，这是患病以来的奇迹，如果是 5 月份，这样会危及生命。

见证大医

◎ 2010 年 7 月 15 日

早晨 8000 米，三七冲服血府逐瘀胶囊，以及空腹口服半片单硝酸异山梨酯缓释片。早餐半小时后口服一片拜阿司匹林，下午艾灸足三里，晚上站桩。这是每日必不可少的内容。

但是服用三七的量是否安全，一直困惑着我，无法安心，上次拜访名医，没有解决实际问题。因此，内心仍然惴惴不安，去咨询谁，谁能解忧？这是最大的难题，在网上搜，不过网上基本被卖三七的统治了，一边倒，喝三七好像能治百病，怎么可信呢！搜索引擎被收买了，没有办法。直到有一天，实在不知道怎么搜到一篇《樊正伦教授谈三七粉养生》的文章，文章对三七的养生做了详尽的说明。樊正伦教授认为：早晚坚持5克三七粉，三七可益气统血活血而不破气。樊正伦教授对三七粉养生效果论述原文：

如果血脂已经高了，血压血糖也高了，我建议大家吃一点云南的三七粉。在所有的活血药中，只有三七粉活血而不破气。它和人参是同一科属的，一个长在东北，一个长在西南。贫瘠的土地是不长人参的，东北是木气和水气比较重的地方，肥厚湿润的土地其性属阴，长出来的人参是三枝五杈，它那个枝叶全是三和五，三、五是奇数，是阳数。它是一个从阴引阳的药物，它的主要作用是把精化成气，如果精不化气的时候，用点人参，马上气就出来了。如果肾精已经很亏损了，你再吃点人参，本拔则木摇。

《周易》里面说西南是土气很重的地方，也是很肥沃的土地，三七生在西南，长在地下，所以也是三枝五杈。它外面的颜色是青的，里面的颜色是黄的，青可入肝，肝是藏血之脏；黄可入脾胃，它可以益气统血。很多人把三七当止血药，甚至药典上说三七只能吃3克，多了就不行了，因为它止血，多了血就不流了。为此我到云南做过考察，过去发配到云南的人，都要被打杀威棒，你要买不通人，你这个杀威棒是免不了的。你要买通了狱卒，他给你一大碗药，在打杀威棒之前他给你喝了，它里面主要的成分是三七，这是云南的老农告诉我的。打完了以后的结果是什么呢？下面的棒疮两天迅速消散，被打出了瘀血它都能散掉，何况你体内多余的血脂，所形成的那种痰瘀互结的症状，一定能得到改善。

我在北京某家单位做过5年的保健医生，那些领导呀，吃得太好，他们的血脂怎么也降不下来。我后来说你们再不要发什么鱼肉蛋了，你就给大家发三七粉吧。坚持服用三七粉之后，很多老同志的血脂、血压都下来了。一定要持之以恒，冰冻三尺非一日之寒，化冻也得九九八十一天，不要说我今天吃了两次怎么不下来？你要下来这么快就像那冻肉从冰箱里拿出来，开水一泡一样，功没成，气断了，所以呢，一定要坚持服用。我自己也是每天早上5克三七粉，晚上5克三七粉，像冲便茶似的，冲了就喝下去。

看到这篇文章，好像找到了福音，到哪里可以拜访到这位樊教授，这是我的疑虑。

◎ 7月22日

寻找樊教授是第一要务，咨询关于喝三七粉的问题是重中之重，已经服用好几个月，一直担心是不是过量；还有8000米，患有冠心病还能继续跑吗？如果继续跑，是否有利于冠心病的治疗与康复。谁能给我最具说服力的论断，这两项是我最大的疑虑。找到樊教授，预约挂号，时间定格为7月22日。7月22日是一个值得纪念的日子，是在治疗冠心病的过程中，扭转乾坤的时间，也是正式步入治疗冠心病的正途，更是开始以站桩为治疗核心的革命，更是和8000米说再见时刻。

7月22日星期四上午，和樊教授预约面诊，一开始就告诉樊教授我有冠心病，每日早晚各5克三七粉，樊教授说先把脉吧，“把右手给我”，没有表示其他任何意见。我更没有给教授看冠心病西医鉴定结果，教授一脸凝重，且越来越重，足足有三分钟左右：“脉象沉、重、滞，非常沉，沉得很严重，不是一般的严重，把左手给我”嘱咐助理做好记录；又是三分钟，教授闭着眼睛，像是在深思，又像是在感觉，像是在寻找丢失的东西，“脉象不好，非常沉。”樊教授问：“你有什么生活习惯吗？”我如实相告8000米的7年规律。

8000米跑步我如实相告，还没有等我说完，樊教授当即结论：“你这样一年四季，从不间断，长年累月跑步，又达7年之久，即使是慢跑仍然避免不了大量出汗，汗为心之所藏，在内者为血，在外者为汗，汗为心之液，耗散心液，久而久之，必然伤及心脏，产生瘀血；并且男士33岁以后体质开始明显下降，你是逆规律运动，更会耗散精气；出汗过多或发汗过多，则易损伤津液、耗散心气，心悸气短、神疲乏力，甚至出现肢冷亡阳的重症。

“你是不是经常感冒”，樊教授问。“啊，这个您也知道，这和感冒有关系吗？”损伤津液、耗散心气、损耗精气必然气虚，气虚必然经常感冒，且不易康复。短短的几句话，令我彻底折服！

樊教授没有说多少话，确实征服了我，向来依据实证分析，如果没有实证分析，是无法让我信服的，就像上一次的名医，显然对于我问的过多，而不耐烦，最后打发我了事。而这位樊教授却如此耐心，闲庭信步，我内心赞叹不已。

迷案破题与对症下药

“你是不是经常感冒”，樊教授问。“感冒”这两个字，勾起了2009年的感冒迷案。2009年8000米跑步，基本是一个小时，跑得轻松自在，这是我在无数场合以及在亲戚、朋友面前引以为自豪的健康标志。每每有人提起，本人必然畅谈一番，当然，他们的反馈自然是赞叹，羡慕。

然而，在健康面前，生活中的表现却是那样苍白。

我害怕咽炎，因为只要感染咽炎，接下来的结果就是感冒；

我害怕冷空气，因为冷空气必然感染咽炎；

我害怕冷风，因为无缘无故冷风，就会无缘无故的感冒。

2009 年年初，也是因为冷空气，引发咽炎感染感冒，感冒不可怕，可怕的是，感冒了却很难康复，很多时候症状是减轻了，然而不能100% 康复，没有办法，不吃药了，拖着吧，就这样也不知道什么时候全部好了。然而，令我大惑不解的是，家里没有任何人感冒，我却是首发，每次必然如此，都不如 2 岁多的孩子。

每天 8000 米的跑步，却第一个感冒，难道 8000 米白跑了，没有任何功效，没有健身效果？引起了很大疑问。2009 年夏天，莫名其妙的感冒，没有冷空气呀，怎么又感冒，看来已经弱不禁风。2009 年入秋和冬季又感冒了多次，更是不易康复，搞得筋疲力尽，我的感冒事件，已经成为家人的笑柄，因为，每天锻炼跑步 8000 米，却是第一个感冒，并且，还成了传染源，怪哉！

怎么会这样？问题的症结在哪里？不可能是 8000 米导致的？这不符合科学依据？跑步怎么会成为感冒的罪魁祸首呢？这是“一般人”的正常思维，也是“常人”的思维模式。正是和我这样的“一般人”和“常人”，已经忘记了这片热土上的祖先留给子孙后代的遗产，往往我们向西寻求答案，这几乎是 99% 中国人的正常思维，你没有发现吗，在我们的农村还有中医吗？多么可怕。然而向西寻求答案，得到的结果不是无奈，就是等候——死亡！

8000 米迷案，被樊教授简简单单的几句话，化解了，解决了，叹服的五体投地，因为，以实证科学为依据，而求解事实为依据的人，一般不会盲目信服，更不用说叹服，这是我的性格和个性，不见阎王不流泪，不到黄河不死心，不到长城非好汉，非常固执，而又顽固到底的人，从 8000 米的跑步，可见一斑。这一次不一样就是不一样，叹服的五体投地。

“8000 米的跑步立即停止，不要再跑了，否则后果严重”，樊教授严肃地说，如果你想继续锻炼，可以快走或慢走均可，要有规律，但是有一条要谨记，不管何种锻炼，快走或慢走微微出汗，即达到目的，要科学养生，不可以盲目锻炼，时近中年否则危害很大（我没有告知目前正在站桩）。

适才想起安贞医院的冠心病心脏造影鉴定报告情况，樊教授听后，肯定了没有安装支架的正确决定，“你很明智，不糊涂，有主见，这么严重病症没有安装支架，是非常难得的正确”樊教授继续说，平常说话是不是没劲，有气无力，对，这又是几年来的迷案，我答复。

不知道多少年了，日常工作中尤其是打电话，说话有气无力，没有后劲，要使劲喘一口气，才能继续说话，久而久之不再注意这个现象，原来根源在这里。

“你是气虚血瘀”，樊教授下结论，“休息怎么样”？此时的休息应该说刚刚比前一段时间有所好转，“不是很好”，我答复到。“我给你开一个方子（中药），第一周每日早晚服用，每日一副（中药）；如果有效果，第二周开始，以后每日服一次，每两日一副（中药）”，樊教授说得如此自信。此时我有些怀疑，但是没有敢多问。

◎ 7月22日

气虚血瘀中药方如下：

柴胡12g，生牡蛎25g，制香附12g，乌药9g，党参24g，麦冬12g，五味子6g，丹参15g，郁金9g，水蛭6g，炒枣仁12g，川芎6g，茯苓12g，知母6g，石菖蒲3g，远志6g，炙甘草6g。（以上此方仅供学习讨论，千万不可模仿服用，每个人的体质差异很大，病因不一样，医治依据不同，否则产生负面效果，贻害健康，危及生命，万望祈谅!）

直到樊教授开完方子，我才想起今天来的主要目的，三七粉服用量的问题，樊教授说，“服用这个方子，不要再服用三七，量已经够了，对于保健养生，五六十岁以上的人，如果有动脉硬化或血脂问题，可以按照我说的量服用”樊教授最后嘱咐。

8000米再见了

说到睡眠，我有着深刻的体会，很早以前，也许由于用脑过度，睡眠的质量非常差，已经差到极点，前文已经讲过，不再赘述。今年5月开始站桩时，当时并不知道因为站桩所致，睡眠又回到极差的状态，但是这次并不是睡不着，而是后半夜翻来覆去，似睡非睡，早晨醒来以后，好像晚上没有休息，大脑就像有一块石头，硬硬的，沉沉的难受极了，持续时间比较长，当时一直考虑是什么因素，促使睡眠如此之差，没有意识到是站桩导致的，这种症状大概到7月初才初步改观。

◎7月23日

7年之痒的8000米跑步，说停止就停止了，如果这个时候没有遇到真正的名医樊教授，也许后果不堪想象。因为跑步而得了冠心病，但我要感谢上天的护佑。第一，没有在跑步中猝死，这样的案例，太多了。因此，我是幸运的；第二，更危险的是4月份以后还在跑，这是火中取栗，固执到如此危险的地步，而不知悔悟。没有死在跑步的路上，是最大的幸运。现在想想很可怕。向樊教授致以深深的谢意。

到今天才我才知道跑步仅仅练就了一副筋骨皮！这样不分四季的跑步，为什么不得病呢。现在，回想当时的癫狂、痴迷、我执的状态，真的感到后怕，幸亏没有猝死在路上。

首先说气虚，到底是什么时候开始的气虚，已经无从考证，目前看跑步是主要问题，因此，跑步锻炼并不是适合于任何人，这是慎之又慎的事情，目前很多专家建议跑步、甚至慢跑，这个问题没有这么简单。尤其是炎夏和秋季，我更喜爱跑步，因为这样可以大汗淋漓，感觉爽之又爽，淋漓尽致，其实这是大忌。按中医五行学说而言，秋季燥气当令，燥邪之性干涩，最易伤及阴津。自然界中深秋落叶，是树木为了减少蒸腾，保留收藏水分阳气，抵御秋冬干燥寒冷气候的生长之道。正如《素问·四气调神大论》所言："秋令之应，养收之道"。人体更要顺应秋季的"养收"，将"汗为心之液"的理论贯彻到深秋锻炼和养生中，日常生活，动不过力，食不过燥，减少汗液的流失，使体内的阳气逐渐由外向里收敛，以养护阴津。

"勿逆天时，是谓至治。"深秋运动锻炼一定要适量适度，不宜选择运动量很大、出汗较多的项目，应选择一些相对平缓的项目，如慢跑、散步、打太极拳等，运动到微汗即可收到锻炼效果，又不损耗阳气。同样，深秋季节，像蒸桑拿也不要太频繁，以免汗液流失过多，有伤身心。就像我的一个朋友冬季蒸桑拿，差一点蒸出半身不遂。

"汗为心之液"，高度概括了"汗"对人体的重要程度。首先，汗血同属阴津，阴津的充足和输布是汗液生成的来源和基础，而阳气的运行和控摄是汗液排泄的动力和调节枢纽。其次，生理上汗液与心之功能密切，因此病理上出汗过多或发汗过多，则易损伤津液、耗散心气，而见心悸气短、神疲乏力等症，甚至出现肢冷亡阳的重症。

汗为心之液

自2003年开始练习太极拳时，出汗没有多少，但是自2004年开始6000米跑步，不分寒冬酷暑，四季不断，甚至不分周六日，从玉渊潭公园，移师到科大体育场，又到奥林匹克森林公园，8000米洒满了春夏秋冬的汗水。尤其是三伏酷暑天，跑完步，汗衫短裤犹如从水里捞出来的一样，出汗用酣畅痛快来形容，这是健身骄傲，也是内心虚荣彰显；其次就是三九天，顶着凛冽的寒风完成8000米，仍然是汗出胸背，一年四季都在和汗流浃背打交道。殊不知，“汗为心之液”，大汗伤身心，秋冬季出大汗则伤人更深，所以8000米的跑步仍然没有挡住危重冠心病的罹患，差一点呜呼哀哉，其中这种无限度的出汗，以出汗为骄傲的锻炼，反而无形之中加重了病情的隐形发展。

什么是“汗为心之液”，为什么出大汗会伤身心呢？这可以从中医脏象理论，“心－血－津液－汗”的关系中找到答案。中医认为，汗液是人体内的津液在阳气的蒸腾气化作用下，从玄府（汗孔）排出体外的液体，《素问·阴阳别论》称：“阳加于阴谓之汗。”由于汗为津液所化生，而血与津液的生成都来源于人体摄入的营养物质，二者能够在血脉内外相互渗透、互相补充，即所谓“津血同源”。而在中医脏腑学说中，心又有主一身血脉之功能。因此，就有了“心—血—津液—汗”的关系链。《医宗金鉴》将其归纳为：“心之所藏，在内者为血，发于外者为汗，汗者心之液也。”

《内经》阐明，“冬三月，此谓闭藏，水冰地坼，无扰乎阳，早卧晚起，必待日光，使志若伏若匿，若有私意，若已有得，去寒就温，无泄皮肤，使气亟夺，此冬气之应，养藏之道也。逆之则伤肾，春为痿厥，奉生者少。”是说冬天天气寒冷，大雪封藏，许多生物都进入了冬眠的状态，把自己的精气都积蓄起来，太阳不出来你不要出去，冬三月此谓闭藏。冬天是闭藏，水冻地坼，无扰乎阳，这是什么意思，就是闭藏，人在冬天的时候阳气内收，阴气在外，所以到冬天闭藏的时候，早卧晚起，必待日光。现代人对养生保健越来越重视，即使在冬季也有很多人积极进行体育锻炼。当然，这是好事，但值得注意的是，冬季健身一定要按照科学的方法，否则有可能出现适得其反的情况。关于冬季健身，国医专家任继学老先生根据中医学理论，提出了以下要求：冬天运动，尽量不要出汗，在冬天只要一出汗就会伤阳，就会伤心。这是因为，汗是心之液，出汗就把阳气伤了，机体抵抗力就低下了，这在冬天是违背养生规律的。所以，冬天室外运动，不能跑，不能跳，最好太阳出来慢慢走，慢慢溜达。

回顾以前，我就是冬季每日凌晨5点就已经跑步，跑步回来太阳都没有出来，违背自然规律，必遭惩罚。因此，要遵循客观规律春生、夏长、秋收、冬藏。这种自然的规律，是人类应该遵循的原则，在冬天的时候，要早睡晚起，减少各种体力的活动，尤其是能引起汗出的活动，躲避寒冷，保持身体的温暖。养精蓄锐！等待春暖花开，万物复苏!!!

否极泰来与驶入正轨

2010年的7月22日，当时看是很平常的日子，平常得不能再平常，也许正是太平常所以感受不到有什么与众不同，然而，随着时间慢慢地推移，惊奇不断出现，喜讯频频传递，虽然有苦楚，虽然有危险，虽然有疼痛，然而却是疼痛、苦楚、惊奇后的幸福感，这时才感觉7月22日是否极泰来的开始。

首先，每日的日程变了，早晨空腹服用中药，早晚各一次，每天早晨8000米，改为80分钟的站桩，基本6点左右开始，拜阿司匹林和单硝酸异山梨酯缓释片继续服用。只是晚上的80分钟挑战非常大，因为晚上还要辅导孩子的英语，因此20：30以前辅导孩子的功课，八点半正式站桩，仍然80分钟。其次，每日更加充实，每日日程安排得很满，因为除了下午下班艾灸足三里外，另一项更重要的工作就是熬中药。

其实每日的充实仍不仅仅如此，对于服用中药，非常严谨和认真，任何细节必当亲力亲为，不敢有任何懈怠。也许去同仁堂买药比较放心，害怕外面卖的药有问题，影响药的疗效；有了中药，工作还没有做完，还要去采购药锅子。这是个比较难的事情，偌大的京城，哪里有卖这个东西的，药店基本都是用电的药锅子，也算比较偶然，下班的路上竟然看到有一位老人家拉着车子卖杂货，正好有这个比较稀罕的传统药锅子，啊，终于松了一口气，最大的难题解决了，接下来就是熬药。

熬药也需要技术，这是我们祖先几千年的传统，也是熬药的科学，不敢有任何的大意和懈怠，兢兢业业学习：

1. 煎药器具

在煎药时尽量使用砂锅、不锈钢、玻璃、搪瓷等器具为佳，忌用铁器、铜锅。因为前者理化性质比较稳定，不易与药物中的成分发生反应，以保证药物的疗效。而铁铜类成分性质较为活泼，易与药物中的成分发生反应，影响疗效。

2. 浸泡方法

煎药前，应先将药物放入药锅内，加干净的冷水浸泡药物，加水量以淹没过药面 3～5cm，浸泡 20～60 分钟为宜（过久则药物易发霉变质），这样有利于药物有效成分的煎出。

3. 煎煮方法

每剂药煮两次。第一煎先用大火将浸泡好的药煮沸后，改用中、小火，维持药物沸腾；第二煎加水适量（以淹没过药面），火候同第一煎。煎时最好加盖，一般情况下煎药时注意不宜频频打开锅盖，否则气味易走失，药效降低。

4. 煎熬时间

药物煮沸后开始计算时间。一般药物第一煎 25～30 分钟，第二煎 20～25 分钟；滋补及质地坚实的药物第一煎 40～60 分钟，第二煎 30 分钟左右。

5. 滤取药液

药液煎取量需根据病人的病情、年龄等具体情况决定，成人量一般每煎约 200～500ml，儿童量约为成人的 1/4～1/2，即 50～250 ml。

6. 注意事项

中药包里经常看到用纸或纱布另包的中药，标有先煎、后下、包煎、冲服等字样。一定要按要求去做，否则将影响药物的效果。煎煮过程中视情况可以补加水量，但要不断搅拌，防止溢锅、糊锅。（注意：熬焦、熬糊药物的药液切不可服用，以免中毒。）

在熬制中药的全过程中，本人亲力亲为，极少让爱人参与熬制，除非因工作繁忙，但是这种情况极少，每次熬制一副中药要熬制两次，合计时间基本 90 分钟左右，基本上是不离左右，呵护有加，不敢有半点懈怠。

紧写快写，终于写到 7 月 22 日，我知道有很多的病友，还有更多关心我的网友、朋友等等，一直期待康复日记的内容和治疗效果，在这里非常感谢您的支持和信赖。

◎ 2010 年 7 月 24 日

每日仍然是按部就班，每天的日程仍然和往常一样一如既往，只是早晨的跑步换成了站桩，以前的中成药和三七换成了气虚血瘀中药。

早晨站桩也许比晚上的效果好，一切都是那么静，没有了烦扰与嘈杂，这是站桩的最佳环境，有时候可以和太阳一起“起床”。早晨站桩入静得非常快，每日站桩后约五至十分钟左右，必然而然出现颤抖，或有一种特殊的、无法形容的喷嚏打出，一切都是那么有规律，自然而然。

这时的站桩对时间的感觉已经形成规律，一个小时不知不觉就过去了，后面的20分钟是一个考验，因为站桩已经形成了一个小时的规律，大脑生物钟在一个小时的时候就告诉你，时间到了。那么这个时候我知道仅仅一小时，后面还有20分钟，此刻千万不要看表，因为只要一看表，心理因素就多了更多的期待。因此，控制自己不看表就是胜利。最后的20分钟，比前面一个小时都难站，为什么？因为，对于最后的20分钟，每时每刻多了更大的期待、盼望、渴望，不如说站心似箭的心理因素，这是最大的挑战。因此，时时刻刻不断地控制自己的意念，千万不能再想时间的问题，告诫自己：要感应病灶，不断地寻找病源，驱赶疾病，提高站桩的质量，不断地感受身体的不同部位，不断地变换“动”的状态。

其实这个时候好像意念故意和你作对，只要有一点点的空闲，马上就想时间快到了吧、快了吧、哦，差不多了；嗯，差不多，最多还有10分钟；要不看看表吧。不能看表，还有10分钟；看看表吧，看看吧，快到了！真的。不行，千万不能看，如果还差5分钟怎么办？要是还差10分钟呢，是最糟糕的事情，如果有5分钟或者还剩余10分钟，是最难熬的。

最后的10分钟或5分钟最大的挑战，好像最后的5至10分钟比一个小时都难站，这种煎熬，只有站桩的人才能够体会，每当看到还有最后的5分钟或10分钟，此时此刻的期待、盼望的心理因素最不好形容，这个时候站得更难受，因此，这时千万不要结束站桩，只要你结束一次，意味着以后永远失败！这是定律。即使最难耐，坚守就是胜利，只要坚守住，意味着你在履行站桩的要约和站桩的誓言。有时候实在难熬，我就想，提前结束就是选择死亡，继续就是选择新生，每次站桩中要不断地战胜自己，一直到我写这篇日记的时刻，没有一次毁约。更多的时候是自己与意念的斗争，更多的时候是如何战胜自己，这是挑战。

因此，站到最后时刻，是最难耐的，有时候就是宁愿站到超过80分钟，但是也许是由于生物钟的疲劳，还是刚刚调整时间的因素，每次感觉到80分钟，却每次都差不多还有最后5分钟左右，没有更好的办法，只有继续傻站。

病中旅行

◎ 2010 年 7 月 25 日

这个时间，是一年中最热的时刻，孩子已经放暑假，准备带着孩子度假旅行，这个计划了好久，也是思量再三，适才决定。

旅行中某些事情或环境，对于普通人也许是极其简单和平常的事情，然而，对于我也许有不可预知的风险。还能坐飞机吗？这是第一个问题。因为，上次乌鲁木齐之行，坐在飞机上简直是惊魂之旅，恐怖异常，至今仍然后怕。目前，已经不知不觉能够在办公室可以坐 1 ~2 个小时，北京飞满洲里，不过一个半小时，应该没有问题，再说现在是 7 月底，马上到 8 月，那种可怕的濒死感很少发生。还有其他风险吗？一定要注意排除，还是保守旅行吧，劳逸结合，自助旅行，这样比较自由，自己掌控时间和旅程。

准备必备的东西，熬制 2 副中药，盛在大瓶子里，但是由于是八天的旅行，因此，还不能多熬制，怎么办，如果机场不让带如何是好？还好同仁堂可以代为熬制中药，并且制成成品，方便携带，这是没有办法的办法，以前非常不信任这种熬制方法，现在只能如此。旅行回来时自己再熬制，好在是托运，机场安检没有遇到麻烦。携带必备缓释片、拜阿司匹林肠溶片，还有最为重要的生命“护法神”硝酸甘油，随身携带，必不可少，也是我最安心的东西，虽然只吃过一次，但是，绝不敢忘记携带，否则，生活不敢想象，只要带在身边就是 100% 安全，这是当时的心理。一切准备妥当，26 日启程，开始呼伦贝尔草原以及大兴安岭之旅。

◎ 7 月 27 日

这次在航班上基本没有什么反应，也由于时间短的原因，没有感觉到有任何症状。下飞机后的大风，使我们始料未及，这个时间北京是酷暑难耐，而满洲里的风和北京大相径庭，满洲里的风凉凉的，呼啸不停，好像北京的深秋又像北京冬季大风。

到达宾馆已近晚上八点多，下车后仍然被凉凉的风折磨着，非常担心，千万不要感冒，怕什么来什么，27 号早上第一感觉就是头重脚轻。感冒了，这是站桩以来的第一次感冒，也是唯一的一次。

这样会影响旅游的质量，因此，早晨第一件事就是寻找门诊，准备买感冒的药物，其实，这次感冒非常给面子，好得非常快，28 号早晨起来已经没有什么问题，说好就好，这次感冒康复的极快，还是第一次，简直是奇迹，没有怎么多想，继续旅游。

旅行的第一天基本是在满洲里市内和附近游览，欣赏边疆地区与众不同的风貌，满洲里市博物馆——俄罗斯艺术博物馆——谢拉菲姆教堂遗址——呼伦湖旅游景区——市容市貌和市区自由购物。美丽宜人的景色开始于 28 日，绿草如茵的呼伦贝尔大草原，辽远无际；碧波荡漾的呼伦湖，纤尘不染；巍峨耸立的国门，庄严肃穆；热情奔放的蒙古风情，雄浑厚重；承继远古文明的扎赉诺尔文化，源远流长；中西交融的城市风格，独具魅力。这一切编织成一幅幅自然生态与现代景观、远古文化与现代文明、民族文化与异域风情交融和谐的优美画面，令人心驰神往。有“牧草王国”之称。呼伦贝尔大草原也是一片没有任何污染的绿色净土，呼伦贝尔的那份广袤，那份茂盛，那份浓重是众多草原无可比拟的。来到美丽、富饶、神奇的呼伦贝尔大草原，才能真正感受到什么是“蓝天绿地”，什么是“绿色净土”。这个时节，草原上鸟语花香、空气清新；星星点点的蒙古包上升起缕缕炊烟；徽风吹来，牧草飘动，处处“风吹草低见牛羊”；蓝天白云之下，一望无际的草原、成群的牛羊、奔腾的骏马和牧民挥动马鞭、策马驰骋的英姿尽收眼底。

亚洲第一大湿地——额尔古纳河流域有一块很“著名”的湿地。如果从摄影的角度讲，这是一块很有个性的湿地，不是你随便什么时候去，它都会对你露出他最美的一面，很多时候，你看着它，它对着你，似乎平淡无奇。只有你先对它“动心”了，坚持一心要撩开那层平淡的面纱，去发现它的动人之处，它才会向你一展湿地“羞涩”。

我因为没有拍照的经验，本来光线就不足，加草原上的“跑跑云”一个劲地和你捉迷藏，想拍一张清晰的全景照片，都不是一件十分容易的事。

◎8 月 1 日

草原上如此美轮美奂的景色，使得自己忘记是一个病得很重的心脏病人，尽情地分享着草原美景，留恋于额尔古纳如诗如画的湿地，忘返于中俄边界的美丽的室韦小镇纯朴之风。经过莫尔道嘎短暂休整，继续最后一站大兴安岭之旅。

大兴安岭的秋天非常美丽，山上的柞树叶变成了红色，还有一些绿色的针叶，其间夹杂着白桦，颜色好看极了。如果在天刚刚亮还可以看到山腰缠绕着白雾，你就会觉得到了仙境。气温是凉了些，但使人感到极为清爽。要是站在山顶看，山间的白雾一会儿似一条蜿蜒的河，一会儿像一条玉带在微风的吹拂下！这是采山人的季节，山珍开始成熟了，榛蘑一片片的，榛子也灌满了浆。蓝莓散出一团团紫气，弯下腰便随手可得，蓝色的外面还有薄薄的一层霜，让人垂涎欲滴，还有那野草莓稍一走近就能闻到她那沁人心脾的香气。大兴安岭的秋是含蓄慰藉的，就像一片叶子饱历了春的繁盛，夏的热情之后，虽然在枝头已写尽了生命的灿烂，但它却像一串靓丽的音符，极尽吟唱着美丽的旋律，将浩浩秋色铺满大地，铺满草原，铺满千山万壑。淡淡的秋风拂面，浓浓的爽气袭人，秋阳下，大兴安岭每一片树叶，每一粒秋实，都透着秋天的清亮，散发着阵阵的秋香，那深深的秋情，绵绵的秋韵，正以酡红如醉的壮美意境洒向长空万里，以博大苍劲的宏大气势涵盖着金黄四野。一个如诗、如画、如歌、如梦的大兴安岭。大兴安岭的秋色，惊世绝伦！

几乎忘记了自己还是个病人，我欢呼、雀跃，完全融入了美丽的景色，8 月 1 日，即将到了返程的时间，适才从美丽的景色回过神来，前往海拉尔，准备返程。

站桩治病的功绩

◎ 2010 年 8 月 2 日

8 月 1 日傍晚到达海拉尔，旅程中如诗如画的景色使我们忘记疲惫，回到喧闹的都市，进驻宾馆，疲惫困意全来了，但是，我的工作还没有完，必须站桩。在整个的旅程中，每天早晚必然站桩，走到哪里站到那里，即便是艾灸足三里也是如此，日益精进，不敢有任何的懈怠。晚上服用中药时，太太关心地问：这几天累了吧，心脏的感觉厉害吗？这一问不要紧，使得我久久才回过神来，因为，我已经忘记自己还是一个危重的心脏病人，怎么忘记了呢？

整个旅程的 8 天，一直截止到 2 号，没有感觉到任何的不良症状，以前的似痛非痛，小濒死感，或是心绞痛等等所有的症状，不翼而飞，没有了！非常惊讶，非常惊奇，怎么这么快？难道是呼伦贝尔的天气凉爽的原因吗？天气凉爽也不至于所有的症状都没有，哦，看到手中正在服用的中药，对，就是它，中药的效果，是中药，神奇的中药发挥了疗效，一定是！我幸运地找到了真正的名医，更加幸运这付方子如此非常对症，心中对中医、对名医、对中药是无比的赞叹。这个时候，没有想到站桩所发挥的神奇作用，这时，它也许是默默无闻的神奇医生，然而，却没有想到它。

2号早上，洗刷完毕，换上返程的衣服，准备把脏兮兮的旅行服里面的硝酸甘油掏出来时，我惊呆了，护法神硝酸甘油呢，怎么没有了？这一吃惊非同小可，什么时候没有的？何时丢的？找遍了所有的衣服，包括旅行箱的边边角角，均没有找到，太太也很吃惊，孩子也没有看到。使劲地回忆，是丢在了室韦小镇吗？还是丢在了大兴安岭林区中的旅馆中，是7月30日晚上，还是31晚上，还是丢在了草原上，都不记得，硝酸甘油药瓶太小，即使掉了，也没有感觉。

爱人说，不行找个药店再买一瓶，航班马上快到时间了，算了吧。来的时候，在飞机上不是没有问题吗？走的时候也不会有什么问题，算了不买了，这都是心理的问题，自己吓自己，我告诉爱人。就这样，护法神硝酸甘油丢了，回到北京再也没有买，随着症状的不断减轻，生活和工作中也慢慢地忘记，护法神硝酸甘油丢失在记忆里。每每想起硝酸甘油护法的时刻，其实均是心理作用，虽然自己知道心理作用，但是仍然不敢有任何的大意，其实，真正发生心肌梗死，硝酸甘油几乎起不到任何作用，这是专家所言。当时，时时刻刻携带的硝酸甘油，相当于有了生命安全的屏障，这种心理安全的暗示作用对于生命的安全效果是具有不可忽视的作用。

因此，自此以后，虽然不是一马平川，但是扭转乾坤的消息、层出不穷的捷报，每个月都有奇迹，这些良性信息，应该是中药的神奇，中药的效果真是功不可没。（此后，没有多长时间，西药也停了，只有中药和站桩，再到年底左右，中药也停了，只剩下了每日的站桩，后来，站桩起到了主导和核心的作用，中药加快了康复的进度，中药让早期的症状不翼而飞，使生命更加安全。）

因此，截止到写这篇日记的时刻（2011年2月），感觉到我的每个细胞轻的都想飞，步履矫健，全身轻盈，好像年轻了很多，好像又回到青春时刻。

各位病友只要您继续站桩，并且有足够的量，您一定也能够康复。各位养生的朋友，您不一定是为了冠心病站桩，或为了身体更加康健，我一定会和您一起站到地老天荒，在这里我和同修们一起成长和康复。

◎ 8月4日

回京后的第一件事，就是研究气虚血瘀中药方子里面所有草药的功能与治疗范围，研究比对，其实我是个外行，再怎么去研究也没有找到神奇之处的原因。第二件事，对中医产生的浓厚的兴趣，买来《太平圣惠方》、中医著名的四部经典，慢慢地阅读，细细品味，毕竟没有接触过中医，看起来就是费劲、吃力。现在也是非常后悔，当年怎么没有想起来学中医，因此，现在补课，已经来不及了，更不能半路出家，改弦易辙是大忌。

就这样不知道过了多久，实在记不得了，当时还没有想起来要记录康复日记。每日早晚站桩，每次站桩过程中，病灶的感应非常大，突然，感觉告诉我是不是站桩也起到的治疗的效果，或更大的作用，否则，为什么每次站桩，病灶的感应怎么如此之大？对，站桩究竟起到什么作用？否则，为什么继续站到现在？

记得 7 月 22 日，樊教授不断地告诫不要再跑步，否则后果严重。我一直思量，如果早晨不跑步，我还能干什么？难道躺在那里睡懒觉，这绝对不可能，如果睡不着，不是更痛苦吗？对，站桩吧，站桩能够减轻冠心病的症状，替代跑步打发早晨的时间。

其实，虽然每天鬼使神差地站桩，但是对于站桩能够治疗冠心病的作用，我还是一无所知，仅仅停留在，刚刚站桩时的养生概念或者是减轻症状状态，还是原来报纸看到的《站桩可以治胃病》的内容，还有就是站桩要领的内容，仅仅知道可以疏通气血、打通经脉，调动经气，启动大穴，甚至可以补气的作用，仅此而已。因此，这时的站桩仍然停留在盲目阶段。

那么，如何研究站桩呢？到哪里找老师呢？还是查资料吧，网上有一些站桩的基本知识 DVD，网络果然名不虚传，确实有不少的宝贝，《王芗斋养生健身站桩功》、《养身站桩功》、《站桩功疗法》。由此，真正的开始学习、了解站桩功法与治病的原因。

◎ 8 月 5 日

学习《王芗斋站桩功》才枉然大悟，原来 1963 年就有站桩？（以至于到 9 月份更加令我惊讶的是，早在几千年前站桩就源于中国道教）站桩原来不是新生事物，也许有的读者看到这里感到非常的好笑，笑我无知，笑我可悲！其实，大家细细想一想，何止是我个人的可笑、可悲。难道不是我们这个民族吗？自己的文化不可以自然的传播、自在的学习，还进不了教科书。可悲的是我们这几代人，无知无信（信仰）而更无所畏惧。

学习《王芗斋站桩功》，了解到孙长友先生，1957 年做剖腹探查手术，在盲肠部位取出大小两个良性肿瘤，而后多种疾病接踵而来，严重时几乎丧命。1958

年患脊椎骨关节病，坐卧不宁；1959年突发腰椎间盘突出症，并导致截瘫。经过数月治疗后，虽可架拐行动，但右下肢因压迫坐骨神经，导致肌肉萎缩，行动受限。同年经常感到头痛、眩晕，并有短暂昏迷现象，被西医诊断为高血压、脑动脉硬化、脑血管痉挛等症。适逢三年自然灾害，浮肿3度，合并严重哮喘。另患有化脓性鼻窦炎，遇感冒必犯病，不经穿刺手术，难能过关。至于视力，才40多岁不仅散光而且花眼，甚至出现青光眼。此外，还患有习惯性便秘、痔疮、失眠多梦等症。当时孙先生开始时，只能是靠着树站桩，因练功过于劳累，有时竟然爬不上床。6个月后，所有的症状基本消失。十年动乱中，练功受到影响而不得不停止。由于工作劳累，孙先生因高血压于1971年2月猝发心肌梗死，幸亏抢救及时没有危及生命，但此后出现了心悸、胸闷、早搏、心动过速、心绞痛、心房颤动等症状。

孙先生不得不重新开始，开启站桩的新历程。不但控制了各种病情，而且逐渐治愈。用孙长友先生的话说，“我从43岁跑医院，积累了五六年的希望与失望的经验，直到有权威专家得出结论并指出‘没法治’之后，才彻底打消了依赖医院的想法。”

当我看到孙长友先生站桩治病的经历时，深受感动和惊讶，惊讶的是这种病多、复杂、典型也能站桩得到康复。我是读了一遍又一遍，几乎在8月初的一周的时间里，我都在研究这个案例和内容，当然，我更加对治愈冠心病信心满杯。

也就在此时，我彻底明白了冠心病症状得以消失的原因。以至于研究站桩成为我下一步的工作核心。

重新审视自己的危重

◎ 2010年8月6日

查找出症状减轻的根源，高兴的心情溢于言表，但是7月22日，当时樊教授的一句话，我仍然不敢忘记，“你病得很严重”，我没有高血压、没有糖尿病，没有其他的病症，我告诉樊教授。但是樊教授回应：“气足则血活，气之与血，互根互用，气能行血，血能载气。元气既虚，势必不能通达于血脉之中，以致血行无力而停留成瘀。”这是其一；气虚伤及心脏，这是其二；心者，君主之官也，主宰其他的器官，为五脏六腑之大主，主不明则十二官危，使道闭塞而不通，形乃大伤，以此养生为危，其宗大危，成之戒之！因此，冠心病仅仅是病位，而密切关联脾、胃、肾、肝、肺各脏及血脉关系甚密之全身性疾病。病因是心肾阳虚，肾脾胃虚弱，肝肾不足，肺气不宣，而表现是实，是虚中夹实。与四季气候失调，七情内伤，饮食失节，气血不足，气滞血瘀及五脏六腑功能失调为严重之病。

以上的内容只是曾经记得樊教授如是说，再具体内容已经记不清了，我曾经引以为自豪的没有高血压、没有糖尿病，仅仅是左前降支堵塞75%，医院的检查一切正常，没有其他的问题了，然而，这成了我最大的疑问，难道仅仅只是左前降支堵塞75%吗？自此以后不断审视自己的健康。

不知道是何时？偶然间，发现自己的双手仅仅两个大拇指根部有月牙白，而双手其他的手指没有任何的月牙白形态，很惊讶，什么时候开始的，怎么几乎都没有了月牙白，为什么以前没有发现。我的健康真的是到了危重的地步了？心里极不情愿的承认，甚至还在极力地寻找其他的证据，徒劳地证明自己的其他方面是健康的。

事实依据就是如此，因为，手指根部月牙白是人体精气的代表，故也称为健康圈。月牙白的状况，显示出人体健康状况的信息。中医学说：爪为筋之余，气不耗归于肝为血，血不耗归于肾为精，精不耗归于骨为髓。这就是精髓的由来。精髓也是元气的所在。半月痕由于显示的信息正是精血气的状况，可见其重要性。精气血已经耗损到严重的地步。

◎ 8 月 7 日

月牙白证明精气血耗损到严重的地步，这已经是不争的事实，为以前的自豪感不寒而栗，此时自己仍然非常担心，我还有其他症状吗？

从2009年胸部刺痛开始，几乎同步发生右耳耳道内，好像耳道很深的部位不时出现一种微微的感觉，有时好像耳道内部细细的耳毛在动，不痛也不痒，但是到了2010年好像如小小的蚂蚁在里面爬行。查找很久就是不知道是什么原因，这种症状时隐时现，没有规律，并且到8月其症状越来越强，时隐时现的状况也越来越频繁。

腰部右肾部位大概自4月份开始，开始时隐隐的不适感，但是到5、6月份时，这种不适感越来越频繁，不适感加剧，好像似痛非痛，似胀非胀。当时到医院做了一次检查，检查结果左肾有一个非常小的结石，但是既然是左肾有小结石，为什么右肾不适，这是我最大的疑问。

头发分叉，这也是症状吗？已经很多年了，开始时仅仅后脑勺头发分叉，2009 年几乎全部如此，蔓延之势越来越烈，我咨询过非常多的理发师，然而每个理发师给予的答复是“头发太干”需要处理，我对这样的理由嗤之以鼻，西医没有给出信服的理由。

上述是最大的疑问，由于站桩知识不丰富，尤其是《王芗斋站桩功》中的排病反应的论述，对排病反应描述使我茅塞顿开，诸如流泪是肝部反应，失音是气虚的显著特点，打喷嚏、腰痛等症的排病的谜团适才解开。站桩后冠心病的症状不断加重，是我最大的疑问，为什么病因没有确诊之前仅仅是刺痛，确诊之后又发生心绞痛，然而站桩之后开始病症不断地加剧，几乎差点丧命的疑团，在这个时候才看到“醒世无量”的站桩解析，才得以揭开病症不断加重谜团，终于明白了，这是必然的因素，也是站桩康复之路必经之路。

所以，这些重要谜团，今天才得以逐步解开。那么谜团解开，以及孙长友先生的诸多复杂病症的康复之路，无疑给我点燃了康复信心的熊熊烈火，我激动、感慨、兴奋的复杂感情溢于言表。

开始研究站桩

因为站桩而加重了病情，今天终于豁然开朗，也庆幸自己当时不知道这些根源，如果知道了，还会站吗？答案是肯定的。第一：已经没有任何可以选择的余地；第二：挑战，只有迎接挑战才有生存的机会。

自从 5 月 8 日开始正式、正确站桩，因为站桩，所引发的各种病灶反映，真是层出不穷，按下葫芦浮起瓢，不知道用语言，怎么去形容，如何去描绘，当时更不会想到写康复日记，当时更没有感觉到奇迹。由站桩而引发的种种病灶反应，可谓是种种谜团，因为，当时我不知道站桩会引发各种的病灶反应。

站桩始于偶然，始于求生的渴望、始于一种对生命的眷恋，每天在寻觅，每天都在寻找，在寻找救命的灵丹妙药。当时的我，怎么知道站桩就是灵丹妙药，就是这样不知不觉，浑然不知的就站了起来。没有师父指导、没有老师指正，一切都是未知的，一切都是神秘的，一切都是疑问。

所有这些神秘、疑问、谜团，一直到所有的症状，不翼而飞，一去不复返，我才察觉，才重新“研究”，重新探索，走入“研究”的正途，是什么原因驱赶了死亡，是什么原因祛除了症状。在这里，不能或不敢称之为研究，因为，我对站桩、中医、道医、我们祖先所遗存的宝贵财富一无所知，因此，所有谜团的解开，均来之于不断地学习。

继续查阅资料，站桩越来越清晰，站桩神秘的面纱，终于被揭起。

原来站桩练到一定时期后，由于大脑内抑制作用的增强，代谢、循环等一系列生理功能的改善、提高，身体就会产生一种特别舒畅的感觉。人的身体有强弱和病情轻重之分，所以在站桩的过程中感觉和表现就不同。站桩开始之初就发生肌肉震颤、疼、酸、麻、胀等现象，这多半是肌肉运动障碍、气血欠通或疲劳过度或生理上有其他缺陷造成的。此时只要防止疲劳过度，注意舒适得力，力求放松，避免紧僵，逐渐地就会气血畅通，肌肉灵活，使以上现象逐渐消除。还有一种感觉就是有规律的颤动，这是经络和气血闭塞已经消除的好现象，只要顺其自然，不可故意地抑制也不要有意识地扩大就可以。另外还有流眼泪、打哈欠、饱嗝、虚恭、腹鸣、蚁走等现象，都是站桩过程中的好现象，身体调节好了或病愈之后自可消除。

那么，在站桩过程中，由于身体内部的功能变化，出现了种种不同的反应。因每个人各有自己的情况，诸如年龄的大小，体质的强弱，病变的程度，生活的习惯，以及性格、爱好、经历的不同等，因而站桩的过程中的感受、反应、现象也不尽相同，但大体上可有以下几种反应，可以自己感悟。

酸痛感：站桩开始几天，肩、臂、腿、膝等处，多少有酸痛疲劳的感觉。一些身体局部受过伤或开过刀的人，站桩初期，疤痕处有时发生瞬间的疼痛。还有病灶部位出现反应。如神经衰弱患者出现头痛，肠胃病患者腹痛，肝炎患者在练功时，肝区病痛感甚至超过平时的疼痛程度，甲状腺肿大者，站一段时间后，颈部有针刺感觉，等等。这些都是练功后的自然生理反应，一般在三五日后即自然消失。这些反应是好现象，说明站桩引起了机体生理活动的巨大变化，代谢功能得到了提高。

麻胀感：站桩时经常出现发麻、发胀的感觉，最容易出现的部位是手指或整个手掌，有的人手臂、腿、脚也会出现这种感觉。站一段时间后皮肤上好像有蚂蚁或小虫子爬的感觉，出现部位不定，脸上、手臂上，有的甚至身上也会出现这样的感觉。之所以有麻、胀感觉的出现，这是因为站桩后毛细血管扩张，血液循环畅通，血流加快的缘故。

温热感：站桩过程中，会产生温热的感觉，最明显的部位是手和脚。随着站桩时间和日期的推延，全身均会产生温热的感觉。

震颤感：站桩稳定的姿势，需要四肢肌肉保持持续性的收缩状态。因此，随着站桩时间的延长，工作着的肌肉群就要发生程度不同的震颤现象。站桩初期，震颤轻微，不见于形，但用手抚摸时能有所感觉。不过，由膝到大腿，震颤明显，大腿内侧肌肉有规律、有节奏的颤动。再进一步，身体外形上可看出颤抖现象，有的人颤抖的幅度很大。经过一段时间的颤抖以后，由于肌肉耐劳能力和神经系统控制力的增强，颤抖又逐渐变为震颤，最后不显于外形。

位置明显不同感：站桩过程中，会出现两手位置高低明显不同的现象，但站桩的人主观感觉上，却认为抬得一般高，若将两手摆成一般高，反而自感差异显著了。这种不同感还表现在机体内部，例如，站桩过程中，会感到一侧身体发麻、发胀，而另一侧无此感觉；一侧局部疼痛，另一侧则不痛。两侧胳膊抬得一般高，负荷量也一样的，但两侧从手到肩部沉重感觉显著的不同。有的人一侧手很热，另一侧手冰凉。还有人一手五指的温度均有差异。

形成以上症状的原因，不外自主神经活动失调，肌肉松紧未能取得一致，或身体局部病灶的影响，这些异同现象，有的人在站桩两三周后即获得改善，有的人经较长时间才见好转。

站桩站到一定阶段，由于一系列生理功能的大幅改善、提高，身体就会产生一种特别舒畅的感觉。站桩时，如醉如痴，站桩后，头部清醒愉快，胸中空灵舒畅，乃至全身轻松爽适。这种舒畅感随着功夫的加深会愈加显著。

站桩时要想一些开心的事、高兴的事，用体内正气驱赶寒邪与郁闷之气。我们都知道一个著名的实验，就是当人生气时所产生的毒气可以毒死一只小白鼠，这是多么可怕的事情！但是更可怕的是我们很多人经常生闷气，而将这种本该发泄出来的毒素全部积累在体内，时间长了，癌细胞就活跃了。而在站桩时我们不仅能固护元气、正义之气，驱除邪气，还能及时地排解郁闷之气，让癌细胞进攻无门，阻碍于千万里之外。站桩不要违背了顺其自然、功到自然成的原则，因为任何技能或方法如果急功近利、揠苗助长的话，就会得不偿失，这样下去容易出偏差。

其实，站桩时一定要循序渐进而不可急躁，每次能站 10 分钟就可以达到很好的效果。一个月后站的过程中如果感觉很舒适，那么此时可以延长到 20 分钟或半个小时。运动量的掌握与控制是否得当，直接影响着锻炼的进步和效果，同时也影响着锻炼的兴趣。既要在锻炼中使潜在的能量发挥出来，又不能让自己感到枯燥。

与“运动量”有关的诸多因素，应综合在一起来判断，这是非常重要的，单纯片面的追求某一项指标作为“运动量”大小的度量标准，并认为是找到了捷径，这是错误的认识。例如：有些病患者，由于想尽早祛除病魔，医好病患，就以“恨病吃药”的态度去锻炼，片面认为，出汗越多效果越好，姿势越准确疗效越高，时间越长体会越多，意念越激烈、紧张，就能进步的很快等，这种脱离具体实际的想法、往往导致欲速不达、事与愿违的后果。

站桩对运动性疾病，如外伤和劳损也有效。以腰肌劳损为例，腰肌纤维或腰肌膜肌腱或腰肌群中的血管神经等的损伤，没有及时治愈并继续反复活动，腰肌自然要保护性的强制收缩，必然要压迫牵拉行走于腰肌群中的神经和血管，临床上呈现局部疼痛、麻木、感觉迟钝等，时间久之肌纤维变性，血循环障碍，组织液渗出，肌纤维间或肌纤维与肌膜间出现粘连，这些变化会刺激神经末梢产生疼痛感觉。所以腰肌劳损的病人腰部肌肉没有一个是松软的。因此，站桩的放松作用、肌肉的张力性运动和使血液循环旺盛的机制都是治疗腰肌劳损的好方法。

破译站桩反应

记得第一天正式站桩时，对身体的影响与体会就不同凡响，也许，这是一直坚持到7月20日，而没有任何怀疑的原因。开始站桩时，胸部淤积沉重、血脉不通畅、经络瘀阻，也是多年的病气所致，当时的想象，只有炸药或雷管才可以炸开淤积之气。因此，站桩的形态，仅仅是粗守形，这种粗守形的站桩形态，一直延续到2011年年初，才有所改变。

因此，我把这种粗守形的站桩形态，称之为“自由桩”。这种自由桩，以病灶为核心，不讲究形态，上守神，下实上虚，脚下以涌泉穴为重心，下肢体动作似坐非坐，似站非站，即所谓的高桩。

下实：下肢肢体形态不变，上身以病灶为核心，以涌泉穴、百会穴为一线，不停地蠕动。因为，病的实在是太重，这种病灶的感应太大，以至于这种蠕动的形态，不如说是在有规律、缓慢的，以涌泉穴、百会穴为一线的晃动，晃动病灶不断地感应。利用各种大动不如小动，小动替代大动，大动更换小动，不停地转换，不停地动，一切以病灶为核心。

站桩的每一刻都在感受病灶的感应，时刻注意病灶的变化，也许是病灶感应太大。直到站桩没有几天，因为站桩失音了，我当时甚为震惊？因为，开口张嘴，却发不出任何声音，想叫人，却叫不出声音？失音了。这个谜底今日后才解开，这是典型的气虚所致，当然还有其他的一系列的气虚症状，通过站桩，基本上可以使所有病灶暴露无遗。

气虚，泛指身体虚弱、面色苍白、呼吸短促、四肢乏力、头晕、动则汗出、语声低微等。包括元气、宗气、卫气的虚损，以及气的推动、温煦、防御、固摄和气化功能的减退，从而导致机体的某些功能活动低下或衰退，抗病能力下降等衰弱的现象。人的生命活动从根本上讲就是元气升降出入的运动；元气不足会造成疲乏无力、腰膝酸软、语声低微懒言、胸闷气短、精神不振、头晕目眩、失眠健忘、食欲不振等诸多不适。

中医学认为，人体中的“气”具有调节体温和控制毛孔开闭的功能，因此，当“气”缺乏，即“气虚”时，机体调节体温的能力就会减弱，难以控制毛孔的开闭和汗腺的分泌，从而出现怕冷但又爱出汗的症状。

气虚体质的人除了怕冷和爱出汗外，还往往表现为肌肉松软，体力较差，只要体力劳动的强度稍大就容易累。讲话声音低弱，老是感到自己上气不接下气，身体防御能力下降，一年四季都容易感冒，且感冒后难以痊愈。

回想生活中一系列的现象，无不与此相关，终于揭开了所有的谜底，很多年了，只要打电话时间一长，就感到呼吸不畅，感觉没有底气，必须使劲深吸一口气，才有说话的力气。

站桩开始之初，大概自第三、四天开始，每次站桩15分钟左右，眼睛干涩，刺痛，不住地流眼泪，当时把这个原因归结为长年看电脑所致。随着研究发现，眼睛通肝，肝开窍于目，五脏六腑的精气，通过血脉运注于目。因此，目与五脏六腑有着内在的联系，但主要的是肝。因肝主藏血，其经脉又上联于目系。目之所以能具有视觉功能，主要依赖于肝之阴血的滋养。因而肝的功能是否正常，往往可以反映于目。如肝阴血不足，则两目干涩，或视物模糊，甚至夜盲。如肝经风热，则见目赤肿痛。站桩已经调动了肝气，激发了潜在病灶，因此，这是流泪的原因。

因为站桩所导致的发音失声、眼睛流泪等相关根源或原因，今天终于明白了。那么在5~6月份，当时出现这种原因，这个时候没有多少精力，再去探索为什么，因为站桩而引发冠心病症状的加重，已经疲于应付。所以，没有多余的精气神，寻找根源，只能傻站。

随着站桩的逐步深入，身体也迸发出诸如类似更多症状。站桩打喷嚏和平常受到凉风袭击或感冒时的喷嚏，是截然不同，不可同日而语，非常有特点。随着站桩的深入，全身不断放松，这种全身的放松，所带来无法形容的震颤，或犹如天地人一体，或和周围的环境融为一体，全身从来没有过的松弛，这种震颤使之五体百脉，五脏六腑、微小循环等等整体震颤，由内到外，产生出从没有过的一种轻松感觉。继而就像有一种电流，非常适合人体的电流，通遍全身，畅快至极，无法言喻。在电流的刺激下，继而引发一个非常大的喷嚏，好像由脚跟喷薄而出，和感冒的喷嚏具有本质的不同，如果形容感冒的喷嚏由肺腑或鼻腔喷出，然而，因为全身的放松，或微电流的促使，那么，这种喷嚏是从脚跟，或一种无法形容的感觉，喷薄而出，截然不同。不单单打喷嚏，鼻子还流鼻涕，流清清的鼻涕，虽然没有感冒时的强烈感应，但是，也是几分钟一滴，煞是难受，没有办法，只能听之任之，顺其自然，来者不拒。

打哈欠，当时整个5月的站桩，这是比较常见的问题，站桩一小时，至少有5～8次左右的哈欠要打。其实开始打个哈欠，不会太在意，然而，每天站桩均有这种现象，就会引起注意。打哈欠是神不足的现象。随着站桩时间的推进，打哈欠的现象不经意间不知道何时失去踪影。打哈欠的声音非常大，嘴巴也张得特别大，有时候几乎合不上嘴巴，打哈欠过后人变得非常舒服。随着站桩的深入，打哈欠的同时，双眼又开始流泪，接着就是鼻孔流鼻涕水。或许很多人认为这只是站桩的正常反应，但是我们再深一步思考，打哈欠说明真气促动了肾气。通过站桩增强了肾气，肾气正把储存在肾经上的寒气通过哈欠排出来，所以有了鼻涕水不断涌出的现象。因此，即使现在站桩，打喷嚏也是每两到三天会出现一次。

对于打喷嚏的解读，个人认为很可能是站桩时真气冲击肺部病灶，所引发的现象，因为肺在窍为鼻，在体合皮，其华在毛，在液为涕，肺主宣发或肃降，司呼吸，调节水道，朝百脉、主治节。

站桩所带动身体良性循环的感受或由此引发的症状也许因人而异，应该是根据每个人身体状况的不同，所产生的反应更是千差万别，或者症状的先后顺序更是差别较大。比如，如果循序渐进站桩，初次站桩15分钟，以后每周增加10分钟，直至1小时左右，那么在这个循序渐进的过程中，和直接站桩1小时的状态，具有非常明显的不同效果。

随着站桩的深入，机体内部循环系统反映，共振效果非常明显，打嗝，且嗝声较大，腹内咕咕噜噜响动，有时比较频繁，有时间隔较长。其实对于早期站桩的嗝声，不要在意，这是因为站桩真气促动脾胃功能复原或排病反应，而引发的正常现象；这个时候，虚恭排气（放屁）也是站桩初始部分的特征之一。大小肠的蠕动，除了协调脾胃功能外，站桩引气下行，触动大小肠的蠕动，激发病灶，不断排出沉积多年的污浊之气、有毒气体。不断地出现放屁现象，也是常态。这个时期，注意到自己的大便，与以往有非常大的不同，不成形，有时发青、有时发紫、有时青黑，并且没有规律，这是引起注意的原因。

站桩是对于身体进行整体修复，逐步100%的复原，这是目前科技水平无法超越的。高质量的站桩所起到的效果，是非凡的。但是，所带来的挑战更加严峻。

站桩效果刺激全身五脏六腑、奇经八脉，加速内部循环，将刺激原有疾病的病情加剧反应，以及各种不同的病灶反应，这是很多人没有继续坚持、没有继续站桩的误区，因此站桩开始之初，一定利用西药控制病情的发展，如果有对症的中药辅助治疗，将起到事半功倍的效果。因此，这是度过此关的重要关键点。

开始站桩的时候，睡眠的质量变得非常差，难受异常，每天早晨醒来就像没有睡过觉，这种现象呈周期性循环，3个月后的今天，慢慢发现自己的睡眠质量又不断地提高了，才逐渐开悟，都是站桩因素刺激。

直到后来，我母亲也是冠心病，受我影响也开始站桩，但是站桩没多久告诉我，晚上累得睡不着，这时才意识到，是站桩惹的祸，原来我的症状也是源于站桩。因此，站桩之初，大脑细胞复原与脑细胞的活跃，是很大的考验。

同时，随着站桩时间的深入，睡眠质量会不断地提高，我掌握了一个规律，只要晚上不研究其他的问题，每日的睡眠，一觉睡到5：30，睡眠的深度和质量非常高，这种甜蜜感，只有练习站桩的同修，才会感受到。

因此，站桩能够调节睡眠，能够提升睡眠的质量，以及治疗失眠等问题，这是很好的捷径，休息不好，睡眠质量差以及失眠症等，往往是由于肝气失于条达，疏泄功能失常而呈亢进状态。肝藏血，肝气升发过大，血随气逆，并走于上，以至于躺下，感觉脑子热烘烘的，胡思乱想，一刻也静不下来，故而难以入睡。站桩则可改善肝的疏泄功能，使热毒随血下行到脚心，再由涌泉穴排泄出去，以达到上虚下实的功效。上虚，是指上体（脐以上）虚灵；下实，是指下体（脐以下）充实，下元充沛。只有做到上虚下实，才能达到心安神静，浑身感觉舒适的目的，从而改善人的睡眠。

站桩恰恰令我们体内的经脉梳通，让真气运行不受阻碍，达到“天人相应”的状态。曾经有肝病朋友，因肝阳亢奋上忧灵台而失眠的滋味听其述说过，当时幸好通过练桩功将经脉梳通，“清升浊降”，加上周天功夫的“肾水上升心火下降”，将阳邪败下去，令阴气发挥作用而安然入眠。

站桩过程中，站桩真气或身体的整体放松，刺激身体微循环或大脑皮质神经得到整体的逐步复原，在复原过程中，大脑控制中枢神经由于受到压力、疾病、情绪……等等各种因素的干扰，日积月累，产生潜在病灶，或发生供氧不足，疾病得到固化，因此，造成记忆力下降、抑郁、失眠、苦恼、头痛……等等各种症状，那么，站桩刺激中枢神经系统修复，纠正以往历史错误信息，刺激中枢神经系统，使得大脑供氧充足、血液循环加速、得到不断地放松，逐步地改善大脑系统微循环，正是睡眠质量不断改善症结所在。

站桩时，由于百会穴连接涌泉穴内动效果，刺激百会穴感应非常强烈，这时，发现自己有时头晕，但是持续时间不长，大概几秒钟，每天站桩均有这种感觉，以及引发头痛，每每出现这种症状，就睁开眼，睁开眼基本缓解，这种头痛甚至共振太阳穴，一起频发头痛，频率不固定，有时仅仅微痛而已，这时不要惊慌，傻站就是硬道理。

好像自站桩之初开始腰痛，是什么因素造成的？当时成了很大的疑问。百思不得其解，经过学习、研究得知，这是典型的站桩真气刺激病灶，病灶反应现象。之所以站桩促动腰痛，大部分是肾虚所致，肾气不足，容易引起腰肌劳损，以致腰酸背痛，究其原因，无非是肾经、膀胱经不通，造成阴阳不交，打个比方，腰部的储备物资快用光了，由于风，寒，冷，热过度劳作等各种原因，交通的道路堵塞了，储备物资转化运送不过来，所以引起腰痛。因此也是气虚的根源。

站桩以来，身体各个方面所突出的问题，各种现象、各种感受层出不穷。当时，对于各种各样的感受，均是好奇，但是没有进一步研究是什么原因，因为当时，仍然没有感觉到，站桩是治疗冠心病的核心。

站桩的粗守形之“动”，触动胸部难受异常，这时必须“动”，动的幅度相当大，因为这种难受实在不好形容，只有不同幅度的动，才可以撬动病灶，撬动病灶才感觉自然，舒服、轻松。首先以百会穴为核心的蠕动，前后蠕动、前后小动、前后大动，有规律的、有节奏的、不停地动，大动、小动、蠕动来回转换。这时的百会穴感觉非常明显。

记得开始站桩的时候，就如一根绳子吊住了头顶，站到后来，明显感觉头顶——百会穴，犹如一枚一元硬币大小的洞，洞里有水，在不停地蠕动，害怕里面的水溢出，因此大动不如小动，不停地调整。其次，以百会穴为核心的晃动，左右做顺时针或逆时针晃动，时间约 20 分钟，交替进行，循环往复。再次，以涌泉穴 - 尾椎穴 - 百会穴为一线，做顺时针或逆时针晃动约 20 分钟，以此来触动病灶，效果非常明显，站桩月余，胸部的重压和严重堵塞感，没有那么严重了，轻松了很多，再也不想用炸药或雷管炸开的感觉与想法。尤其是以涌泉穴 -

尾椎穴－百会穴为一线转动，感觉可以直接转到心脏，心脏的堵塞感异常明显，只要转动的时间一长，或者忽然碰到微妙的病灶，再怎么转也转不动，这种感觉很奇妙，不知道如何形容，转不动只有停下来，转换别的动作。

阴阳不平衡的调整

站桩初始的几个月内，一直有一个动作，非常不协调，始终想不明白，5 月初站桩时，没有在意，但是，随着时间推进和站桩的深入，发现双手的姿势越来越不协调，差异很大。

开始站桩时，双手基本是平行的，站桩过程中，自己感觉也是平行的、对应的。但是，一旦睁开眼，眼前的双手极度不协调，差异非常大，左手几乎保持原样，然而右手却不知道怎么沉到下面，双手的上下距离至少有 30～40 厘米的差距，非常诧异，站桩的过程中，感觉是平行的、对称的，怎么睁开眼一看，却这么大的差距？继续查证资料得知，身体（左右）循环失衡导致的。这也是站桩初期极易出现的一种现象。究其原因，是身体左右阴阳不协调所致，这是万病一个主要根源：（左右）阴阳不调。（这种状态一直持续到12 月中下旬，逐步得到复原，双手对称，感觉对称，睁开眼睛也是始终如一，阴阳不平衡才得以纠正。）

生命是一种内在稳定状态，这种稳定取决于阴阳的平衡，阴阳就像天平上两个砝码，一左一右，只有它们重量相当，天平才稳定。一旦阴阳失调，天平向一方倾斜，平衡被打破，人就会生病。所以，要获得长期的健康，就必须时刻保持阴阳的平衡。养生养的是什么？养的就是阴阳，只有阴阳调和，身体才得以康健。阴阳与人体部位的关系：根据外为阳、内为阴；上为阳，下为阴；背为阳，腹为阴的规律，则人之皮毛在外为阳，脏腑在内为阴；头在上为阳，足在下为阴。世界上的万事万物，归根结底，可以分为两类：一为阴，一为阳。阴阳是两种相互对立的能量，它们一正一负，一左一右，一上一下，一前一后，相互制约，彼此依存。正因为阴阳彼此对立，相互依存，所以才有了天地、日月和男女。

因此，生命就是阴阳两种相互矛盾的能量所构成的一个平衡体，在这个平衡体中，正极为阳，负极为阴，《黄帝内经》说“生之本，本于阴阳”。人生天地间，天在上为阳，地在下为阴，人在中间追求的则是阴阳平衡。所以，生命是一种不上不下、阴阳平衡的状态，如果这种平衡状态被彻底打破了，生命也就结束，就是阴阳分离。

自从站桩以后，感觉走路不正常，脚下无根头重脚轻，好像有腾云驾雾之感。这是很大的不正常，是什么原因，心里的疑问很大。这种现象大概持续到7月底，慢慢消失了，再也没有发生过。因为偶遇一位道长，才找到走路发飘根源，这是严重的上下阴阳不调的症状，正常人体是上虚下实，而我现在是上实下虚，这是病症所在，所以，颠倒了上下阴阳，没有想到，还有上下阴阳不调的问题，也是气虚的内在原因。

随着站桩的不断深入，身体内部的革命和调整，也是如火如荼进行着。如果细察一下，有很多现象，对于日常生活中的影响，不可忽视。只是，当时没有老师或专家指导，因此出现的这些症状，现在才开始逐步揭开谜底。这个时候不单单是左右手所反映的左右阴阳不调，以及走路发飘，感觉脚下无根，头重脚轻，反映的上下阴阳不调。

前文记述，今年夏天非常热，却始终感觉这种热好像和我无关，感觉身体就像有一种薄膜，隔绝身体内部和外界的交流，身体很不舒服，感觉全身不透气，懒洋洋的，晚上还要盖薄薄被子睡觉，这种现象一直困扰着我，更是无法解释。仍然是这位道长，给了我最信服的答案，这是严重的内外阴阳不调的症状。没有想到，还是阴阳不调，还是气虚的内在原因。这种内外阴阳不调的感觉，不知道什么时候，无影无踪，不翼而飞，因此，要感谢我们的祖先遗留给我们整个民族的养身保命之术——站桩！

此时，饭量不断地减小以及肾结石的谜团也揭晓了，均是气虚导致，如果气虚不解决，即使处理了肾结石，复发的概率99%。好在站桩不但能补气，并且还能悄无声息的处理掉了肾结石。

研究站桩，研究到这里，内心很大的感慨，站桩和中医、道医紧密相连，站桩所引发的每一个症状，都是在实践、实证中医的伟大，只有中医才能给予最合理、信服的诠释，感叹祖先所开创的灿烂文化，如此璀璨！

此时，度过排病反应，终于可以自由、安全的呼吸了，与死亡博弈的心，终于得到了安慰，蓦然回首，是站桩救了我。《黄帝内经·上古天真中论》言“上古有真人，提携天地，把握阴阳，呼吸精气，独立守神，肌肉若一，故能寿蔽天地。”站桩站到此处，基本上可以做到“独立守神，肌肉若一”，上下、内外、左右阴阳不协调得到了纠正和恢复，但是，这时离真正的“提携天地，把握阴阳，呼吸精气”还有比较长的距离。

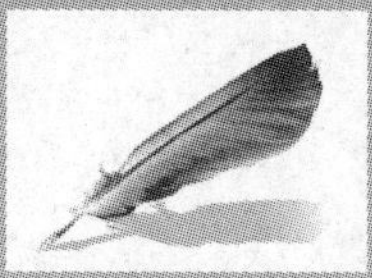

第四章

终于和死亡说再见

和医生预言说再见

◎ 2010年8月8日

樊教授的气虚血瘀中药方子，每日一副分2次服用，连服了两周，也许是康复的迫切心理，比大夫安排的多服了一周，因此，自8月6日开始，每两日一副，每日早上服用一次。已经两周了，心脏没有任何的症状了，一切都消失了，无影无踪，冠心病的症状消失了，真是不敢相信，因为我已经遭受这样的折磨实在是习惯了，5个月慢慢地症状没有了，解脱的如此之快，有些不习惯；刺痛没有了、濒死感消失了，心脏的压迫感没感觉了。最大的发现，早上在椅子上可以坐到11：30，没有什么大问题，可以坐3个小时，这是最大的喜讯，可以安心地坐下了，我的老天爷，我终于过来了。但是我还不能高兴得太早，如果下午继续坐，看来还不行，不能超过3个小时左右，一个上午还可以，两个半小时没有问题。这就是效果！这就是进步！这就是未来！这就是康复的奇迹。终于可以安安全全地松了一口气。终于可以畅快的呼吸了。

看来死不了啦，哦，对，再也不会回安贞医院了，当时出院时，住院处心内科的大夫非常严肃地对我说“你还会回安贞医院的。”大夫的关心或预言，将不复存在。这是我最最担心的魔咒，终于解开了，也终于拜拜了！

最大的感觉，目前开车，那种垂死的下坠，下坠的厉害，下坠的要死，下坠的几乎不能再开车，原来的这些症状不知道从什么时候开始，已经很轻了，还有下坠，仅仅是偶尔，更多的时候没有了，甚至偶尔也很少了。这就是成绩，这就是成就，这是康复吗？我在问自己。在以前，更多的时候我要深深吸一口气，使劲地挺住会好很多；或者身体向后仰，挺直身子开车，就是这样，想尽一切办法，用尽一切可以用的方法。

此时正是孩子的暑假，要挑战一下自己，很久没有回老家了，回家看一下父母吧，挑战一下开车的症状，回家的心态是美好的，但是我仍然不断地问自己，能行吗？如果出现万一怎么办？

能开到哪里，就开到哪里吧，高速路不是有休息区吗？实在不行就停在那里，或休息后再开，就这样长途驾车开始了，450公里大约4个半小时的高速路程。还好，一切正常，感觉良好，濒死的下坠真的没有了，这是最大的效果，取而代之的是，非常明显的感觉，感觉心脏有一个小管子，小管子有明显的堵感，仅仅是堵感，就像是小管子的四周边缘长满了很多东西而不舒服，对，仅仅是不舒服而已。

◎ 8 月 12 日

这是疾病后，第一次去看父母，以前没有这种经历，不知道为什么，这次回家看父母有一种非常无法言壮的心情，以前从没有过，怀着忐忑不安的心情，见着了父母，却像是犯了十恶不赦的大罪，不知道为什么？又好像犯了不可饶恕的罪过，无法面对！见到父母的那一刻就是如此，罪不可赦的大罪，这种心情，我不敢正眼看父母，不敢对视，又好像做了天大的错事。怎么会有这样的心情，心里很难受，无法面对！父母关心的询问病况，我是支支吾吾，敷衍了事，甚至说没事了，小事情、没关系了，好了，不用挂着。

唉，我明白了这种复杂心态的根源，这种根源，源于我的身体却不如年近70 岁的爹娘身体健康，难道这不是十恶不赦的大罪吗？如果我的身体不好，怎么能孝顺爹娘，可能力不从心，也可能没有这个能力，爹娘的生活将不可想象；如果我没有了身体健康，将给父母带来多大的痛苦，何以再孝养爹娘，不也成了神话了吗？难道这不是十恶不赦的大罪吗？这样的罪过怎么可以饶恕？

作为儿女，而我的身体却没有父母健康，怎么敢正视爹娘，怎么对得起爹娘呢，这是不可饶恕的。幸好，还有弟弟、妹妹。如果是独生子女？如果那样，一切将不可想象。但是，我的爹娘是农民，这是更不可想象的，如果我没有了身体健康，父母的保障哪里来？养儿防老这可是几千年的根本了，现在仍然如此！

这次回到家，明白了一个最朴实的道理，拥有健康的身体才是孝顺爹娘的根本，如果没有健康，没有身体，孝养爹娘从何谈起，这是不孝的根本，如果从前是不孝有三，无后为大，我认为现代社会，自己没有了健康是最大的不孝。是不可饶恕的，只有拥有健康的体魄，才是孝顺爹娘的根本，是父母颐养天年、幸福生活的根本；有了健康的体魄，我才可以让父母安心的颐养天年，有了健康的体魄，我才有能力让父母生活得更幸福。有了健康的体魄，我才能让爹娘有安逸的心情。因此，如果没有健康，我还能给父母什么？

站桩的注意事项

◎ 2010 年 8 月 13 日

这次回山东老家，检验了开车所带来的症状，可以说这是根本性的好转，对于是否可以停服单硝酸异山梨酯缓释片，考虑再三，不敢轻举妄动，还是再坚持服用一段时间，不能再做危险的事，安全第一，即使有副作用也没有办法，毕竟生命安全第一。随着对站桩的学习和逐步深入，不断地纠正以前的错误或习惯，比如以下的注意事项就是重中之重，以前了解的不深入或不了解。

（1）练功前，应排除大小便，把衣扣腰带松开。练功开始，微微颔首，双手抱球、高不过眉、低不过脐。收功后，半个小时内不可排大小便，如果实在难以承受，最少也要 10 分钟后。

（2）饭后一小时内不宜练功。练功时应注意循序渐进，不可急于求成，过犹不及。

（3）练功过程中，可能产生酸麻痛、津液增多、哈欠、打嗝、虚恭、刺痒、蚁走、发热、出汗等感觉或现象，甚至多年前的外伤部位在练功期又有疼痛。刺痒的感觉。其实这些都属于练功中的正常反映，过一定时期后自然消失。最后会达到全身的轻松舒适，从而使病情显著好转或消失。

（4）站好姿势，意念先由头部开始放松，逐渐使全身毛孔有过堂风吹拂之感，然后左右伸展，缓慢抱球，腋半虚、肩半圆，肘与手之间不可在一平面，肘与手大致呈 V 型，沉肩坠肘，双手距胸一尺左右要求达到虚灵守默，毛发如戟之感。

（5）绵绵若存，似有若无，身在烘炉大冶中，无物不包容。形体不动，意念不住，精力充沛，气血犹如汪洋大海，波澜壮阔，滔滔不绝；心比烘炉，杂念若雪花纷飞，入炉即溶，从而心胸开阔，胆气壮大，正气旺盛，邪气自败，犹如烈日当空，浓雾消散，舒适缓中，以应无穷，运动时保持浑圆动作如一，不拘形式，无可执着，一法不立，万法不备。

（6）站桩动静结合，不偏不简的调配方法，使浑身血行曲折，路线适当，松紧、虚实、轻重之别，调配有养息、治疗、锻炼之分，总之是因病设式，因人而异。

（7）加强锻炼一定要解除疲劳，解除疲劳才可以加强锻炼，总要留有余力，总要留有余兴，不超过身体负担能力。

以下内容为摘录的站桩歌：练功时切莫发急，先找个适宜场地，凝神静心，调息站立，身躯宜直，两足分开与肩齐，浑身关节都含有似曲非直的一点意思内空灵外清虚，两手慢慢轻松向上提，高不过眉低不过脐，臂半圆腋半虚，左手不往身右来，右手不往身左去，怀抱不贴身，向外推不逾尺，双手变化在范围里，不计较姿势好坏繁简和次序。须察全身内外得力不得力，守平庸，莫好奇，非常原来极平易，这种运动也算真稀奇，不用脑，不费力，行站坐卧都可练，里边蕴藏无限神思精金和美玉。钻研起来天生妙趣，谁能知，自力更生，足以支配宇宙，锻炼的愉快难比喻，飘飘荡荡随他去，精力充沛神不疲。注意头顶如线系，遍体松静力如泥，慧眼默察细胞系如醉如迷，如疯如巅，虚灵独存，悠扬相依，浸在海阔天空涤万虑，管他日月星球在转移，只要恒心去站立，就有意想不到的舒适，此即前人不传的秘诀。

危险的喜悦

◎ 2010 年 8 月 14 日

目前的站桩仍然以“动”为核心，一切“动”均为寻找病灶，并且这种“动”已经取得了极大的效果，开始站桩时，感觉胸前就像大山般的压抑，痛苦异常。这种现象均是站桩中的感觉，日常生活中感觉不到这种压抑感和痛苦。站桩到 7 月时，这种大山般的压抑、痛苦症状减轻了许多，这时犹如巨石，有了一定程度的减轻，自从 7 月 22 日开始早晚各 80 分钟，到 8 月中旬，这块巨石也不见了，取而代之的是犹如拳头般大小的石块，这种感觉是在静态站桩中的体会。

上述的压抑状况：大山、巨石、石块，应该如《内症观察笔迹》中的描述，胸部心藏（西医称心脏，中医为心藏）部位，有肉眼无法观察到的 72 穴，由于气血淤积，渐困渐重，已经全部严重瘀堵。是站桩疏通五运六气，因此，可能还有 36 穴没有疏通，所以感觉目前犹如“石块”。这时的“动”仍然是上以百会穴为核心前后、顺时、逆时的动，这种“动”可以启动病灶，不断地拨动“石块”，希望能够化掉它，化掉“石块”，疏通心脏的气血，才可以化掉瘀血，否则没有其他的捷径。

下动，仍然以尾椎为核心的动，其实，这个阶段“动”，是治疗的核心。现在回忆，当时80分钟的站桩，当时也许有近一小时的以尾椎为核心，联动百会穴，这种动，中间可以联动病灶，上下夹击，效果非常明显，比上动效果显著。但是这种感觉有障碍。以尾椎为核心的动，顺时针动时，大概转动到一定的程度，转不动了；逆时针转动时，仍然如此，每每如此，非常困惑，这时的感觉，感觉有一条血管被东西堵住，转动到这里，就是挡住了，没有办法过得去，阻力极大。每当转到这里，经常想，如果硬转呢，将会怎样？思虑再三，为了安全第一，没敢武断或冒险，这种冒险不值得，会危及生命安全。

但是，今天转到这里时，有一丝丝的疼，细细的疼，疼如游丝。第一次有这种感觉。怎么有这种感觉，今天晚上不知道哪里来的勇气，要闯一闯，试一试，也许是意念的缘故，转到阻力血管部位时，阻力愈来愈大，慢慢地转——慢慢地动——微微地动——微微地转！一阵剧烈的撕裂取代了原来的细如游丝的疼。

感觉，心脏被撕裂开一道深深的口子，剧烈的疼痛，刹那之间不敢动了，更不敢转，僵在那儿，心脏被撕裂似的颤抖，全身豆大的汗珠滴滴答答。好在，今天晚上在卧室站桩，身边有孩子的婴儿床，慢慢直立身体，右手扶住婴儿床，静静地站着，不敢有丝毫的动，更不敢大口喘一口气，更不敢说话，心脏仍然撕裂的疼，心脏在不停的颤抖，就这样大概持续了约15分钟左右，症状才渐缓、渐轻。

◎ 8月15日

昨天晚上的80分钟第一次没有站完。出现了这么大的症状，是什么原因促使了撕裂的痛？难道我的冠心病好了吗？冰冻三尺的积累，能化得这么快吗？感觉告诉自己，不可能好得如此快。15日早晨，带着疑问、疑虑和担心，小心翼翼地站桩，尝试地站，还是担心心脏撕裂的疼，这种疼痛，使我胆战心惊。

早晨的站桩试试量量，开始静静地站，站静桩，不敢妄动。大约一刻钟，心脏的撕裂疼痛又来了，也许是我“动了”，但是今天早晨的撕裂疼痛伴随着一股热流，这种热流好像又减轻了撕裂的疼痛，因此，今天早晨的撕裂没有昨晚的危险和恐惧，仍然是战战兢兢，如履薄冰。仅仅站了不到一小时，未敢继续下去。但是期间稍稍动了一下尾椎，没有发现以前的阻力，这时心里担心之余有了一种窃喜。心脏的撕裂，是不是疏通了堵塞的左前降支动脉血管？是不是气血疏通了？如果是，那将是最大的成就。

如果是，化掉所有的瘀血将是时间的问题。担心之余，心里充满了无限的喜悦。

15日晚上，再次小心翼翼地站桩，心脏的撕裂疼痛大为减轻，仅仅剩余小疼痛，心脏被拧紧的感觉没有了，心脏极大的阻力没有了，剩余的就是撕裂的残余疼痛，没有了担心和可怕。可以确认是左前降支冠状动脉严重瘀阻的血管终于疏通了气血，哪怕是撕裂了一点点的小小通道，这就是伟大的胜利!!!

终于和死亡说再见

◎ 2010年8月16日

今天入静的状态非常慢，晚上心脏没有出现恐怖的感觉，而是一种热乎乎的怡然轻松感，第一次出现如此良好的感觉，好像卸掉了重物，以前的气血不畅所引发的症状没有了。“上动”以前的“石块”不见了，不管怎么动均没有找到，好像丢失了，又好像跑掉，不知所踪。“下动”不论顺时还是逆时，以前的病灶处超级阻力消失了，也许由于气血不通而造成的心脏发紧或被拧紧的感觉也找不到了，尾椎怎么转均没有了以前的现象，心脏解放了，以前的阻力、拧紧、发紧的感觉被今天热乎乎的感觉所取代，这种热乎乎的感觉，犹如久旱或是堵塞的血管终于疏通了的旱渠，热乎乎的气血可以缓缓通过，这是多么伟大的胜利，这是多么骄人的战绩。

晚上站桩时，上焦转动时，时间大概在45分钟左右，好像怀抱一盆水的感觉，晃晃悠悠、浮浮荡荡，前前后后、左左右右，水随身体的蠕动而动，身心飘然，有时不敢大动唯恐怀抱的水流出，有时又不敢停止，害怕怀中之水漏掉，这种气随身动，身随气动，甚是宜人。15日验证，气血确确实实畅通，今天又得到验证左前降支冠状动脉通了，如果说7月22日服用中药时，使得危重的濒死症状逐渐消失或大幅减轻，当时自己感到惊奇。然而，昨天站桩疏通的冠状动脉，气血畅通所取得的成就，是我罹患大病以来的最愉悦的时刻，心情无比的畅快、快乐，可以和死亡说再见了，更加有自信和安贞医院说拜拜了。

已经感觉到未来的胜利一定属于我。兴奋、愉悦、欢快、高兴、怡然之余，忽然想到，把这个康复的过程可以记录下来呀，记录自己的康复经过，就这么简单，以至于为什么要记录自己的康复过程，当时实在没有太多的想法。2010年8月16日晚上开始记录《危重冠心病康复日记》。

◎8月17日

以前的日记，基本依靠回忆当时的主要历程，因此，对于8月14日以前的站桩详细细节以及具体的体会，只能回忆主要的架构，以及印象深刻的主要内容进行记录，所以8月16日后的《日记》将会详细记录个人的站桩细节以及康复过程和心得体会。

出差沈阳，为沈阳某银行学员进行论文答辩，因为房间的格局，今天站桩面北而站，一改过去面向南方的局面，80分钟的站桩效果不是很好，也许是环境改变的因素，或是宾馆拖鞋的问题。

◎8月18日

今天为学员进行论文答辩，由于学员人数比较多，因此每个人进行了时间限制。学员答辩时，有一个小东西吸引了我的注意力——计时器。每个学员答辩时进行倒计时，到达答辩的时间，计时器准时报警。哦，这个东西对于站桩是个宝贝。每日的站桩，最后的10分钟最难耐，感觉时间差不多时，看看表不是差10分钟，就是差5分钟，每每如此，最后甚是难熬。有时候自己倒计时数数，自己也明白，这种心情影响站桩的质量，以及站桩的效果，没有办法，怎么办呢？这种困惑怎么解决，一直困扰着我，但是，看到今天的计时器，如获珍宝，心情愉悦，回京的第一件事就是购买计时器。

有了计时器，站桩轻松的心情，妙不可言，没有了期待，没有了等待，没有了迫切，剩下的事情就是静静地站桩，只要没有接到计时器的通知，就是静静地站。这个时候人体生物钟和计时器配合得恰到好处，每每站桩马上到80分钟时，也许只有最后的1~2分钟，大脑自己就报警：快到了、快到了，或者是脑际边响起计时器的声音。这个时候计时器马上就响了，80分钟到了。因此，有了计时器，站桩会更加快乐。

◎8月20日

脚部安全的基础：沈阳的第二个收获，由于毕业论文答辩是在沈阳某军区宾馆进行，因此，军人优质的平底布鞋，引起了我的极大兴趣，穿平底布鞋站桩效果应该更好，更环保，对健康应该更安全。因为截止到8月20日前，仍然穿拖鞋站桩。不知道为什么初次穿布鞋站桩的效果大打折扣，感觉很差，脚底不能动的自如，鞋底很硬。把鞋底折软后重新站桩，又找到良好的感觉，效果非常不错。且平底布鞋站桩对心脏的作用更加明显，使气血畅通无阻，有利于涌泉穴的血气流通以及排毒，脚是人的第二心脏这是不争的事实，穿布鞋站桩是对心脏的保护，并且更是对内脏的保护、保健，将起到关键的作用。

因此，关于拖鞋的材质最为关键。因为大部分拖鞋往往是以工业废橡塑材料再生利用制成，含有大量毒素。已测出，橡塑再生原料中含有大量的硫和苯胺类物质，人体与这些物质长期接触对健康十分有害；同时苯胺与空气接触后，还会散发出臭味。时间长了，会使人产生难受的感觉。南京工业大学材料学院张教授说，一些劣质的拖鞋加工好后，加工者会在其外层大量使用二甲苯严重超标的黏合剂，或者加工中使用一些化工助剂，这些都会对人体有不同程度的伤害。二甲苯可引起中毒，症状有疲乏、头晕眼花、颤抖、呼吸困难等。慢性中毒表现为头痛、头晕、乏力、睡眠障碍、食欲减退、齿龈出血、脱发、皮肤瘀斑等。有些拖鞋气味主要有两个来源，一是塑料制品的工业原料大都是聚氯乙烯，这种化学物品本身就具有致癌性，对人的肝和骨骼都有损伤。

最为重要的是，有些劣质的塑料拖鞋，在生产中常常添加一些不知成分的回收废料，这些材料对人的健康损害更大。站桩时身体处于气血沸腾、全身放松，奇经八脉、五运六气循环往复，与天地合一，如果穿一双不安全的拖鞋，将不可想象。如果我们的食品都注入了毒素，难道拖鞋比我们的食品还安全吗？

◎ 8月21日

随着研究中医的进展，对于艾灸不断有新的认识和学习，日前仍然在艾灸足三里，随着艾灸的深入，以及艾灸足三里给予心脏的良好感应，8月7日时令立秋，艾灸足三里任务完成得差不多了；在夏秋之交有一个穴位引起了我的注意，关元穴。

关元穴位于下腹部，前正中线上，当脐中下3寸（从肚脐到耻骨上方画一线，将此线五等分，从肚脐往下五分之三处）。

关元。关，关卡也。元，元首也。关元名意指任脉气血中的滞重水湿在此关卡不得上行。本穴物质为中极穴吸热上行的天部水湿之气，至本穴后，大部分水湿被冷降于地，只有小部分水湿之气吸热上行，本穴如同天部水湿的关卡一般，故名关元。关原名意与关元同。

气血特征：气血物质天之下部的水湿之气，性温热。运行规律：大部分外走小肠经所处的天部层次，小部分循任脉上行。功能作用：募集小肠经气血，传导任脉水湿。这仅仅是关元穴的一般描述。

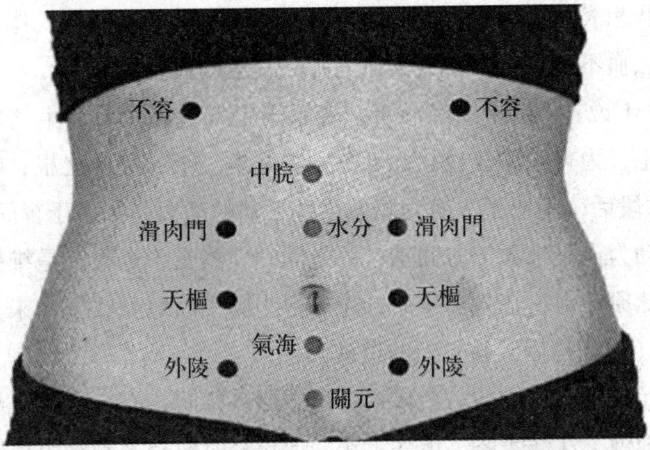

人体的杀毒软件

关元的关，就是闭藏的意思，兼有交通枢纽之意，就像古代的关隘一样；元，就是对“元阴元阳”的简称，好比古代关隘所保护的对象；穴，就是窟窿，或比喻为处所、枢纽。关元穴主管胞宫精室，为元阴元阳之气闭藏之门户，故称关元穴。关元穴为任、督、冲一源三岐之源，所谓“肾间动气”之所在。是男子藏精，女子藏血之处，是统摄元气之所。为肝、脾、肾三阴与任脉之会穴，小肠之募穴。

《素问·灵兰秘典论》曰：“小肠者，受盛之官，化物出焉。”手太阳小肠经主降，具有消化吸收营养的功能；肝、脾、肾属足三阴经主升，具有储藏营养的功能。从而可知，肝所藏之血、脾所统之血、心所主之血、肾所藏之精以及肺所主之气，其物质来源都依赖小肠不断地吸收供应营养，来维持生命活动。而小肠之所以能吸收营养，全都是依赖命门真火（肾间动气）充盛。欲使（患者的）命门真火充盛，必须灸小肠募穴关元。因为真火属阳，只有灸才能兴阳（为针所不及），而阳之发生须以真阴为物质基础。小肠内容食物为阴，消化吸收功能为阳，灸之则阳生（增强消化吸收功能）、阴长（被吸收的营养物质增多）。气属阳，血属阴，既补气又补血（元阴元阳）。因此，关元穴的主治首先提出“主诸虚百损”。

西医学研究表明，小肠的蠕动是促进血液循环的原动力。当机体死亡后，血压已经降为零，但只要小肠还在活动，门脉仍能保持一定的血压。传统中医认为，心与小肠相表里，因此，心脏与小肠的协调活动，是保持人体血压的最基本因素。但是，血不能自行，而气为血之帅，气运则血行。

《难经》上说：“诸十二经脉者，皆系于生气之元。所谓生气之元者，为十二经之根本也，为肾间动气也。此五脏六腑之本，十二经脉之根，呼吸之门，三焦之元。”这段话，阐明了五脏六腑的生理活动的动力是来源于肾间动气。因此，可知小肠的动力也是来源于肾间动气。肾间动气禀受于先天，是维持生命活动的原动力。而此原动力，在人出生后，需要由小肠不断地吸收营养来充养，才能继续发挥作用（这就是后天补先天的道理）。

关于关元穴还有这样的一个传说：南宋绍兴年间，有一个叫王超的军人，退役后遁入江湖做了江洋大盗，无恶不作。他年轻时曾经遇到一个得道的异人，传授给他一套“黄白住世之法”。王超按照这套方法修炼，年过九十还精神饱满，肌肤腴润。……后来犯案被抓，判了死刑。临刑前，监官问他：你这么高的年龄，还有这么好的身体，有什么养生秘术吗？王超回答说：秘术我没有，只是年轻时师父教我，在每年的夏秋之交，在小腹部的关元穴，用艾条施灸千炷。久而久之，冬天不怕冷，夏天不怕热，几日不吃饭也不觉得饿，脐下总是像一团火那样温暖。你难道没有听说过吗，土成砖，木成炭，千年不朽，皆火之力啊。王超被处死后，刑官让人将他的腹暖之处剖开，看见一块非肉非骨之物，凝然如石，这就是长期施灸用艾火灸出来的。

可见灼艾对培固人体阳气的力量有多强大。《神农本草经》记载：艾草有温阳、暖宫、除湿、通筋活血的功效。关元穴是小肠的募穴，为男子藏精，女子蓄血之处，是足太阴脾经、足厥阴肝经、足少阴肾经与任脉的交会穴，故统治足三阴，小肠，任脉诸经病。具有补肾壮阳、温通经络、理气和血、补虚益损，壮一身之元气等作用，古今都作为保健的要穴。

关元在下腹部，身体的正中线上，脐下 3 寸。采用仰卧的姿势，将手四指并拢，置于脐下横量，在手小指的下缘处即是该穴。关元穴的温和灸法就是，将艾条的一端点燃后，对准关元穴熏灸。艾条距离皮肤约二到三厘米，使局部有温热感不灼痛为宜，每次灸 15～30 分钟，灸致局部皮肤产生红晕为度。灸关元的最好时机在夏秋之交，相当于北京地区的 7 月底到 9 月中。隔日灸 1 次，每月连续灸 10 次。冬春两季除去特殊原因，尽量不要去灸关元穴，因为冬主收藏，春主升发，灸多了反而会泄精气。

当对关元穴施灸二三百壮后，会出现“通窜”的感觉，哪里有病，就“通窜”到哪里。比如：子宫有病，就会“通窜”到子宫；前列腺有病，就会“通窜”到前列腺；大肠有病，就自然“通窜”到大肠，直至病除为止。就好像电脑的“杀毒软件”一样，根本就不需要人为去操控，“杀毒软件”会从头到尾、从里到外的将“病毒”全部搜出并杀灭，全凭真阳元气的自然造化功能，绝对不用“越俎代庖”，其效果真是令人不可思议。

艾灸关元穴有个原则，就像《扁鹊心书》所说的：“每夏秋之交，即灼关元千柱，久久不畏寒暑”，也只适用于三十岁以上的成人，其他人群，除非有很特殊的疾病，否则不宜。人年轻的时候，就相当于植物的发芽、成长、壮大阶段，自身拥有强大的生命的力量，只要注意简单的养生常识，如吃足主食、不要熬夜、不要过于劳累等就可以了，没有必要采用艾灸足三里或关元等专业的保健方法。

艾灸关元穴还要注意的是：关元穴在脐下 3 寸，石门穴在脐下 2 寸。这两个穴位挨得很近。艾灸石门穴是中医自古的避孕方法，所以，想要生孩子的人，不要用艾灸关元穴的方法保健，以防止误灸石门穴，造成不孕。

壮数和年龄：《内经》说：“人年四十阳气衰，五十而体重，耳目不聪，六十阳气大衰，九窍不利，上实下虚，泣涕皆出矣。”因此，此灸法正是壮阳、助阳、使阳气壮旺，以抗衰老。人身有十二经，十五络，三百六十穴，灸三百六十壮，以应一岁之三百六十日。一般每次灸三百六十壮，但也要看身体健康情况和年龄大小 而定。一般在四十岁以下，可灸一百八十壮，最多二百七十壮；四十岁以上，可灸三百六十壮。三十至四十岁，可二至三年灸一次；四十至五十岁，可每二年灸一 次；五十至六十岁，可一年灸一次；六十岁以上，可半年灸一次。

灸前准备：艾绒之选择：最好选用多年之陈艾（蕲州产者为佳），或市售药制艾条，剥去纸外壳，将其揉搓成细绒，色白如棉絮状，除去杂质，制艾柱如枣核大，炷体坚紧，上尖下圆如锥体；生姜之选择：选用上品老姜，切片约一分厚，需三十片左右，并在姜片上，针数孔备用；备料：生姜，艾绒，线香十支，火柴一盒，线绳一条，纱布两块（中心涂油脂），胶布两条，方盘一个，镊子一把，灰盒一个。

施灸方法（隔姜灸也可用艾条温和灸代替）：

（1）保持室内温度，环境要安静。

（2）被灸者，平卧床上，盖好衣被，暴露应灸部位。

（3）先用线绳，从脐下至耻骨上测其总长。然后，折为五折（即五寸），取其所需尺寸（气海脐下一寸五分，关元脐下三寸）。定位后，做出标记。

（4）穴位常规消毒后，生姜片置于被灸穴位上，艾炷放于姜片上。

（5）用线香点燃艾炷之尖端，待其燃尽时，将艾灰取掉，另换一炷。如此接替点燃，直到应灸艾炷燃完为止。

（6）按规定壮数灸完后，除去姜片，穴位用酒精棉球擦去灰屑。如有炙伤，涂以凡士林或油膏，以保护润泽炙伤之外皮，再用消毒纱布覆盖，胶布固定。

注意事项：

（1）室内温度要适中，以防感冒。

（2）施灸前，详细询问病情，是否有禁忌。

（3）按体质强弱，预制艾炷之大小，勿使太过或不及。

（4）施灸前，必须消毒，防止炙伤感染。

（5）初灸时，艾炷燃烧的不可太尽，被灸者以热为度，即可去掉，慢慢增加艾炷燃烧之程度，以皮肤出现红晕为好。

（6）灸后，查其皮肤起泡否。如有泡明显者，用消毒针抽出液体，无菌包扎，过数日再换敷料，以防感染。

适应证：凡身体衰弱，阴阳两虚，营卫不调，下元虚惫，陈寒痼冷，体弱羸瘦，四肢逆冷，脾胃虚弱，精血亏损，五劳七伤，诸般虚损等，一切虚弱衰迟病症。

【禁忌】

（1）法定传染病，不灸。

（2）癌瘤、肿疡，禁灸。

（3）急性炎症，如肠痈、胃穿孔、肠梗阻，忌灸。

（4）大饥、大饱、失惊、酒醉，缓灸。

（5）温病，伤阴明显者，缓灸。

（6）发高烧者，禁灸。

（7）孕妇，忌灸。

（8）阴虚火旺者，慎灸。

药之不及，针之不到，必须灸之

一般来说，一个人年过三十以后，阳气逐渐趋向衰退，宜常灸小肠募穴关元，可以增强小肠消化吸收营养的功能，不但能治诸虚百损、真阳欲脱等证，而且，可以保健延年、壮一身之元气等作用，古今都作为保健的要穴。对于糖尿病、高血压、哮喘、气管炎、肺结核、中风、心脏病、慢性肾病、类风湿、脊柱炎等对于西医来说的不治之症，甚至癌症，通过重灸关元等，都可以治愈。

立秋是夏秋更替之时，热去凉来，天地之气清肃，万物色凋，万粒将以归仓之时，正如《内经》说："秋三月，此谓容平，天气以急，地气以明……使志安宁……收欲神气。"关元者，关其元精之门，闭而储藏之谓也。此际灸之，以顺收藏之时序，收元阳内固，金水相生，益真火，养肾气，以备冬藏也。犹如安炉立鼎，元阳旺盛，内养脏腑，外御风寒。因之，秋灸关元，春灸气海，以顺应时令之变，以合脏气生藏之机。

自 2010 年 8 月 20 日开始艾灸关元穴。第一次艾灸持续 15 分钟，这样连续艾灸了 3 天，停灸一天；第二次艾灸仍然是 15 分钟，持续艾灸了 5 天，停灸一天。以后每个疗程艾灸 5 天停灸一天，每次艾灸由 15 分钟增加到 20～30 分钟。

◎ 8 月 22 日

今天晚上站桩感觉胸部较堵，可能是昨天晚上或者今天早上，因差旅原因停站两次的缘故，没有使气血得到持续性改善，因此，在关键时刻绝不能有任何的耽误。

◎ 8 月 23 日

今天站桩，昨天的压堵感消失了，持续站桩具有非常良好的行气活血的功效。联动百会穴时没有了感觉，不知道为什么。尾椎画小圈圈时，心脏没有阻力，效果得到进一步的确认。

◎ 8 月 24 日

今天艾灸关元，感觉小腹咕咕噜噜叫个不停，艾灸时且全身出了一身虚汗。

晚上 11：30 左右，有一次非常明显的拉肚子，但是却没有拉出什么东西，释放了两个与众不同的排气（屁），与众不同之处在于，以往的排气 1 秒最多 2 秒一次性排完。而这次，每次排气却足足排了近 30～60 秒或以上的时间，没有过的先例。再次睡下后，仍然没完，整个晚上都是在排这样的气。特点是，排的时间长，且不能自动排，要使劲地外排才可以放出来，要努力使劲，每个排气足足有 1 分钟以上，整整的一个晚上没有休息好，排的疲惫不堪。个人认为，也许可能是小肠的湿寒邪气，也许是积攒在小肠几十年的毒气，今天晚上都排出来了，每次排完十分畅快和舒服的感觉。

◎ 8 月 25 日

今天灸关元，感觉许多热流像水一样，缓缓地、缓缓地流向左右肾，整个艾灸的过程双肾暖暖的。在暖热的同时，有两次微微的跳动，在双肾有这种感觉的同时，心脏几乎是共振似的也有几次不同的感觉，这种感觉不好形容。艾灸会出现“通窜”的感觉，哪里有病，就“通窜”到哪里，难道我的肾也有问题吗，心脏有感应，艾灸得到了验证，艾灸确实很神奇。

其实我的肾，确实有问题，但是西医无法检查出来，但是就是右肾不舒服，（直到 2011 年 2 月才揭开谜底。此时，还是感谢站桩，当我知道的时候，基本即将痊愈。一切均在不知不觉中进行着。因为冠心病因缘，体验生命的伟大，体验祖先给予我们“无形财富”的神奇。）

站桩促使生活方式的改变

近来，有一个不舒服的感觉，然而这种不舒服的感觉，却无法查找原因。进入八月以来，每次吃饭就是不舒服，这种不舒服并不是源于体内，或脾胃。无法言以名状的不舒服。或是口内味蕾有问题吗？这个东西怎么检查，内心问自己。难道又是上消化道炎症，不可能吧，吃下去没有感到上消化道有反应；难道是胃炎，这也不可能呀？没有反酸呀？这种疑问和神秘的症状源于 8 月初。晚上吃饭的时候，这种不舒服的感觉非常明显。8 月中旬周末，具体日期没有记录，吃西瓜时，更是感觉不对劲，吃的不对劲，不对劲的原因就是不知道。太太、孩子一块西瓜还没有吃完，我已经 3～4 块西瓜下肚。哎，难道是吃西瓜太快了嘛？还是吃饭太快了，以前，每每吃饭爱人就监督我，“不要吃得太快”，这种现象被爱人的“训示”已经不知道有多少次，开始很给面子，但是吃着吃着又进入了状态。

难道是吃饭速度的问题？以后几日的吃饭或吃西瓜，故意地放慢速度，细嚼慢咽，慢慢品尝，吃西瓜时力求和家人保持同等的速度，发现吃西瓜的这种不舒服的感觉没有了，并且有一种从没有过的舒服感觉。尤其是晚上吃饭时，更是力求慢吃，时刻保持警惕，没吃几口又要“抢食”，对，是“抢饭”，这个时候最明显的感觉，怎么“抢饭”吃，难道没有我吃的饭吗？为什么要抢饭吃？我在反问自己。

这时才恍然大悟，原来自8月初到现在的吃饭不舒服的感觉，源于“抢食”或“抢饭”、“抢吃”的原因。因此，自8月下旬，每日三餐或吃任何东西，刻意慢吃，慢慢地咀嚼，哪怕早晨的小米粥，也是如此。神秘的、无法言以名状的不舒服不见了。以前的“抢食”、“抢饭”、“抢吃”恶习，终于改掉了。然而这种自然而然显现的原因，或者身体自我要求的原因来自哪里呢？思考了良久，不知道答案到底是哪一个。

是艾灸足三里的原因吗？还是艾灸关元的原因？不可能是关元，因为艾灸关元穴没有几天。如果前两者都不是，是站桩促使体内自然而然的反应吗？

和同事们一起在学校食堂吃午饭，细细地观察每一个男士，发现每一个人哪里是在吃饭，我看他们好像是在赶任务似的，又好像是在比赛，大家都在“抢食、抢饭、抢吃”。只有大多数的女士在真正吃饭。记得，一起吃饭时我是曾经的第一名，吃得最快，第一个吃完，同事L是第二名，这时L的吃饭姿态简直无法形容，像是在打仗，又像是在扫荡。现在和同事们一起吃饭时，男士里面我成了倒数第一，这是一种进步，确切地说是健康方式的进步。

◎ 8月26日

今天感觉“动”得越慢越有效果，上焦动，前后动，顺时、逆时微微动，细细动，动的越慢，且这种慢，开始如果比较大的“动”，或转动的幅度较大，动的同时，慢慢地回收幅度，逐渐向中、小圆回收，慢慢地、逐渐地、细细的。这时感觉双手、双臂、双肩有徐徐的水流的感觉，非常神奇，逐渐感觉到双手好像抱着一团棉花，又生怕这团棉花跑掉，如履薄冰的动。因为在这种静态中，如果稍有改变，或动的幅度大一点，或一下子慢下来，也许这团棉花将不翼而飞。同时，又感觉抱着一团水，又怕水流走，就这样转着、动着，流动着、浮动着，似水非水、似棉非棉，个人认为可能是气血畅通的结果。

近几日，站桩下焦转动带动百会穴、心脏病灶转动时，有丝丝的小痛点，以前的堵感没有了，以前的沉重感觉不知道跑到了哪里。拧紧感也丢失了。感觉空空如也，又如此轻松，血管气血通了，我想下一步可能就是如何化解瘀血的问题，要慢慢地来，欲速则不达。同时也担心，如果剩下最后瘀血，也许是最危险的。担心瘀血的脱落。这几天站桩，除了上述感觉外，感觉病灶空空如也，好像没有以前的那种强大的治疗效果。

每日一只老母鸡与排毒口

◎ 2010 年 8 月 26 日

8 月 20 日艾灸关元穴时，是否停灸足三里已经提上日程，因此，考虑再三以及根据季节的因素，时至秋季，今天停灸足三里。自 6 月 22 日至 8 月 26 日艾灸足三里，艾灸了整整的一个三伏天，如果按照每 5 天一个疗程，艾灸了 64 天，相当于吃了 55 只老母鸡，这个大补的效果，是非常了不起的。艾灸足三里时，时常感觉胃部暖暖的咕咕作响，后来又是暖暖的；再后来，心脏也有感应；

施灸关元穴二三百壮后，会出现“通窜”的感觉，哪里有病，就“通窜”到哪里。难道艾灸足三里也有“通窜”的感觉？这个“通窜”，每当艾灸右腿足三里时心脏的感应，最为强烈，心脏有胀感或丝丝的痛点，有时是下坠感。

◎ 8 月 28 日

这几天站桩总感觉体内空空如也，没有感觉了，其实这种感觉自从“撕裂”事件以后逐渐产生的，不知道为什么？百会穴的“动”，也没有感觉，以前感觉头顶就像有一碗水，晃晃悠悠。后来感觉百会穴就像是一滴晶莹剔透的露水珠，大小如一颗宝珠，每天站桩均感觉到，这颗宝珠一直可以照到心脏病灶，穿透到涌泉穴。然而，这种感觉也没了，好像头顶上的宝珠被人偷走了。

近几日，双手、肩的气感不怎么明显，流动的气感好像迟迟不来，麻胀感也好像回家了。难道是换布鞋的原因吗？因为拖鞋的后跟稍稍高一点点，而布鞋的鞋底太平的缘故吗？不可能，换鞋已经很多天，难道是我的心脏病快好了！可能吗？难道如此神速，仔细想想日常生活中，虽然没有了恐怖的濒死感，但是小小的、无所谓的症状还是有的，比如开车时的感觉，血管有堵感。到底是什么原因呢？这个时候没有想什么，也没有怀疑什么，还是继续站桩。

◎ 8 月 29 日

前几日，左脚食趾表面右侧一边，开始发痒并出现大小不一的水泡泡，没有怎么注意，但是自前天开始，左右手食指以及右脚食趾，相继出现类似的发痒及小水泡泡，左手有一分钱的硬币大小范围，右脚食趾、右手食指也是在相同的位置左侧出现五六个小水泡泡，范围很小，相比较而言左脚最大，就在这三两天期间，这种现象同时出现，均在食趾，比较离奇。

这是什么原因？是皮肤病吗？问自己。不对，解释不过去，为什么均发生于食趾。什么原因呢？脚气、手气？如果是“气”症，应该大面积爆发呀，怎么仅仅小面积，只是食趾与食指呢？症状先是发痒，痒后再起小水泡泡，小水泡泡大小比小米粒稍稍大一点点，今天左脚的面积在扩大，已经蔓延了整个食指的表面，全是出黄水的小泡泡，其他食趾的感染面积没有扩大。

这时，忽然想起“食指连心”这个问题，对，是不是心脏病灶的排毒口啊？如果不是，为什么都是食指，而不是其他的部位？对，没错，肯定是，肯定了自己的判断，其实后来也验证了我的判断，这就是身体的神奇之处，如果这个时候去找西医，不知道会医出什么结果来？或开出近千元的药物？大概两周后右手、右脚的排毒泡泡慢慢痊愈，没有再扩张，左手也是维持在一分钱硬币的范围，约三周后消失不见了。但是左脚可没有这么简单，感染范围已经波及整个食指表面，甚至食指前部，且小泡泡出黄水，不断地出，不断地破裂，破裂后表皮干燥，再一层层脱皮，脱皮刚刚露出新的皮肤组织，再发痒、再出小泡泡、再不断地出黄水、不断地破裂、破裂后一层层脱皮、再……不断地循环往复。

脱皮刚刚露出新的皮肤组织好像不是我的皮肤似的，没有感觉，没有神经、没有触觉。一切还是在循环。这种循环一直持续到 12 月中旬才缓慢结束，结束后还是不断地脱皮，一层层一直脱到 2 月初，基本结束。这时的食趾新的皮肤有了感觉、有了触觉。排毒结束。这是食指排毒的全过程。

停服缓释片的胜利

◎ 9月2日

单硝酸异山梨酯缓释片已经服用4个多月，并且该药的副作用特别大，每天的中午头发胀，并伴有头痛，而且颈部两侧的大动脉胀痛，好在每天仅仅服用半片单硝酸异山梨酯缓释片，如果不服用该药，后果不堪设想，五六月份试验过三次，每次都极为危险。所以一直不敢轻举妄动，即使想停服，仅仅是想想而已。

那么到9月初，好像看到了康复的曙光，自7月22日以来，所取得的成绩非常显著，以前每日频繁发作的濒死感已经一去不复返；心脏频繁的压堵感没有了、心绞痛的不断袭击消失了……其他危险的诸多的症状都再见了。现在是否停止服用单硝酸异山梨酯缓释片呢？已经提上日程。如果停服，还会有以前的危险吗？思虑良久，决定再次挑战一下自己，9月2日开始尝试停服。

还好，今天下午没有任何问题，兜里拿着药，只要有症状马上服用，随时、立即终止停服计划，因为，以前的三次停服均是下午最危险，所以不敢有任何的大意，今天晚上也没有感觉身体有任何不适。

◎ 9月3日

早晨起床非常高兴，今天站桩除了感觉身体空空荡荡，心脏没有不良的感应，3日全天一切正常。已经是第二天，两天了，应该胜利了！

◎ 9月4日

近几日站桩的效果没有了以前的感觉，不知道为什么？今天心脏非常听话，愉悦的心情不言而喻。停服单硝酸异山梨酯缓释片已经三天了，身体没有不适反应，胜利了！

◎ 9月5日

下午，大约5点左右，心脏稍稍有一种不适，自己甚是犹豫，还吃药吗？不是正好还有半片吗？吃吧，自己下定主意。这是最后的半片单硝酸异山梨酯缓释片。接下来发生的一件事，使得家里剩余的单硝酸异山梨酯缓释片全部扔进垃圾箱。

◎ 2010 年 9 月 9 日

今天上班的路上，差一点发生连环交通事故，由于是早晨上班的高峰，京城的堵车是正常现象，如果，某一天没有堵车，你会感到非常的不正常。当时，正在蓟门桥下行驶，前面的小面包车可能载有重物，行驶非常缓慢，由于我想向左变道，希望避开小面包车，就在向左变道的时刻，结果小面包没有打转向灯也向左变道，后面接着开过来一辆大公交车，均是刹那间发生，当看到大公交过来，急忙希望回到原来的车道，结果小面包也在变道，急忙急刹车，差一点撞到小面包车车尾，结果由于我的急刹车，后面过来的大公交也是急刹车，如果不是刹车及时，就差那么几厘米把我撞在中间。如此危险！始料不及。

这一切均是发生于刹那间，吓得我出一身冷汗，心脏紧张的突突跳个不停，有马上就要跳出来的感觉，跳得非常厉害，稍有疼痛，幸亏没有发生大的事故。大约过了 10 ~ 15 分钟，心脏才算缓过劲来，精神上逐渐轻松过来。事后，想一想非常后怕，如果这件事情发生于五、六月份，有 90% 的可能发生心梗或猝死，感谢上天的护佑。这时，忽然想到停服缓释片的因素，哦，看来停服缓释片没有问题了，这次未发生的交通事故，应该就是一次考验。因此，单硝酸异山梨酯缓释片正式退出了辅助治疗或控制冠心病病情的历史舞台，这是治疗冠心病的伟大胜利。

困惑与神奇

◎ 2010 年 9 月 10 日

这几天站桩，进入的状态有延后的现象，入静没有问题，但是再找到以前百会穴非常灵动的现象，非常难，感觉百会穴好像被什么东西坠着一样，非常沉重，不能轻易地动起来。和停服缓释片有关吗？很是疑惑。目前就是百会穴没有六、七月份灵动的感觉。上焦随百会穴转动，而双手、双肩间缓缓的、通畅的水流感、气动感非常难以找到，即使找到，也不易捕捉，瞬间即逝，非常飘渺的感觉。

站桩也很难进入状态，即使进入状态，也要在站桩一小时左右，才偶然出现一种感觉，既是一种感觉，也是转瞬即逝。不知道为什么会这样，难道是停服缓释片的缘故吗？陷入了深深困惑之中！

◎ 9 月11 日

今天站桩，仍然没有找到百会穴清爽的感觉，大脑好像发木有一种沉重，头部有一丝丝的疼感，并且大脑右侧有一种愈发沉重的感觉，不知道是何种原因，心里起了更大的疑惑。

难道这是以前工作压力所致的排病反应吗？还是目前正在缓解压力对大脑的伤害？也就是说，通过站桩把原来，以前的压力所积累的毒素和对大脑的伤害正逐步恢复吗？还是正在缓解以前对大脑的压抑？不断地问自己。以前，从第一次站桩开始，从来没有对站桩的效果有过任何怀疑，因为，每天的站桩都有深刻的体会和感觉，但是，最近这是怎么了？困惑越来越大？

大概站桩到一半时间时，也许是偶然的一次动作变化，也许是自然而然的变化，还是最近站桩的困惑冲动，或是站中求变的因素使然，偶然的、轻轻地向下蹲了一下，并轻轻地蠕动，有一种最明显的感觉，和最深刻的体会，感觉到心脏的血管，在血管的边缘淤积的大量的堵塞物，这种感觉非常明显，以至于深刻的无法忘记，并且这种血管堵塞感觉比八月开长途车时的感觉更为明显、深刻而清晰。这种轻轻地蠕动，清晰地感觉到百会、涌泉、劳宫都调动起来，形成一个联通，应该形容为联动更贴切，把全身的经络联动起来，感觉百会有一条管子直通中焦。同时下焦转动涌泉时更是把百会、劳宫合二为一的联动起来，百会动——这种动态堪比以前的灵动，同一时刻劳宫也在动、麻、胀感几乎同时发生，涌泉像是树根一样牢牢地牵制着全身的脉络。

今天站桩是从来没有过的深刻体验，是对于病灶和全身感应的体验。今天的变化主要是，站桩途中比以前向下蹲了一点，比以前站的低。后来查证资料，才晓得，以前站的是高桩——似站非站，似坐非坐；今天站的低了，变成了中桩，仅仅是一个小小的改变而取得了如此大的变化，不得不让人感叹！站桩的神奇之处！

最近的困惑也迎刃而解，其实这种困惑的原因是高桩已经非常圆满地完成历史使命。以后，就看中桩（或低桩）的效果了，但是，此时，我却没有意识到站桩高低的改变，没有意识到高低的细微变化。

911 的危险与康复的曙光

◎ 2010 年 9 月 11 日

今天中午 12 点左右赶回学校，在地下停车场停车后，由于看到电梯停在一楼，没有显示上下，这时唯恐有人在一楼按电梯，猛然紧跑几步，也许这是正常的反应，但是，就在手指马上、即将按到电梯按钮时，心脏突发疾疼，疼痛得难以忍受，就像有什么东西炸开，或是裂开似的急发疼痛，一切均是骤然间，我咬紧牙关，不敢有任何的晃动，不敢有一丝一毫的动，伸着手，指向电梯按钮僵在了哪里，就像一个木偶模型，大约持续了 5－10 分钟，方才有缓和的迹象，才敢慢慢地活动了一下手脚，稍停了几分钟后，慢慢地可以上电梯了，好不容易走到办公室，整个下午一直有持续的微痛感，且无精神。

这是心肌梗死吗？还是瘀血的破裂呢？一切无从得知，只能猜想。那么这个时候，也许比较危险，是不是瘀血形成的栓塞会脱落，因此要严格注意活动的强度与轻重，注意吃药稳定瘀血。这时，每日一片拜阿司匹林、一次气虚血瘀中药汤，下午一次艾灸关元穴，早晚各一次 80 分钟站桩，这是每日的治疗内容。9 月11 日，对于我来说，今天很危险。颜色有些黑。

◎ 9 月 12 日

这个时候，无意间观察到，左手食指好像有出白月牙的迹象，仅仅在皮肤与指甲交界地带有一点点露白的迹象。目前还不敢肯定，这是好的迹象。除了双手大母手指外，左手食指仅仅是迹象，其他手指仍然没有月牙白。昨日的心脏微痛感今天才慢慢退去。

◎ 9 月 13 日

今天站桩大脑像木头，有转不动或找不到百会穴的感觉，百会穴好像丢失，直至半个小时左右，才有感觉，并且，手肩臂的气感很差。不自觉间，双脚十趾抓地，前后晃动几分钟左右，百会穴才有感觉，今天转动尾椎，终于找到气感。昨天和今天感觉上腹部有刺痛感，是不是排病反应，无法知晓，以前没有过这种感觉；且右肩沉重有痛感，是不是鼠标手的原因，只能是猜想。昨天和今天自己仍然没有注意到，站桩已经在过渡，这一切都是无意识中发生的。

◎ 9 月 14 日

12 日、13 日站桩的效果反复无常，时好时坏，不知道问题出在了哪里？这时候，仍然没有意识到蹲下去带来的巨大效果。直到今天早晨才找出了根本原因，站桩下蹲姿态与原来的高桩具有明显的区别。站中桩的巨大效果，这个时候才体会出来，因此，真正找到久违的效果，以及体会到下蹲带来的巨大改变。适才明白：得其法，明其理，变则用，顺则生！

顺应自然而然的法则，不要僵硬的强制“动”，不要逆身体内在要求，而犯过犹求急的错误。顺应自然而然的身体修复要求而带来的愉悦感受。

今天，站桩顺应身体自然而然的姿态，慢、慢、再慢动，感觉到身体的强大修复能力，多年以来对身体无休止的摧残，此时，身体上下十分难受，有一种无法言喻的悲伤，以及难以受压，要哭的感觉，身体非常沉重，沉重而不能自然地动，全身透气感非常差，并且以前的灵动感好像已经离我太过遥远了。

大脑就像被东西包住一样，或形容为被东西压制住似的更为贴切，越发沉重不能自拔，这些都是以前从来没有过的感受。这种压抑或难受无法形容，难受的同时却又异常舒服。压抑而又有一种舒畅的感觉，没有想到，仅仅这么小小的一个动作的改变，不但找到了以前的感受，并且超越了以前丢失的感觉。最大的成绩，找到了冠心病的病灶，这是第一次的巨大感受，感觉这样站下去，最多三个月就会康复，这就是当时的心情。乐观的马上就会康复似的。

这也是我第一次看到了彻底康复的曙光，确确实实，实实在在第一次看到了康复的方向！

神奇之处无处不在！

◎ 2010 年 9 月 16 日

除了重复前几日的感觉外，今天身体内部或肌肉有冒泡的现象。晚上差一点站到两个小时，出乎我的意料，主要原因是站桩时，忘记预置定时器。因此，对于定时器的作用不可小觑。这几天感觉身体好像在和一个十七八岁的少年对话，并且切实感到自己已经进入了一个崭新的状态、新的静态、新的内在动、新得体会、一切均在慢慢地体会之中。

◎ 9 月 17 日

今天服完最后一副中药，自 7 月 22 日开始到今天，已经服完大概 35 付中药，亲力亲为，中药加站桩治疗加西药控制，应该说取得了非常大的成绩。日常生活中，没有了往日的沉重与险象环生，没有了如果离开硝酸甘油就害怕的心态和担心。虽然还没有康复，但是，已经可以和常人一样生活工作，虽然有时偶尔还有症状，但是，已无大碍。

比如：上午坐在办公室已经没问题，也可以连续坐三个小时，这是最大的改变，下午还不能持续，更不能和常人一样跷二郎腿，这是目前的缺陷。因此，下午继续写毛笔字，毛笔的书法功底已经取得很大的成绩，就毛笔书法而言要感谢冠心病。并且今年 5 月开始练习毛笔书法的时候，最初练习的十几张纸成为我今天最珍贵的收藏文物。虽然写得非常难看，不成体统，然而，这是我最宝贵的记忆，最难忘的生命历程的见证。

最显著的成效是，4 月第一次熬中药时，我害怕走进厨房灶台，因为做饭或熬药时，燃气开火的热度，使得心脏受不了，憋闷、濒死、梗塞可能随时发生，因此，厨房的灶台几乎成为我的禁地，几乎成为死亡之谷，不敢走前半步，然而现在可以亲力亲为，因此，厨房的灶台死亡之谷转换成了熬制冠心病药物的工作台。这是最欣慰的。偶然间最大的发现还在后面！

左脚食趾不断地排毒，还在出小水泡，最近注意脚的变化，成为晚上常项，为了有利于毒水不断地排除，以利于心脏的早日康复，这几天经常洗脚，然而，洗完脚后，脚的变化使我大感惊讶。

以前跑步 8000 米，几年来也许是跑步的因素，脚上留下大量的老茧，硬硬的尤其是小脚趾外延和顶部，硬硬的老茧，却不见了，我大感诧异，怎么不见了呢？左右小脚趾老茧均不见了。还有，也许是跑步磨得两个食趾正面的茧皮，也没有了！更加惊奇的是，以前双脚的脚掌尤其是脚后跟硬的不能再硬的老茧也没有了，右脚的变化最大，没有了一点茧皮，软软的、柔柔的红润；

左脚除了脚的左后边前侧有一个老茧，其他的区域基本和右脚差不多，但是比右脚差一点，区别最大的地方，就是左脚左后边前侧的老茧在开裂，开裂的同时在脱皮，一层一层的不断开裂，不断地蜕皮，就是没有流血，裂的不是很深。

我不断地注意这个区域，就这样开裂、蜕皮不断地重复（从发现之日起一直到2011年1月中旬，脱皮结束，但是裂口还没有完全愈合，2011年2月中下旬，左脚左后边前侧的老茧彻底不见，完好如初的皮肤和整个脚融为一体，软软的红润。这是站桩的功效）。

这才想起，刚刚开始站桩时，双脚出汗如流水，一个小时的站桩，大约半个小时左右双脚就开始打滑，因为出汗太多了，整个拖鞋都是湿湿的，所以一个小时的站桩，就脚的位置要挪动好几次。

后来换了布鞋，鞋垫都是湿的，但是这个时候出汗比以前好了许多，站桩大概半个小时后脚才出汗，出汗后就是热热的，不是通常的热。（到2010年底，基本不怎么出汗了，仅仅是发热，非常热，热热的）

后来查证资料，脚代表了内脏，也就是人的第二心脏，不同的部位代表内脏的不同位置。不知道左脚左侧老茧代表了什么部位？这是站桩的功效，潜移默化的功效，不知不觉的改变中，神奇之处无处不在。

站桩的良性意识

◎ 9月18日

最近偶得几册书籍，《生命不仅仅如此》书中站桩内容吸引了我，书中阐述的站桩“良性意识”具有借鉴意义。良性意识和恶性意识对人的影响是同等的，这些意识影响的就是我们的能量。这个能量是巨大的，它们平时储存在我们的肾部，我们说‘命意源头在两肾’，说的就是这个生命的能量。当我们的肾上腺素充分调动的时候，我们生命爆发的能量是惊人的，是相当大的。怎么调动这个能量呢？用我们的意识。我们的意识如果处于良性的，那么身体一定是好的；属于恶性的，身体一定会变得很坏。

比如说不同的人接到了癌症宣判书，有的人凭着坚强的意志，乐观的心态，延长了寿命，叫“战胜了疾病”；有的人本来按照常规三年以后才会出现致命问题，但是才一个月，人就不在了。甚至有的人因为拿错了检查的片子，还来不及改正，已经被自己吓死了。还有的是误诊，根本就没有癌症，弄错了，但是同样人也去世了。这就是意识导致。

类似的这种事例很多。我们在生命紧急的时候可以跨过平时不可能跨过的壕沟，可以产生无穷的爆发能力，这一切的变化都来自于我们对自己意识的调动。在某一种状态下，是不需要我们参与任何的主观能动性的，就是当生命出现危机的时候。生命的自救是由不得你的，危机的时候它自然就爆发出这股力量了。

当我们在练功的状态，我们的思维作用消退，潜在意识上升，代之而起的是我们处在生命的潜意识转化为显意识的状态中，我们整个状态的意识是阴性意识，在这种情况下，我们生命的能量充分的活跃，这时候我们的意念对它的影响比平时就大多了。平时我们都属于逻辑思维状态中，这种状态下我们的大脑和我们的身体是没有联系的；而在阴性意识状态下，我们的大脑和我们的身体是息息相关的，这个时候我们发出内心的、自我的激励是非常重要的，这就是我们在做功时说的，面含微笑，良性意识。

但是，很多时候，在练习这个桩功的时候我发现，很多人被现实生活磨砺得连微笑都不会了，这是我万分惊讶，没有想到的。一开始我不知道，我还说，面含微笑啊；他们回答，微笑了啊。可是，一点笑的意思都没有。他不是不给我配合，是他以为自己在微笑，但是就是笑不起来！你们相信有这样的事情吗？现实的世俗生活，竟然导致了无数不再会微笑的成年人，这是长期生活状态的后遗症：心都被封闭了，哪里还有从心出发的、发自内心的微笑呢？

睡功之功效

对于书中睡仙功经典内容更是颇感兴趣，其实感兴趣的不是睡功本身，而是睡功可以返老还童，很是神奇，这是有生以来，第一次接触到如此神奇的内容，如下：

为什么要练睡功？从理上讲——这是万物的道理，睡功就是帮助我们去睡眠的一种功法，直接的解释就是这样。睡功帮助我们的睡眠从睡眠的质量，到睡眠的各种状态，都处在一个最佳的效果。因为了解而运用了这套功法，而从此夜里就能够深深的入眠。

“但是从理上讲，人为什么要睡？‘睡’在宇宙中表现的意义是什么？像以拳阐道，睡的道理是什么呢？”我相信绝对没有一个人会认真地来想“人为什么要睡？睡的道理是什么？”包括失眠的人。我们习惯太多太多、各种深入到我们生命之中的现象了……

“在我们的‘大道至理’里面，宇宙是太极由无极而生，太极叫‘抱一为天下式’，这是一个宇宙的大理，而抱一之后又道生一，一生二。这个‘生二’生的是什么东西？大道至理，大道至简，二就是阴和阳。这两个孩子——阴和阳又各生了三男三女，他们加在一起就是我们的八卦。那么道生一生二。在这个过程中我们可以了知万物的理法术，首先要知道的是道一之理和阴阳之理。道一就是所有的我们生命的最高状态，是道一的状态，是回到本原的状态，是回到空，回到无的状态里面去，达到了道一的状态；其二，天地生出了阴和阳这两种物质，阴阳的相推，就延生出了宇宙万物。

“太极生了两仪，阴和阳，这阴和阳在我们人，比喻为男人和女人。在我们的空间就是天和地。阴阳的结合才能够产生万物，这个道理，也是天人本一。在我们个体的睡眠中，把我们醒着时候个体逻辑思维的理性状态，称为阳性状态，把我们的睡眠称为阴性状态。在睡眠的时候，我们的显在意识退位，代之以潜意识，睡觉的时候就是我们的潜意识状态，这个状态我们叫做阴性状态。我们人必须要有阴性状态和阳性状态两种的交替。”

“阳性意识的作用是什么？是为了让我们的大脑可以尽量地支配我们自己去认识这个，改造这个世界，去创造更美好一些的未来。那么阴性意识的作用又是什么呢？是让我们的生命，与我们的精神真正地保持一致，使我们的生命，能够在自我的潜意识状态下，能够理解自我，帮助我们修复我们的身体，使我们的身心处于一种平衡状态。

“所以晚上熬灯守夜的人，身体一般都不好，很快会得糖尿病之类的。因为不让自己的身体和思维休息，就完全打乱了人体自身的一个自然的规律。晚上十一点以后还熬夜的人，长年累月，肝、胆就不会好，因为这个时候是行胆气，肝胆火旺。早晨五点的时候是行大肠经，如果早上五点钟起来吃早饭，这样的人肠胃的吸收肯定很好。讲到这补充一点，如果在早晨五点钟起来吃药，吃任何的一种药，它的药性都是发挥得最好的，药的效果起码会好几倍。不是因为药的好坏，而是人体吸收得好不好。因为这个时辰正好行大肠经。

“继续回到睡眠。人处在这个自我的状态里面，我们的生命在自动地认识我们，这个状态在西方的医学叫生物回馈。因此，睡眠与白日，一种是表现阴性功能的潜性思维，另一种表现阳性功能的逻辑思维，完全不同的两种状态。它们必须交替、交汇，必须像早上出太阳，晚上出月亮，白日、黑夜这样交换着来，如果说打破了这个平衡，我们就叫阴阳失衡。从中医的角度来讲，阴阳失衡就得病了，生病就是阴阳失衡。睡，是非常重要的，因为它暗合天理，它是我们的阴阳状态的正常交换，是宇宙阴阳之道的根本，这是道，是睡的理……”

靠睡功提升了智慧，我们身体的物质就是肉。但是我们又说物质是精，不矛盾的。我们说的精，就是物质的精华。道家对这三个的综合认识，既是精、气、神，构成我们对人、对于我们生命体的认识与理解，也是我们看待事物的三个层面。我说的这个就叫万物之理，知道了我们生命的综合层次的，就叫法。这个精气神就是法，那么这个精气神修炼的具体的技术——像我们刚才说的睡仙功，就是术，在睡仙功中体现出精气神的修炼。

“改变睡眠状态只是一个根本，是最起码的。然后，既然是一种功，很多人会有疑问，睡功是不是要求保持一个姿势？怎么运用我们的意念？还有气在体内如何的运用？”

“所以，练睡仙功的时候一定要注意三调。放松、姿势，是调我们的身；然后，用意念去想，宇宙，我，这是调什么？调我们的神；气在我们体内的作用，能量的作用，是在调我们的气。睡功通过这几方面的组合，变成了一个技术，这个技术完美地反映到我们生命中‘精气神’的训练方法，而这个训练方法就是为了帮助我们体会宇宙中阳性状态和阴性状态的交媾。”

“其实我们练功中所有的功法、所有的技术，都在实践这个法，睡功、桩功都是在实践这个法，而这个法又是因为我们的理带给它的，是阴阳的根本自己带给它的。其中睡功是尽量地执行了法对我们的生命中这三个层次的完美运用。一定要注意我说的这三调，调身，调心，调息。这三者的结合就是气的运用。”

“练站桩不一样。但是站桩可以先练高桩，就是站得高一点，再是中桩。高桩双腿微曲就行了，但是慢慢就要过渡到中桩，到了中桩的时候你们的身体已经不仅仅是在治病了，它是强健你们的内脏功能的。”

睡功要领：仰面，平躺在床上，尽量不用枕头，双手交叉搁放在小腹丹田之上，男，左手、左脚放在右手、右脚的上面，女的反之。

模仿收功之误

但是，书对于站桩，却有了专业的“变革”，并且我对这个收功模式也充满了好奇。首先在9月中旬之前，我站桩时，站完桩是没有收功，即使有也是借鉴太极拳的收功，站完桩，缓慢直立、双腿并拢，静立三分钟这就是自然的收功。

因此，《生命不仅仅如此》中的站桩的收功，改变了以前的站桩没有收式的方式，就是因为这个收功模式，却对身体造成了很大的隐患。他的站桩功收式：

（1）双脚站桩步，双手捧气对准丹田部位时，意想全身真气源源不断地收归丹田，不在启动。

（2）双腿直立，双手贴身收置于小腹丹田处，双掌重叠（男左手在内，女右手在内），掌心向内，紧按腹部，要十脚趾两脚抓地，持续用力。

（3）三分钟收功，全力收小腹提肛。作用：能帮助真气收归丹田；必须持续三分钟以上，用鼻息微微换气，小腹不能突起。

（4）三分钟的把握：收式开始时，开始有规律的数1～120个数，这是两分钟；这时双手由丹田上移一寸（稍向上移动一下），意想全身真气回收气海，永不再动，这时再数60个数，三分钟收功完毕，双腿并拢。

（5）利用双手布满的真气，双手摩擦三五下，即奇热无比，是用手心摩擦而不是用手指，马上热气敷面，这时双掌间有一团炙热的火球，这个意念可以加速手心的热度已经到了不能忍受的时候，就把手敷到脸上。意念手心的热能从手心渗透到皮肤的深层，渗透进每一个细胞，每一个皮肤组织，每一根血管和神经线，热能活化脸部的细胞，展开皱纹，消除雀斑，可以意念热能消除脸部皮肤的问题，感觉余热吸收完毕之后，就轻轻地，将手心由内向外，由鼻子上方往额上旋转，经过脸颊，来到下巴，又往鼻子上方旋转九圈，这时候，手掌和脸部皮肤是似接触的，动作很缓慢，这时候的意念是双手是在抚摸一块光滑绸布。

收功最后的布气摩面是借鉴的导引术第一节，布气摩面共两次，站桩收功完毕。

（注：直到2012年初，我才知道犯了一个致命的错误，就是因为这个站桩收功，对身体带来了更大的伤害，用了5个多月的时间，身体才得以修复，其实，站桩收功很简单，仅仅静静站立几分钟即可，然而，目前的我，着相了！）

站桩注意事项：站桩结束后，10分钟内不能喝水，半小时后方可洗浴。原因是：①练功刚刚结束时，体内真气运行状态需要恢复到常态时喝水才不会对其产生伤害。②练功结束，身体大汗情况下，毛孔处于张开状态，此时无论是洗热水澡还是冷水澡，都极易引起湿气入侵体内，常年积累会引发多种疾病。

排病反应结束与开始化瘀

如果说在此前，以站桩和中药治疗为核心，以西药控制为辅助的过程，逐渐走出危重状态，那么接下来的挑战就是逆转冠心病的过程，真正的化开瘀血的过程开始了。

其实，真正开始化瘀才刚刚开始，瘀血是自上而下的化，而不是整体化瘀。这符合站桩气到血到，气血相伴，气血下行的实证。同时也说明瘀血的形成是自下而上的慢慢积累、叠加组合形成血栓、血瘀、血块、斑块，慢慢地成长为血瘀组织，根据它的发展和深入，最终和血管壁生长成为一个整体。因此血瘀斑块也就成为血管自身的组织，你中有我，我中有你。在这个基础上瘀血组织开始缓慢地发展，瘀血发展的同时，不断吸收血管肌体组织，也就造成了血管不断地萎缩、硬化，使得该处不断地收缩，最终该处血管不断地狭窄、狭窄、再狭窄，使得血流难以满足身体的需求，而出现各种各样的症状，直至梗死或痉挛。这种狭窄有时不止一处，甚至多处，或者在孕育多处，或者在缓慢发展。因此，脱离排病反应，只是第一阶段的结束，真正的康复治疗才刚刚开始。目前化瘀是最上部散乱的瘀血组织，密密麻麻，遍布在动脉上部，其中风险最大的地方就是血管的三岔口。

但是，这个时候的我，是不知道上述情况的，一切都在迷茫之中，在迷茫中摸索、前进、总结、再总结、再前进……所以我采取了各种动作、各种方法，目的就是为了尽快康复、提早康复，是康复的情绪发挥到极致，如果采取静桩也是非常好的办法，唯一的缺点可能慢一点，但是快慢的程度，以及采取动桩、静桩、还是动静结合，一定要根据自身的情况，进行选择，采取最安全的策略，是上上之选择。所以，我的康复过程仅仅是各位病友参考的依据，择其利而选之，其不利者而弃之，这就是我的建议。

不同程度的排病反应基本上可以经历整个站桩治病的过程，直到100%的康复，其实就算全部康复，对隐藏于经络、骨髓、骨骼上的隐性疾病，还有不同程度的排异，这个过程将不少于3～5年，前提是每天站桩不少于2小时。因此，以下这是截止到9月的排病反应，也是我排病反应的剧烈的阶段。

（1）4月胸部好像有千斤巨石，压抑得透不过气来；

（2）走路时，脚底无根，发飘、轻飘飘的，就像脚下没有根基；

（3）也许是刚开始站桩的缘故，身体排气（放屁）现象严重，随后接下来的几个月逐渐减少；

（4）饭量逐步减少，这个时候不是因为马上进入夏天的缘故，和夏天没有关系，但是心里想吃却吃不下，直到开始艾灸，饭量才逐步改善，胃口是越来越好；

（5）从站桩一开始就腰痛，间歇性的、周期性的，没有规律，几乎隔一周或两周或3~5天，周期性的循环，有时轻有时重；

（6）头部大脑有刺痛感，没有规律，有重压感，有意识错乱的感觉或现象，好在，这种情况不是很长，也就维持了3个月左右；

（7）身体发低烧，似感冒非感冒；

（8）口腔上火，症状不一，时轻时重；

（9）桩中胸部痛感，心脏部位接连的压迫感、发紧的感觉频现；

（10）开车时，胸部与腹部感觉严重不适，到8月份感觉变为血管有堵塞的感觉；

（11）艾灸足三里，心脏有刺痛感；

（12）艾灸关元穴，心脏有比较重的感觉。

（13）感觉头部、脑部固化，硬如石块，僵如灌铅，休息恶化，曾周期性循环，时好时坏，经历3个月左右，之后休息逐渐恢复，如婴儿般甜蜜。

好在这一切的排病反应，均在不同程度消失或减轻，因为站桩一直在继续，但是对于口腔上火的问题，一直不能迎刃而解，困惑了整整的一年，谜团直到2011年10月份才解开。

深夜荒郊站桩的风险

◎ 2010年9月20

今天早上，感觉体内有一条东西在活动，不如说是窜动，大概持续了约十几秒，是在慢慢逆时针转动尾椎时无意中感觉到的。不知道是不是真气，这种现象以后再也没有感觉到过。可能是体内带脉气血通串的迹象。

◎ 9 月 26 日

今天晚上转动尾椎带动体内真气整体启动，感觉到了心脏的堵点，转到了堵点，没有发生疼痛，只是慢慢地转了过去，好像转棉花似的，软软的，看来又通了一块瘀血，这块瘀血应该软化了，或者说最狭窄的部位被气血又撕开一个口子，这个被撕开的瘀块软化了，未来的身体逐步的康复也验证了这一点。

◎ 9 月 27 日

日前感到丹田堵气，好像有一团气堵在关元处，使气下沉过不了关元，更到不了会阴，看来还要继续，其实这时的我哪里知道，错误的收功方式几乎害了我。

中药停了两周，没有感觉到有什么不适，更没有发生什么问题。也没有感觉到什么问题，再观察一下。所有的这一切我都在尝试，尝试解脱对于药物的依赖。腰部右侧肾部有丝丝的疼痛，仅仅是轻微的，不知何故。

◎ 9 月 29 日

这几天，转动尾椎时病灶处有痛感，有一种不通的感觉，被堵塞了，很不舒服，但是转动时，能过得去，转的动，有时是轻微的痛感，用力控制时，能够转的过去。而没有发生类似上次的撕心裂肺的剧痛，应该是最狭窄处基本上疏通了，血流流量能够保证生命安全，目前应该是在跨越危险期，向康复出发。

◎ 10 月 1 日

国庆节郊游，由于规避堵车，下午出发，下午大概 4 点多到达雾灵山下的雾灵湖畔，被湖边美丽的秋色所吸引，当晚住宿在雾灵宾馆，晚上的站桩成了一大问题，到底在哪里站，房间的空气显然不如湖边，对，晚上就到湖边站，空气清新、风景迷人，自己的内心对这一决定沾沾自喜。晚上九点正式站桩，在湖边的山凹找了一个僻静之处开始站桩，湖边的空气确实非常的清新，但是夜色无法和城市相比拟，这里除了星星点点的灯火，宾馆的灯光俨然成了最大的灯火通明，其它之处几乎是不见五指，好在清风习习，还有稀稀拉拉的游人晚上散步。我细细地体会着这一切，感觉着体内脏气的变化，大概站到半小时后，不知道为什么内心深处有一丝丝的害怕，开始没有注意，自我安慰是自己吓自己，但是为什么害怕，我却无从得知，随着时间的延长，这一丝丝的害怕却越来越强烈，害怕的根源是什么，却不知道，环顾了一下四周，四周除了柏树和风声纠缠在一起的莎莎声，就没有什么了，内心无法再平静了，看看表已经接近9：50，收功吧，匆忙收功回到宾馆。

晚上休息，十点半到十一点半，大概最多一个半小时左右的睡功，已经持续近两周的时间，即使外出旅游或出差仍然例行不止，因为睡功比较简单，反正都是睡觉，何不试一试，这就是我练习睡功的原因。

但是今天的这个睡功，却和以往有了很大的不同，自己迷迷糊糊，不知不觉介于半清醒状态，大概半小时后自己感到毛骨悚然，从头顶开始一直延伸到后背有逐渐的麻胀感，以及感觉整个身体汗毛都竖起来了，恐怖感袭来，吓得我坐了起来，看看孩子和爱人睡得很好，而我却怎么了，是丈二和尚摸不着头脑。

过了一会再睡，放弃睡功，自然睡吧，也许会更好，但是接下来一直到黎明，噩梦连连，恐怖至极，吓醒了，再睡；再睡又吓醒了，就这样好不容易持续到天明，我这是怎么了，因为出现了这种情况，再也不敢登山了。

后来接触到道教和佛法，才知道自己遇到了附体精灵，并且深夜荒郊野外站桩是大忌，绝对是不可如此的，如果你是一个彻底的唯物主义者、无神论者，那么我建议你可以试试，世界上是不是有鬼神的存在，到时候自己就会体会得到。

因此，这个灵性深夜对我的骚扰一直延续到2012年年中才基本结束，当然，从因果分析，也许这是我的因果因缘或是冤亲债主。

你相信世界上有鬼神吗？如果你不相信，就请深夜到深山老林去站桩。

度过排病反应，还有身体整体的调理和脏器修复，当这个阶段进入尾声，有一天，无意中突然感觉到血管中附着物的体验，犹如钉子或是楔子，附着感非常强，非常硬……此时，就开始做梦，我以为这就是最后的瘀血，现在回想起来非常好笑，这哪里是最后一块瘀血呀，这是第一块被气血撬动的瘀血斑块，散点化瘀开始了，当时，我永远没有想到化瘀是这样开始的。

第五章

开始散点化瘀

实质性化瘀的开始

◎ 2010年10月3日

在雾灵山附近农家院，第二天不知道为什么，腰疼的特别厉害，这是站桩以来从没有过的腰疼，晚上休息不敢平躺，非常难受，不过还好，还能凑凑合合的开车，好不容易才把车开回家，哎，这个国庆节玩的真是不轻松。持续腰疼不断地在减轻，感觉每天在减轻一点点，但是不管如何腰疼，站桩从来不会中断，更不会为了腰疼而停止站桩。因此，这次腰疼持续大概两周多一点的时间，结束了。以至于后来虽然偶尔有些腰疼，但是再也没有持续疼过，腰疼的排病反应彻底结束了，这次是腰部最厉害、最大的一次排病反应，也是最后一次。

◎ 10月5日

最近几天，站桩“动”的幅度慢了下来，心情也已经从紧张的疾病状态解放出来，整个身心感到从来没有过的愉悦，非常的舒服，体内如火炉一样的蒸腾，静与动的结合，缓慢地接受微观能量，桩中印堂有明显的重感，有时是发胀，身体有时不自觉的连连震颤，体会从来没有过的松静，这种松静让整个肌体达到了前所没有的放松，上下松静一体，松中有动，动中有静，动静结合，相得益彰精神合一。

前不久的左脚十趾排毒现象在逐渐愈合，同样左手十指和脚部的愈合现象几乎同步向好的方向发展，十指连心，可能是心脏排毒的一种新方式或者是一种排毒效果，同时左右手上的月牙逐渐增加到了六个；我记得7月底8月初时，双手的月牙合计才有三四个，这是气血复苏的胜利，但是随着对手指月牙的观察深入，手指月牙现象经常是反复的，有一段时间出现，结果过一段时间又消失了，每个手指要经过若干次反复，手指月牙才可以稳定，但是这种稳定复苏的现象要经过很长时间，才可以确认，这也说明气血的恢复需要一个漫长的旅程。

好的现象越来越多，右脚脚底板和脚后跟红润变软，与左脚的变化相比有较大差距，左脚外侧至脚后跟一直很硬，最近以来经常发痒，脱皮；再发痒、再脱皮，不停地循环，这说明这一区域所代表的脏器正在气血的调动下，开始充满活力，修复的力度在加大，气血有所充盈，经络开始通畅。

◎ 10 月 8 日

今天站桩比此前又低了些，中桩使我惊讶的是，病灶部位好像全部暴露了出来，包括胸部以及上腹部区域，整体性疼痛，转不动，气不通，很难受。病变部位感觉十分明显，一个半小时都是在体会痛感的觉受，这种病灶部位鲜明的疼痛，是第一次发生，当初，记录最初的体会时，幻想的认为，这是冠心病的最后康复公关，再化解最后的瘀血。其实回忆这个时候，有这种想法完全是对于康复的过渡期望。这时离康复还有十万八千里，现在有这个感觉预示着站桩化瘀已经进入了实质阶段，是新阶段的开始，是真正化瘀的开始，这说明，以前排病症状均是为现在化瘀做准备，也就是说，真正的化瘀开始了。

虽然目前很多症状已经消失，但是不能说明瘀血不存在了，仅仅说明病灶处血流流量可以满足身体各种活动的需求量，狭窄处的血管，厚重的瘀血有所收缩，或是瘀血表面组织，新鲜瘀血被吸收了，仅仅剩下厚重的血管硬化瘀血组织，这个整体需要一个长期的时间，进行化瘀。这是我的实证分析。

◎ 10 月 9 日

今天仍然在延续昨日病灶反应，心脏病灶感觉堵塞非常明显，看来站桩不能站死桩，变则通，除了堵塞感就是病区的疼痛。非常可喜，这种明显的堵塞感，可以确认，真正的化瘀很快就要开始了，但是当时的心情，我却认为这是最后的瘀血。所以说，当时高兴以为，马上就完全康复了，过于天真心情可以理解。

北京的秋天非常的凉爽。晚上站桩时，面对窗口，习习清风徐徐而入，煞是凉爽。这种站桩会不会感冒呀，应该没有问题，对，继续站下去。晚上休息时，问题出现了，开始全身发冷，非常强烈，过了凌晨 2 点才有所好转。但是 2 点以后又开始发热，热得难受，就这样一会冷、一会热，交替进行，热的时候没有办法，冷的时候就去喝水，我知道自己感冒了，这不可能是排病反应，一晚上没有睡好。

第二天早晨起来，感冒好了，这都是站桩的功劳。感冒的原因也查到了，站桩时不能对着有风的窗口，这也是忌讳。因为窗口的风来自一个方向，并且不停地吹，和自然界的风不同，自然界的风，不会来自一个风向。幸亏当晚窗口风力不大，再大一点肯定得风寒感冒。因为站桩的时候，全身的经络和穴位都是开着的，如果长时间受到这种邪风的侵扰，肯定得大病。

◎ 10 月 10 日

站桩不仅仅可以治疗脏腑的疾病，还可以改善内脏的功能，站桩的意义要远远大于养生，也是道家功法的精髓。

今天仍然延续前几天明显的症状，新阶段的开始，是已经确认的事实。几个月下来脚部各个区域也在不知不觉发生着变化，红润发软，硬结板结的脚部肌肉得到了极大的改善，不知道从什么时候开始，桩中双脚的出汗，越来越少，但是还是有，却比以前少了很多，但是双脚确实很热，这种热贯穿整个站桩的过程。

睡功有了很大的效果，呼吸可以微弱的程度，甚至和皮肤毛发一起呼吸，发展到极其细微的效果，今天周日，练习睡功午休，却出现了神奇的一幕，自己明明在午休睡觉，然而，却听到有细微呼噜声音。自己仔仔细细地听，希望听听来源于何方，没有发现。昨天也是如此，可是不知过了多久，呼噜声越来越大，蓦然意识到是自己在打呼噜，仔细听，就是自己，千真万确的就是自己。这一个发现却惊醒了睡觉的“我”，我实在想不明白我的意识在清醒，而我的肉体却在睡觉，难道意识可以和肉体分离。

带着这个问题，我咨询了修行的道长，才晓得人是有灵魂的，虽然身体休息了，意识也就是自己的灵体，而意识却没有休息，睡功印证了人是有灵魂的。又对我这个极力反对有神论的一个打击。我在向修行靠近。

耳朵与脏腑经络的联系

◎ 2010 年 10 月 19 日

左脚外侧以及脚后跟，仍然不断地脱皮，有愈演愈烈的倾向，脚后跟开始出现裂痕，走几公里的路就有疼的感觉，未站桩以前从来没有过的现象，脚部反映人体不同内脏部位，也成为人的第二个心脏，这种现象应该是脏器的反应，由它去吧。

继续站中桩，效果非常的理想，胸中是持续不断地不适感，尤其是以尾椎为转动核心“动”，带动胸部内在经脉的活动，堵塞的症状很明显，但是目前出现了非常好的征兆，就是这种症状愈来愈轻。

◎ 10 月 21 日

不知道从什么时候开始，可能是从 2009 年初，左耳耳道内有蚁感，好像一只微小的蚂蚁在爬行，这种感觉似有非无，并且没有规律，有时候右耳也似乎有这种感觉，到 2010 年初已经是非常明显了，就是原因不明，5、6 月份开始站桩时，却是愈演愈烈，越来越厉害。但是这种感觉不知道从什么时候开始，很长时间没有发生了，非常值得祝贺。

耳与脏腑的生理病理联系中，肾开窍于耳、心寄窍于耳。《灵枢·五阅五使》说："耳者，肾之官也。"《灵枢·脉度》说："肾气通于耳，肾和则耳能闻五音矣。"肾为藏精之脏，肾精充沛，则髓海有余，耳窍濡养有给，表现为听力聪慧；若肾精亏损，则髓海空虚，耳失所养，出现耳鸣耳聋。听力出现减退，即与肾中精气衰减有关。近年来中医学的有关资料中，几乎均将耳鸣耳聋作为肾虚辨证的重要指标。国内外不少学者对肾与耳的关系作了大量的临床和实验研究。人们发现晚期肾功能不全患者每有耳鸣耳聋症状。作肾透析和肾移植治疗的病人常有听力损失。临床和动物实验均证实，耳毒性抗菌素对肾脏有毒性作用，而抑制肾功能的利尿剂也可引起耳蜗损伤。看来耳朵的问题和肾有关系，肾部有刺疼感，也是很长时间了。

心寄窍于耳：耳与心在生理病理方面有一定联系，对此《内经》中就有明确的记载。《素问·金匮真言论》说："南方赤色，人通于心，开窍于耳。"心本开窍于舌，而舌并非为窍，故有"心寄窍于耳"之说。所谓"肾为耳窍之主，心为耳窍之客"（《证治准绳》）。正是此义。在病理方面，心气不平、心血不足、心火暴盛等均可导致耳疾。如《严氏济生方·耳门》说："忧愁思虑，得之于内，系乎心。心气不平，上逆于耳，亦致聋聩、耳鸣、耳痛、耳痒、耳内生疮，或为聤耳，或为焮肿。"《古今医统》说："心虚血耗，必致耳鸣耳聋。"由于精神紧张导致心火亢盛而出现耳胀耳鸣暴聋的病症，于临床时可见到。近有文献报道，以"心寄窍于耳"的理论为指导，用养心安神、通阳开窍方药可有效地治疗心源性耳聋。

原因终于找到了，"肾为耳窍之主，心为耳窍之客"耳朵出现的症状是肾虚的表现，而肾有制约心脏，肾虚引发气虚，气虚致血瘀，血瘀又反映到耳朵，这是一个相互制约的体系，原因还是心脏瘀堵。

体臭与辟谷

◎ 2010 年 11 月 2 日

今日站桩，不时地嗅到一股股的臭味，好像是腐臭的味道，很是诧异，难道书房里有腐烂的尸体，真是无稽之谈。不断地疑问，反思，搜索记忆，对了想起来了，上周末，也就是 30 ~ 31 日，参加了一个道家举办的半辟谷，静坐辟谷。辟谷的第二天，静坐中一直就是这样的味道，我的旁边是一位老者，我一直以为这种气味是老者身上散发出来的，就没有介意，怎么这种味道到我家来了。

这怎么可能呢！那么有一种现象可以肯定，这种臭气一定不是在老者身上发出来的，一定是自身。对，一定是自身，哦，刹那间，自己明白了，这是自身的排毒，看来辟谷排毒还没有排完，再继续排，原来半辟谷的效果如此之好，那只有好好体味排毒的气味了。

辟谷又称“却谷”、“断谷”、“绝谷”、“休粮”、“绝粒”等即不吃五谷，而是食气，吸收自然能量。过去道家当做修炼成仙的一种方法，而今是辟谷养生指导师运用能量来修养身心。人食五谷杂粮，在肠中积结成粪产生秽气；同时，道家认为清除肠中秽气积除掉三尸虫，必须辟谷。为此道士们模仿《庄子·逍遥游》所描写的“不食五谷，吸风饮露”的仙人行径，企求达到不死的目的。

人的肝脏是一个生化工厂，既是消化器官，也是解毒器官，正常人进食后，无论有毒无毒的成人，都要肝脏分解或化合处理后才能进入人体血液，辟谷由于进食很少，肝脏负担变轻，会回过头来清除血液里的毒素，使毒素深度降低，同时合成有益于身体免疫的活性物质。例如，辟谷后，血液中高密度脂蛋白会升高，高密度脂蛋白能降低血脂，修复血管硬化，逆转冠心病、高血压。

其一，人体的衰老和疾病，主要原因在于大肠里的粪便堆积和发酵，产生了有害物质，使人体慢性中毒，故从人体健康而言，人体中的废物有粪、尿、汗、二氧化碳等，而以粪便危害最大。大肠是专门收纳粪便的，如果清除不尽，就会产生多种毒素，变成各种慢性疾病加工厂，为百病之源。所以要想治病，须先清理肠胃，以保持体内内环境、内空间清洁，从而促进各脏腑功能，提高免疫能力。如心脏病、血液病、脂肪肝、乙肝、糖尿病、妇科病、风湿类疾病、高血压、肥胖综合症、肠胃病、鼻炎、哮喘病、矽肺病、全身浮肿、口臭等，这些被称为不是癌症的不治之症，通过辟谷均能收到意想不到的效果。随着辟谷日程的增加，体内白血球数量超过正常的一倍或数倍，来吞噬病原菌，治愈疑难杂症乃至绝症。辟谷能系统地改善和调节消化系统、循环系统、呼吸系统、神经系统、生殖系统、泌尿系统的功能，而且无任何毒副作用，这是任何药物所不能及的。

其二，辟谷也是健美的好方法，它从根本上解决了能量的吸收问题，不仅使胖人能瘦下来，而且还能使瘦人胖起来，皮肤光泽润洁，起到双向调节作用。

其三，从气功养生、修炼的角度讲，通过定期和不定期的辟谷，可使细胞处于“缺食夺气”的状态，使人体内外气相通，产生天人合一功效，加速细胞与外界物质和能量的交换，夺取大自然的宇宙真气（灵能），同时使人更易放松入静，大脑潜能得以开发，启智开慧，是修为层次提高的捷径。同时还可降低体温，减缓人体脉搏跳动的次数，延缓衰老，健康长寿。

辟谷还具有更深的一层意义，它不是纯粹的挨饿，而是具备了练功而带来的特殊效果。中国辟谷理论认为每个人的身体都有一套阳性系统和阴性系统。阳性系统就是我们日常一直在用的，比如说整个的消化系统；而辟谷是用一套方法，关闭阳性系统（同时使胃酸停止分泌），开启阴性系统。在这个状态下，大脑始终处在一种全新的功能态，体能和潜力得到了充分的调节和发挥，身体方面的负荷得到减轻，元神得到最充分的运用和发挥，脑细胞的功用充分得到调动。因此，人与自然宇宙沟通活跃，外界的多种信息源源不断地输入大脑，此即“天人合一”。因此，人在这个状态下，即使好几天不进食，也不会感到饥饿，体力和精神状态反而会加强。这些表现在肢体灵活、双目有神、头脑清晰、思维敏捷，记忆力增强、理解力增强、意志力和忍耐力也大大加强，极易启发和诱发人体种种潜能。同时，也产生对宇宙真谛的思索和理解，以致可以产生各种特异思维，解决许多常态下无法解决的问题和困惑，终将导致灵力和智慧的飞跃，灵感也随之而产生。但是，中国古代留下来的学说很多，有些近于玄说，这种阴性系统也终究未能被人证明，也没有人能够终生不进食而可以辟谷存活，很多辟谷者对此过于相信，强行辟谷，导致发生身体损害的例子不胜枚举。

生理功能的变化，在辟谷期间，高血压患者的血压会显著下降，低血压患者有的血压反而会上升，但视觉、听觉及触觉变得敏锐，记忆力和联想力也会增强，白细胞的数量在辟谷第一周之内没有改变，第 7 天开始增加，至第 11 天起急速增加，日增 1.57 倍甚至更多，说明辟谷能提高机体免疫力。一部分人在辟谷期间，全身会释放出一种特有的臭气味，连呼出的气体亦有臭味，这是由于体内的代谢废物，有毒物质经皮肤排出体外的缘故。

舌苔的变化，辟谷初期，口腔内黏着性增高，照镜子看舌面，长了黄色的舌苔，甚至有的人呈现黑色舌苔，10 天以内很少清洁，若继续辟谷，舌苔便会清洁，表示毒素排出，身心净化。

排便与排尿的变化，辟谷期间大便次数减少，一般在辟谷开始的最初 1～4 天内排一次便，这种大便叫宿便，宿便的颜色一般是黑色或黑绿色或茶褐色，呈泥巴状（也有少数例外），这是正常现象。

辟谷其间少数人会出现气攻病灶现象，有的病好似加重，或者排泄病毒，拉出黑色东西，如乏力或容易疲惫等，这是身体自我修复的正常反映。

“动”变化与发展

◎ 2010 年 11 月 10 日

今天发现左手已经增加两个新月牙，称为初级月牙吧，刚刚有萌芽状态，目前双手达到 7 个，加油继续努力。

◎ 11 月 11 日

新的发展、新的体验，也许我是一个不安分的人。双手抱球时，不知不觉的双手有时导动起来，靠近胸部 10 厘米左右，对准胸部，哇，病灶剧烈的波动，由于害怕出现问题，动的幅度降低了，再远一点，里外慢慢地拉动。啊！我的妈呀，就好像调动了所有的瘀血，为了慎重，慢到极点，好像发现了所有的瘀血，症状是非常硬，硬的无法形容，这应该是病源吧。

第二个发现，这个发现已经试验接近两周，效果很不错，要比上一个稳健的多，也比较保险，双手抱球时，双掌指尖相对，不停地左右拉动导引，这个时候感觉比较强烈，双手所带动的磁性气场不停地、有规律地，随着双手导引不断地左右交流与互动，磁性气流的互动，同样因心脏病灶的感应，强度不亚于前者。但是没有压抑感，这种感应，时强时弱，时弱时强，已经试验近两周的时间，每次大约 30 分钟。之所以双手对流导引，具有这样的效果，根本原因是调动了手少阴心经等双手上的 6 条经脉（手阳明大肠经，手少阳三焦经，手太阳小肠经，手厥阴心包经，手少阴心经，手太阴肺经），这是效果的根源。

双手里外动的时间也大约 30 分钟左右，只是幅度很慢，静中带动，一切慢慢来。最后的 30 分钟还是原来的“动”，以尾椎为核心的动，要么划圈，要么划“8”，左右“8”字交替进行，均为守圆而动，守圆而划，驱赶驱动病灶瘀血，效果很是不错，但是和前两者比起来，差得远了。

手少阴心经的经脉，从心脏中起始，出来后归属于心周围脉管组织向下穿过膈肌，联络小肠。它的分支，从心脏周围的脉管组织处出来，沿着食道上端两旁，连系于眼球后通入于颅腔的组织。外行的主干，从心系处出来，退回来上行经过肺，然后向下浅出腋下，沿上肢内侧后缘，到手掌后豆状骨处，进入掌中，沿着小指的桡侧，走出到小指桡侧端。

手少阴心经循行所经部位共有九穴，左右共一十八穴：极泉穴（起穴）、青灵穴、少海穴（合穴）、灵道穴（经穴）、通里穴（络穴）、阴郄穴（郄穴）、神门穴（俞穴、原穴）、少府穴（荥穴）、少冲穴（井穴）。经言：“所出为井，所溜为荥，所注为俞，所过为原，所行为经，所入为合。”五藏六府“井荥俞原经合”所主之病为：“井主心下满，荥主身热，俞主体重节痛，经主喘咳寒热，合主逆气而泄。”其中原穴为气留止之处。阳经经长，多一原穴，则俞穴专司原气之输注，原穴专司原气之留止；阴经无原穴，则以俞为原，乃一穴兼领俞穴与原穴之两种功能也。

手少阴心经，本经所属腧穴能主治有关“心”方面所发生的病症。双手左右调动磁性能量，双手心经的交流与互动，可以启动手少阴心经循行所经部位九穴，以及左右一十八穴，不单单可以治疗心脏脏器的瘀血，而且还可以治疗所属九大穴位以及左右一十八穴相关的疾病，因此，调动双手心经的意义远大于治疗的意义。

手少阴心经结论，手少阴心经的五输穴“井、荥、俞、经、合”除了各有其主治外，经络循行所起的远治作用，对身体的保健起到一定的功效。五输穴皆位于四肢肘膝以下，是临床上常用的穴道。读者如能善用按摩、指压、推拿、拍击这些穴位，用于自我保健，对于做好防病、防疫，每天实施，可刺激、强化自身健康，增强免疫功能及防病的能力。

◎ 11 月 15 日

最近，上班时总感觉到胸部有一小片瘀血在游动、漂浮感，并且伴有偶尔的阵痛感，是微痛，和以前的痛不一样，感觉非常小，并且是轻轻的，仅仅是一小片而已。近日站桩，基本上是采用双手对流导引、里外互动，对心脏的效果非常好，桩中的感觉可以验证这个动作是正确的，再早以前这样的感觉是没有的。

双手的对流、导引、互动，对心脏瘀血的影响是一阵一阵的、一丝一丝的、微微的丝痛感，麻麻的胀胀的，只能这么形容。我把这种动称为“导引动”，为了避免过于单调，第二个“动”的方式基本就是，把双手拉到胸部对准病灶里外拉动，效果巨大，我把它称为“里外互动”。这种动，比导引动的效果更加明显，更胜一筹。“里外互动”时，整个病灶发热、发胀，并不断地、时时地频发微痛感，微痛感后面就是阵痛感，直接来源于病灶部位，感觉非常直接，体会非常的鲜明。

生命的希望

◎ 2010 年 11 月 19 日

胸前的小病灶感觉愈来愈清晰，每天双手相对，真气对流冲击病灶的时间，大约维持 40 分钟左右。第二双手里外互动，同向冲击胸部病灶，前后连接不断，心脏不断地有胀痛感，动的愈烈，胀痛也就愈强烈，但是疼痛的轻重有一种波浪的感觉，时重时轻、时有时无。还有一个新发明，就是十指尖对准一个部位，或上或下不同的部位，身体同时配合双手不时的前后震荡，效果愈加明显。

但是近几日下班回家的途中，心脏血管病灶感觉到有不适感，好像血管扩张似的裂痛感，仅仅是有时。以上所述的病灶疼痛，并不是整体的心脏痛，而是心脏里面的瘀血组织，就是即将化掉的瘀血斑块，如果是整体的心脏感觉不适，那就出大问题了。所以站桩最大的优势就是可以利用气血，直接针对疾病的源头和微观的位置，进行清剿疾患的活动。

以尾椎为核心的动，效果已经没有以前的灵动，有时候甚至没有什么效果，转动起来有些空，和导引、里外互动的效果，根本不能相比。因此尾椎的动已经流于形式，或者说已经到了放弃的边缘。每天仅仅最后 5 分钟，转一下，就放弃了。这个“动”完成了自己的历史使命。

◎ 11 月 20 日

前几天桩中，感觉站的步伐可能有所偏大，桩中双脚慢慢地向两边滑动，站着站着就出问题，今天早上站桩也是如此，十几分钟就要挪动脚步。早上调整了双脚与肩同宽，双脚平行，对，双脚平行可以有效防止双脚侧滑或移动。仅仅一个小小的调整，感觉下肢从来没有过的坚实与稳固。并且站完一个半小时，没有再出现双脚滑动或变动的问题，这就证实了前几天站姿出了问题，双脚间距超过双肩的宽度，必然发生错误的行为，哈哈，看来要在错误中前进。

接下来仍然重复双手导引，启动病灶的反应，这个时间 40 分钟左右，之后双手罩住病灶里外互动或双手十指前后冲击病灶，效果非常明显。

◎ 11 月 21 日

晚上桩中，明显感到胸中血管有堵塞的感觉，好像有东西堵在那里，有一丝丝的裂痛，不是很强。我认为应该是血管病灶瘀血组织在开裂、在分化，出现这种症状，或是气血吸收瘀血组织的一种症状反应。

◎ 11 月 22 日

晚上站桩，双手导引，一直持续到结束，没有换别的"动"，一直以导引为核心，静中有动，动中有静，动静结合，全程感觉非常不错，每天好像都有新的发现。

今天感觉右肾有微微的拉痛感，左肾也有不适感，但是不明显，相比 10 月底 11 月初，已经有很大的减轻，感觉因为双脚的宽度的调整，而引发了左右肾有非常大的拉痛感，还是双手对流的作用影响到了肾。哦……想起来了，是导引的问题，调动了不同的穴位，把肾部病灶给找出来了，前不久刚开始导引时，仅仅是微微的点痛，今天一个半小时都如此，从而引发了肾部有拉痛感，右侧最重，这说明肾部有病变。好在继续站桩，如果不站桩，我的未来真是不可想象。这也说明了肾制约于心的中医实证，心脏有问题的根源必然在于肾。

◎ 11 月 24 日

左脚外侧，后半部约 5 ~6 厘米见方的脱皮现象有了大的改观和改善，由以前的大面积脱皮，发展为小面积，裂痕也在缩小，我认为这是内脏相对应的部位得到了一定的改善，或者是相对应的脏器在逐渐康复或大幅痊愈，或者是排毒完毕，只是这种情况身体无法觉知，因为，你无法看到，不知道哪个部位出了问题，这种在萌芽状态的疾病，西医的仪器更是无法检测到的。利用设备预测检测肌体的病患，这无异于用仪器预测命运，其实这都是一厢情愿。

这时，右手的月牙增加到了 4 个，并且小手指也开始显现朦胧月牙，左手没有变化。左脚十指表面排毒逐步缩小至很小的面积，出黄水的现象已经很少，在不断地脱皮。左手十指排毒部位已经形成坚硬的茧皮，面积在缩小，原来很大的一块痕迹正在逐渐要脱落。这些都是可喜可贺的事情。虽然这些都是微小的细枝末节，但是，对于一个刚刚脱离死亡的人，刚刚从濒死状态挣扎过来的人，这些微小的变化，就是我未来的生命希望。

睡功与兔子

◎ 2010 年 11 月 25 日

今日站桩，导引效果不错，胸内病灶有微胀感，无其他感觉。每天晚上休息前，都要练习一个半小时左右的睡功，做好姿势，慢慢地放松，注意呼吸，呼吸越来越深沉、越来越微弱，很快进入似睡非睡之中，这个时候意识还是比较清醒的，但是有时候应该是半清醒半睡状态，可以听到自己的呼噜声，感觉很微妙。呼吸继续深沉，细微如丝，开始时争取尽量能够呼吸到脚跟，非常缓慢，到了后来，不如调整到以身体、毛发、皮肤司同呼吸，很奇怪，有了这样的意识，身体就自动地调整起来。这个时候整个呼吸几乎微弱到极点，感觉身体就像一个皮球，微微起伏、一张一缩、收缩有序、一起一伏，静动不乱，然而这个时候的我，却没有呼噜，好像没有了呼吸，在静静的体验毛发皮肤呼吸的感觉，奇怪、非常神奇，这时，身体进入了前所未有的放松，也许感觉不到身体，只有意识，然而这个时候，我突然感觉到自己的各个器官，对，心脏最明显，哦，是病灶的部位，就好像一根管子，却突然之间中间有好多东西被堵住，细细的，一大截，比较长，应该是中间有突起，也就是说这是两截血管，和前后的血管不一样，而突然变细，感觉里面附着满满的杂物，满满的、细细的、硬硬的，就是这种感觉。惊咋之间，自己的身体醒了，意识本来就是醒的，啊，睡功太神奇了。

此时，更加感谢睡功，因为是它让我从新审视自己的冠心病，变得更加理性，原来病灶区域的症状不是即将全部康复现象，而是才刚刚开始，未来路漫漫，要做好持久战的准备。

◎ 11 月 28 日

睡功是每天睡觉前必须锻炼的程序，感觉效果越来越好，今天继续，很快进入到呼吸静止的状态，你只要有这个意识，身体就自动执行，就好像电脑程序一样，而肉体在睡觉，意识却处于半清醒状态，呼吸慢慢地转换，直至微弱到极点，甚至是呼吸停止的状态，而毛发皮肤在呼吸，所以身体呈现出来好像皮球状态。

身体静到极点，放松到极点，意识也在迷迷糊糊，不知不觉不知道过了多久，却突然感觉到，头部，对，是大脑里面好像有个东西在动，开始是慢慢地，但是却蓦然的突突的像兔子一样想跑出来，头部的头盖骨被顶的咚咚响。开始是慢慢地，但是第二次就厉害了，第三次更厉害了，咚咚、咚咚咚、咚咚咚咚，真的就像兔子，要跑出来。把我吓醒了，吓得一身冷汗，看看表，接近12点，收功再也不敢练了。第二天咨询道家修行的专家，一问才知道，这就是元神出体典型特征，哇噻，我的妈呀！怎么会这样呀，由于担心害怕，从此以后，和睡功告别了，再也不敢练习什么睡功；本来睡功可是使人年轻、美容，但是，没有想到练来练去差点元神出体！

查一查史料，又晓得，睡功还可以通灵，虽然，不练睡功了，但是所有这一切的事实证明了人是有灵魂的，这个像跑出来的兔子就是元神——灵魂，人类有灵魂，就会有鬼神，就会有更高的生命层次，这些事实，改变了我的思想、改变了我的认识。有了这次经历，我的心也有了归属，有了信仰，原来不信任任何信仰的这颗心，终于有了归属。因此，人类必须敬畏生命。

第一块活动的瘀血

◎ 2010年12月1日

今日桩中，没有发现明显的症状，原来的胀痛点，越来越轻。但是，却有点重重的感觉，就是痛胀点有重的感觉，胀痛的现象是轻了。难道是最后一块瘀血，应该越是到最后越困难，因为最后一块瘀血，非常容易脱落，如果那样的话，后果不堪设想。如果脱落，将发生心肌梗死，即使不发生心肌梗死，这个瘀块到了大脑也要脑梗死，轻者半身不遂，重者死亡。这仅仅是我的主观猜测，然而，睡功中，发现还有长长的两截血管很狭窄，很硬，为什么目前是这样的感觉，哎，又不能进去看看，继续站就是硬道理。

◎ 12 月 4 日

原来的胀痛点没有了，可是却换成了重重的一个硬块，比较硬。

◎ 12 月 8 日

硬块开始发疼，可能是气血撬动了它的根基。

◎ 12 月 12 日

这几日站桩收功时，后腰命门冒凉气，整个收功过程都是这样，关元附近也就是丹田发硬，已经持续两周。（丹田发硬的谜团和症状，一直到 2011 年年底才揭开，收功对身体的伤害整整持续一年）。

◎ 12 月 14 日

今天晚上，微疼的瘀块开始比较硬，大概 1 小时左右，有些发软，不知道怎么回事，好像触到它的根基，一阵刺疼，比较疼，骤然间，这个疼痛，疼得比较厉害，但是能够坚持，和第一次的撕心的疼痛没有办法比较，站在那里不敢动，慢慢地、静静地等到闹钟呼唤时间到了，才缓慢的收功。

◎ 12 月 15 日

早上站桩，这块瘀血好像比昨天晚上好多了，但是，大概站到十几分钟以后，还是导引的问题，一下子触到病灶，一阵剧烈的疼痛，比昨天晚上厉害，怎么办，还站吗？慢慢地等疼痛有所缓解，收功了，因为，实在不敢再坚持下去，害怕出现危险，安全第一位。其实今天的瘀块疼痛才刚刚开始，早餐后还问题不大，但是大约 9 点后，不知道为什么斑块越来越疼，坐在那里不敢动，只要一动，瘀块好像要脱落一样，很恐怖，怎么办，只有这样挺着吧，自己慢慢走到床边躺下来，才缓解一点，整个一天都在恐怖中度过，害怕脱落，如果真的脱落，一切都完了。

提示：其实，这个时候的我对化瘀的常识少得可怜，其实这是正常现象，都是康复的心切，导引驱动了瘀血的根基，才出现这种情况，主要是没有经验，昨天晚上，就出现了前兆，只要休息两个晚上，这块瘀血基本就自动消失得无影无踪。因为，白天站桩，晚上是身体化瘀的主要时间，小瘀块一个晚上就消失，大的瘀块 2～3 个晚上解决。出现这种情况，散落于血管壁四周的瘀血最危险，因为他没有形成堵塞的力量，在血管壁上，属于散兵游勇，这样的瘀血最危险，站桩永远不会导致瘀块脱落，因为，根据气血和站桩的原理，气血在血管壁和瘀血之间的肌肉内部，慢慢吸收、融化、消融的过程，根本不会脱落，是由内向外的吸收，所以只要继续站下去，一切都可以解决。这次没有经验，尚属第一次，但是以后成熟多了，成熟的可以驾驭瘀血，驾驭冠心病、驾驭康复的进程。

站桩8个月治病的效果

◎ 2010年12月16日

今天比昨天的症状轻了一些，没有那么严重，但是今天没有站，害怕瘀块掉下来。

◎ 12月17日

开始站桩，胸部发胀，症状比以前严重一些，仍然担心瘀块掉下来，只是稳稳地站着，站静桩，有时左右小幅度转一下，频率时间比较短，感觉安全时，双手轻轻导引一下，时间周期很短，也就几分钟，剩余时间站静桩，但是站完桩，心脏确实比较轻松，生活中却没有瘀块要脱落的感觉，比较奇怪。最近症状重，是天气越来越冷的缘故吗？

◎ 12月20日

这几天症状，感觉一个钉子钉在心脏里，站桩时这种感觉非常明显，同时也好像一个楔子，楔在心脏里，很硬很硬。

◎ 12月22日

心脏症状有所反复，站桩时体会深刻，慢慢顺时针转时，尤为明显，好像是最后一块瘀血似的，很顽固。双手的对流导引，牵制心脏病灶，痛感增加，两个动作往复循环，用气感触动硬块，使其慢慢地松动或融化，或被吸收。

◎ 12月23日

早上双手对流导引，气感非常强，牵动了双臂的两条心经，气感慢慢流动、慢慢导引、慢慢对流，对瘀块的牵制非常强烈，感觉钉子或是楔子非常大，这时气血也遇到了很大的阻力，不断地加大导引的力度，加强气血的作用，动作愈来愈慢，气血却越来愈强。突然，钉子有一丝的痛感，这种痛感愈来愈强，犹如一根极细的钢丝，一直刺到钉子的根部，想撼动它的根基，这时心脏发生一次剧烈的刺痛，刹那间，我停住了，导引也牵制了气血，一动未动，大约有5~6分钟，真气已经撼动非常顽固的钉子，化掉这块瘀血只是时间问题，这种痛感随着站桩的结束而停止。今天取得化瘀的第一次的胜利，也取得了第一次的实证心得。

◎ 12月26日

突发奇想，何不利用缓释片的功效，这种药可以催大心脏，也许更加有利与化瘀，对，吃半片，试试。缓释片可以扩张血管，这样站桩会非常明确地找到病灶，利用强大的气血撼动瘀块。

这样站桩效果明显，不停地利用双手导引、对流，寻找病灶，利用导引带动的气血、气感不停地冲击病灶，动作时快时慢，心脏感觉似胀、似麻、似热等各种各样的很难形容的感觉，双手气感导引对冲，软软的，似麻非麻，胀感明显，而双手导引的这种气流，无法用语言直接形容，通过导引，牵制心脏病灶，引发感应，不知不觉一个半小时过去了。这个时候，身体前后逆时、顺时晃动引发的病灶感应，还是具有非常明显的效果。

◎ 12月27日

近日桩中病灶的感觉时有时无，大约40分钟左右，病灶感觉明显，40分钟后时有时无，好像有一股气在病灶飘忽不定，游离感特重。时而感觉是一块硬硬的，时而感觉似有撕裂微痛，比较多的感觉，好像用语言无法形容，这时化瘀的动作非常夸张，不管站桩的姿势如何，只要下盘保持住站桩的标准，上体的动作非常大，只要有利于化瘀，怎样大的动作，都能做，有时是上体严重变形，但是做的幅度和时间要把握好，也就是不管动的幅度多发大，一定要动静结合，才是核心。这个幅度大的“动”仅仅是几个动作，或是十几秒钟而已，否则会有问题，就会偏离站桩治病的核心。

◎ 12月28日

早上醒来，感觉双肩上提，好像被架起来的感觉，放不下来，并且有痛感，应该是这几天双手导引的时间过长、动作过大引起的。

不知不觉之间站桩已经8个月，生命从死亡的氛围中慢慢地走了出来，非常的不容易，各种症状在不知不觉中消失了，生命肌体开始复苏，生机显露。这个时候，始才发现，我可以坐一个上午还要多，因为，以前只要坐在椅子上，就会有生命危险。站着，如果站久了也是危在旦夕，生命岌岌可危，没有办法，好在想起了写毛笔字，左手支撑在书桌上，右手提笔，这个姿势挽救了我的生命，帮我度过最危险的时刻。

现在，早9点到达办公室，可以坐到12点，仅仅是心脏有点堵感，但是中午午餐后，仍然不能坐着，心脏堵得难受，无法承受。好在还有午休，午休不到一小时，午休后开始练习毛笔书法，练习毛笔书法是我下午的主要内容，当然是除了处理工作，处理工作也要站着。虽然上午可以坐得久一点，但是不能跷二郎腿，跷二郎腿等于自杀，非常危险，所以上午久坐是有条件的。

大约到1月中旬，下午可以坐久一点，可以坐一个多小时，心脏感觉不堵了，但是有疼感，到了2月中旬左右基本上可以坐一天没问题，2月份心脏的感觉就是热感，或压迫感，但是仍然不能跷二郎腿。

这是一种进步，直到4～5月份左右，可以跷二郎腿了，爱怎么坐就怎么坐，自由了，解放了，终于有了可以自由坐着的权利。缓释片吃了几天，感觉效果不大，没有什么作用，但是副作用却太大，头痛头胀，最终还是放弃了。

儿童游乐园里的危险

◎ 2011年1月2日

元旦放假，今天带着孩子去儿童游乐园，这是孩子的天地，也是他们的乐趣所在，由于离家比较近，10点到达。小朋友非常多，孩子玩得开心，滑滑梯、音乐气垫船，儿童积木等不同的儿童游乐设施，孩子们在这里似乎都有一种疯狂的状态，不管熟悉不熟悉，好像很多年不见的好朋友，追逐嬉戏。从上午10点开始到12：30了，孩子意犹未尽，仍然没有累的征兆。这时孩子想玩秋千。儿童秋千在一个很矮的架子下面，家长要弯腰进去，或者只能蹲在里面。在这里玩了20分种左右，孩子才出来，同样我也在里面蹲了20分钟，爬出来刚站要起来时，突然，眼前发黑，一阵眩晕，是低血糖吗？大脑急速反应，早晨吃饭了呀，中午还没有，大脑飞快地转着，不至于吧，以前中午不吃饭怎么没有这种情况。我自发或本能地扶着墙重新蹲下，情况稍微好转一些，半蹲着移动到墙边，有了依托，扶着墙又要站起来，不行头晕得厉害，眼前发黑，更厉害了，我又蹲下，除了意识清醒什么都不知道，再一次，又挣扎着，希望能够站起来，此时，忽然感觉到上腹内好像有一个气球，好像有人对着气球猛地一充气，这种气的动力很大，开始向身体的四面八方、各个方向扩张、充气，我不由自主地站了起来，这一系列，仅仅发生在极短的时间之内。

是心肌梗死吗？我不明白是不是，差一点不行了吗？但是我的意识很清醒呀！没有迷糊，没有昏迷、没有摔倒，我至今都没有搞明白，这是不是已接近死亡，还是要发生心肌梗死，但是没有疼痛，没有……什么都没有，就是站不起来、头晕、眼发黑，没有其他的感觉，接下来就像一个皮球给身体打气，随着皮球气体的膨胀，我就站起来了，其他的什么也没有。这就是我的回忆。是不是人的死亡就这样，没有痛苦，没有感觉，做梦一样，就晕（死）过去了，只是一刹那，什么都不知道就过去了。

我知道，如果没有最后的气球（应该是心脏）的充气，可能真的起不来了，如果时间一长，大脑一缺氧，也许再也起不来，真的就摔倒了，就像做梦一样，也许今天体验了濒临死亡的状态，体验一下接近死亡的感觉，也许是吧！

看来我的心脏的支撑能力还是比较强的，也许要感谢8000米的跑步。自从患病开始，不管症状多么严重，我照常工作、上下班，照常郊游、出差等等，好在没有出现什么大问题，直到我康复如初，我的同事仍然不知道，我的这种生死历程，感谢上苍垂怜！

不动之中的化瘀

◎ 2011年1月3日

早上站桩，约5～10分钟后，身体开始缓慢地蠕动，但是就是没有找到病灶的位置，没有任何感觉，内心存有很大的疑问。日常生活中有堵感，为什么站桩就没有感觉呢？我加大左右幅度的摇动，慢慢地，重重的、时快时慢、时轻时重，前后左右不断地倾斜，上身扭曲变形，病灶也终于显山露水。这种气血的膨胀、气血的冲击，气血的围剿，使得病灶真正地疼了，且不断地加重。而身体却非常的舒服、愉悦。经过安静静态后，就是上体不断地扭曲、倾斜、变形、晃动，只要是动，而无所不用，也许是变得已经不能再变了，希望这种“动”能够触碰到病灶点，或者是瘀血的根基，挤压、触碰到病灶，却是疼得非常舒服。我知道，只有不断地找到病灶，消灭瘀血瘀块，才能加快康复，这几块瘀血用不了几周，就会消失得无影无踪。

大概40分钟左右，恢复常态站桩，静静的动，奇怪的是病灶的病气终于无处可逃，不再藏身，这种疼，被常态的站桩捕捉到，疼痛与蠕动同步协调，不停地蠕动、不停地疼着，气血不停地冲击瘀血。晚上感觉到病灶，有一个瘀点，非常的明显，好像一枚硬币大小的瘀块，很硬，需要慢慢地化解。

◎1月5日

为了化瘀，对于站桩的动作，不断地深入研究，不断地探索，希望能够找到更加有效的方式，能够尽早康复。今日采取了一个特殊的方式，站直桩，就是直立式。这样可以直接找到整个血管瘀血的部位，可以整体带动病灶，明显感觉此处的血管被东西包裹着，以及感觉到血管上有非常明显的附着物。直桩中，找准病灶运动，瘀阻位置有明显的疼痛，也就不停地用力导引，站直桩约20分钟后恢复正式站桩要领，再结合不同的“动”激发病灶的反应。但是，站直桩不能经常使用，如果长期直桩对膝盖有不利的影响，长期有如此大的危害。

◎1月8日

体验各种不同的“动”，同时也开始意识到不动，如果反其道而行之，是不是更有效。对，大动不如小动，小动不如蠕动，蠕动不如不动，而不动中有大动。实践中，确实也是如此，也是第一次尝试，静桩不动，找病灶的反应，与以往不同，整个病灶处发热，热而发胀，没有痛感，期间利用导引和不同的方式触动它，有刺痛感，同时还有热、胀、麻整体病灶区有很大的反应。

这种感觉确实无法形容，也许我的文字功底太差，或者形容能力太弱，近来拿起笔无从下手，不知道怎么表达形容，从何写起，怎么写，很无奈。有时候桩中体会深刻，知道如何去记录，但是站完桩，又不知道怎么描述，更多的时候就是如此，全凭记忆中的体验。

◎1月9日

今天不动桩，确实和以前相比，具有非常明显的区别，不动之中有大动，四肢百骸具有非常明显的变化。病灶发热，具有明显的热乎乎的感觉，其次，全身感觉也很明显。微微一动，就好像整个身体处在水中一样，这种舒畅的感觉，当然和真的在水中的感觉又有很大的不同。同时脑中也有朦朦胧胧的蠕动感，一切都在动，早上和晚上感觉几乎差不多，全身或脏器均处于不动中的大动之中，有一种感觉，就是全身轻松，好像每个细胞都想飞似得。

◎ 1 月 12 日

这种内动确实与以往有明显的不同，体会越来越深刻，现在的这种“内动”与以往的自由动有着明显本质的区别，以前是上身躯体的动，希望通过这种外力的动，驱动病灶、驱动气血，是一种比较野蛮的蛮力。而现在看似不动，实有内动，内动又大动，就是气血以更加通畅快速地流动和奔放，有效刺激病区病灶，同样这种自发的动以病灶为核心，自动地利用气血的原动力就像蚂蚁搬家一样，一点一点慢慢地有效蚕食瘀块。因此，感觉病灶的范围越来越小。目前局限在一点上，这种内动对病灶的感应是，病灶发胀、发麻、有微疼感，又有发热和辣辣的感觉，总之不好形容，用语言不好描述。

站桩化瘀的症状

◎ 2011 年 1 月 21 日

今天桩中，后肩不知何种原因发胀，前几日胀的非常厉害，几乎坚持不住，有很多时候是硬挺着，可能和站静桩有很大的关系，以前动作比较大，所以双肩有活动的余地，但是现在没有了，可能是因静而胀疼的主要原因，不过今天好多了。

今天心脏有一个非常明显的堵块，比较硬，开始时站直桩，堵块有明显的疼痛，静静站中桩，由于内动气血的牵制，病灶的麻胀感较重，今天和以前有一个明显的不同，这个不同就是，胸部以上，嘴巴以下的区域有一种胀痛，大概半小时左右，这种痛应该是源于心脏，因为这种痛和心脏病灶的麻胀有一体的感觉，猜想，应该是心脏病灶放射的缘故。

◎1月24日

又发奇想，静桩、直桩、动桩结合一下，是不是效果更不错，对，实验一下。以直桩开始，站直桩找病灶的感觉非常敏感，每次蠕动、晃动、转动，似乎都能够调动病灶，十几分钟后还原静桩，在不动之中消化瘀血。

◎1月25日

今天早晨，几乎全部以直桩为主，病灶的感应非常大，能够直接搅动到瘀血，使瘀血发胀、发热、发麻，总之不好形容。采用不同方式的“动”，不管是转动、摇动、晃动，瘀血的感应也同样大。大概40分钟后，感觉腰部腰眼位置，即命门穴开始发痛，深沉的痛，体会它的同时，也许10分钟左右，感觉腰眼发潮、发湿的感觉，如果形容为潮湿有点不准确，潮与湿的感觉交替进行。是不是排病呀，是里面的湿邪之气吗？对了，是不是7年的跑步，每次出汗都积在了后腰腰眼附近，每天跑完步来不及换内衣，就上班去了，久而久之，年长日久湿邪之气侵入到了命门穴，应该是排病反应。

古代命门学说认为：命门为先天之太极，是人体精、气、神的根源，为五脏六腑之本，十二经脉之根，呼吸之门，三焦之源，水火之府，阴阳之宅，精气之海，死生之窦，其功能位于十二官之上。

《本草纲目》说：“命门指所居之府而名，为藏精系胞之物……其体非脂非肉，白膜裹之，在七节之旁，两肾之间，二系著脊，下通二肾，上通心肺，贯属于脑，为生命之原，相火之主，精气之府。人物皆有之，生人生物皆由此出。”

命门。命，人之根本也，以便也。门，出入的门户也。命门名意指脊骨中的高温高压阴性水液由此外输督脉。本穴因其位处腰背的正中部位，内连脊骨，在人体重力场中为位置低下之处，脊骨内的高温高压阴性水液由此外输体表督脉，本穴外输的阴性水液有维系督脉气血流行不息的作用，为人体的生命之本，故名命门。

◎1月29日

今天先站直桩，感觉瘀血痛得明显，和以往不同的是，今天心脏和关元（丹田）好像连成了一线，心脏痛、关元胀，而后腰腰眼命门也疼，反复如此，就像商量好了似的。换成正式站桩后，不动或大动之中，均感到病灶的痛点，感觉瘀血变小，但是仍然非常硬、非常的顽固。只能不断地寻找瘀血的薄弱环节，促发瘀块的疼痛，便于快速化瘀，有时感觉不错，瘀血有刺疼，但是，毕竟是很少的次数。

◎ 1 月 31 日

对于病灶瘀血的体会、体验，每天都不一样，每天都是新的感觉。今日站桩，开始脚趾抓地，重心放于前脚掌，以涌泉穴连结百会穴成一条直线的动，立马能够感到瘀血斑块，这个瘀血和前几日一样，很硬。约半小时左右瘀血越来越明显，有一种烧心的感觉，烧得非常厉害，接着就是“辣”的感觉，辣心，火啦啦的痛，这种痛越来越厉害。不敢动，一动不动，静静的，这种痛，大概持续不到一分钟，慢慢地恢复了平静。我改变动姿，不敢再启动涌泉穴，害怕促动瘀块，如果脱落就完蛋了。大约临近结束，试了试上下一线的动（涌泉穴连结百会穴一条直线的动），仍然感觉关元、心脏好像连成一线，只要“动”心脏病灶就发胀，关元就有痛感，有时感觉到关元、心脏上下连成的这条线，都在痛，刺刺的痛。

晚上收功后，大概半小时左右，心脏瘀血部位慢慢产生了疼痛，阵发性，如果坐在椅子上，头正身直疼痛剧烈，如果半躺在沙发上，这种阵发性疼痛有所缓解，但是，仍然阵发性的疼痛，只是没有那么剧烈，有时不能挺胸，收胸会更好一些。这种情况近日经常发生，只是今天重一些，因为早晨收功后，上午会痛得重一些，下午、傍晚就有信心了，这个时候挺起胸脯而不怎么痛。

今天中午午休时，躺在沙发上也是如此。但是，晚上比中午似乎有些重。这种痛，不是心绞痛，与其有很大的区别。其实如果静静地站，是有微痛的，慢慢地化瘀就好了，可能有些急于康复，一直追求尽早康复，所以，就不停地追求动，才有了这种痛。这种痛是血管复原性或是气血刺激瘀血裂开而导致的刺痛，也就是撕裂痛，或是称之为“干干的痛”，或是因为该区域的硬化，因为气血刺激使得硬化的血管放松的疼，基本上就是这些原因。其实这种痛，是我早已预料到的，习惯了，已经没有任何紧张，只能听之任之，应该说这是好事情，瘀血化掉，血管放松，这是自然释放。

收功——未知的危害

◎ 2011 年 2 月 1 日

早晨起床后心脏已经没有任何感觉，看来一切回归正常，晚上肌体的修复能力还是非常强大的。

早晨站桩，以前的疼点发干，有丝丝的干痛，不知道是何故？是不是该处的瘀血已经吸收得差不多了，只剩下一点点的痕迹。

◎ 2 月 2 日

桩中干痛的感觉没了，站得非常轻松，化掉的瘀血绝不等于最后的斑块，应该还有，自己非常清醒。

◎ 2 月 4 日

桩中按照以前的动“动起来”，原来的瘀血点没有感觉，再次得到验证，该处瘀血已被处理掉。

但是，尾椎与心脏连成一线，心脏有较强的堵感，启动涌泉穴与心脏一线的“动”，感应一样强烈，未来化瘀任重而道远。今天收功时，提肛与收腹，努力的使劲提肛，这是站桩收功的要求，可是关元疼得厉害，是胀疼，命门发疼有凉凉的感觉，以前是出凉气，现在是和关元、命门对应的疼，且提肛收腹时，使得下腹部发紧、发僵，不如以前自然，收功收得很吃力。以前收功时，关元发胀、发硬，硬硬的，没有在意，并且关元有潮湿的感觉，发展到今天的疼感难道是往年夏天跑步出汗过多，而引发的病因吗？

◎ 2 月 8 日

站桩在青岛，目前的动是微动，微微的，似动非动，看似不动，可是体内有大动。青岛之行，如此大的活动量，完全打乱了生活节奏，情绪上更是得到了极大的放松，病灶几乎没有发生什么感应，真是很大的进步，这是最大的验证。平时日常中，如果心脏病灶疼时，小疼也就无所谓了，大疼时不敢直腰，且有耸肩现象，放不下来或是不能放下。这是化瘀中的症状，疼痛仅仅是化瘀的表现。

◎ 2 月 9 日

从青岛出差回来，心脏有了疼感，这种疼感对日常生活和工作没有任何的影响，绝大多数是没有任何感觉的。

也许是在青岛玩得太开心，也许是打破了正常作息时间，无论出差何地，5 点起床站桩是必需的，没有任何可以商量的余地，倒是晚上，可以把站桩的时间延后，但是不可以借故放弃，这是我的纪律。

这几日的站桩感觉，与以往有些不同，以前的疼感是一个点，然而现在是一个整体。还是似麻非麻、似疼非疼、似胀非胀、似热非热，就是这样的感觉，有时候连着关元一起疼，以前关元发硬、发胀、而现在发疼。以前的硬胀感没有了，取而代之的是疼，与心脏联动在一起的疼，很奇怪，大多数的时间都是如此。今天站桩在静中有了非常大的体会，开始时，慢慢进入静态，保持不动，一动不动，静静的体会体内的感觉。大概约十几分钟以后，从脚底或是从脚跟，不如说是从涌泉穴有股力量，引导到百会穴，使得体内由下至上的，有一股热流，在体内流动，身体有节奏地一紧一胀，有节奏而自然，百会穴的感觉更为明显，时间慢慢地一长，百会穴发胀，因此又不得不控制住这种节奏，在这种节奏的感应下，病灶仍然是热、胀、麻、疼皆有，这种感觉应该是好事情。

猜想：也许是所有的瘀血即将化完！也许是即将完全康复的身体复苏！也许是……今天站桩不知不觉竟超过了一个半小时。

化瘀的实证和经验

◎ 2011 年 2 月 15 日

近日是以静桩为主，病灶热、胀、疼感没有了，但是感觉到血管有附属物，应该还有瘀血、看来瘀血还没化完，真的不知道一块一块的瘀血斑块，没完没了的出现，这样要等到什么时候才可以化完，这个时候，心情很浮躁。其实仔细想想，就算今天瘀血没有了，化完了，康复了，站桩不是还要继续吗？既然还要继续站，那么现在有没有瘀血都一样，对，既然选择了，就要继续下去，这样一想，心里多多少少慰藉了很多，也平稳了很多，对，继续下去，站到地老天荒。

今天瘀血的部位，好像在心脏上部右侧位置，飘忽不定，有些游离感，很奇怪，感觉到嘴巴下侧以及腹部两侧都有胀感。大概从 12 月份开始一直到前几天，胃部不适，很不舒服，这种情况和 2009 年以前的情况非常相似。还有，以前不敢吃饱，吃饱心脏不舒服，现在这种情况不存在了，可以大快朵颐。

胰腺炎、上消化道不适，不敢多喝水等等情况，2009 年以前当胰腺炎、上消化道溃疡来治疗，这些症状前不久都出来了，基本上和胃部反应是同期的，不过到今天为止，这些症状几乎都消失了。其实现在才知道，这些症状都是错误的，都是心脏瘀血牵制出来的反应，都是冠心病惹的祸。

◎ 2 月 17 日

早上站直桩右侧有比较大的反应，而站中桩时，开始十几分钟没有任何感觉，仅仅是静静的不动，没感觉了。病好了吗？这是第一次感觉到没有瘀血，以前没有这种情况。但是，千万不要动。只要一动，瘀血好像又出来了。在胸部右前侧，同时感觉到小腹有疼感、硬感等感觉，好像有联动的现象。

晚上静桩，病灶同样没有感觉。没有办法只有站直桩，直桩有反应，硬硬的好像在血管的内侧的后面，和早晨感觉不一样，最后还是静桩，但是不知不觉却忘记了时间。大脑反应过来时，已经站了 2 个小时多一点，哈哈，看来可以站 2 个小时了，人的潜力无限呀！第一次站 2 个小时。这时每日站桩日程早上 5 点准时起床，5 : 30 开始一个半小时的站桩。晚上下班回家，晚餐后，8 点到 9 : 30 也是一个半小时，日日皆站，月月如此，站桩没有周六日，没有节假日，已经习惯了，到时间就起床，形成了惯性，或者说已经站傻了。

◎ 2 月 18 日

今天，病灶仍然是硬硬的，但是和昨天相比有了一丝丝的痛点，这是站直桩的感觉。以尾椎为中心，或以病灶为启动点的“动”，感觉到很长、很硬的一大块东西在血管里面。大概半个小时后开始启动中桩，这次感应大了，有疼感，比昨天进步了、发展了。内心一阵兴奋，我知道，只要有了痛感，说明气血已经撬动瘀血斑块，最多 2 ~ 3 周的时间，它们就会自然而然地消失掉，这就是我的胜利和成绩。

一切要慢慢地来，内心非常喜悦、兴奋。和化第一块瘀血心情完全不一样，没有了紧张、没有了顾虑、没有了担心，更多的是信心，这是化瘀经验和实证。有了这些实证和经验，站桩更有信心。因为，到此时，几乎每周，都有瘀血被消灭掉，消灭的无影无踪。站桩的信念源于对彻底康复的期望，对期望的锲而不舍，对生命的期待!!!

◎ 2月20日

早晨站静桩（不动桩）大概一个小时，没有感觉到病灶有什么反应，心情非常的愉悦，以为化瘀结束了，高兴地规划着未来，如果下一步心脏没有任何感觉，要为以后的100%康复做准备，一定要为长远做预案。其实现在想来，当时的这种想法，非常可笑和天真，这个时候离彻底的康复，还很远很远。这时仅仅看到一点奇迹的曙光，就认为快彻底康复了，非常的不现实。一小时后，开始利用“动”寻找病灶，这时还能找到一点痛感，晚上站直桩，直桩的效果非常明显，有痛胀感。但是直桩不可以长久站，直桩会伤到膝盖，因为这已经偏离了站桩的站姿要求，是一种急功近利的表现，因此，病友千万不要长时间借鉴。

这个时期站桩，几乎是以正确的站姿开始，接下来开始利用站桩的“动”来寻找病灶，如果直桩效果好就采用直桩。但是，直桩不是站桩的正确的姿势，决不能长时间站，这是纪律。站桩站姿的纪律一旦偏离，头脑必须保持清醒，你是在利用偏离的姿势寻找病灶，但是会制造另一个危险，而不是治病，必须及时纠正过来。

鼓荡之气与屏蔽感冒

◎ 2011年2月27日

最近几天太忙，晚上回家比较晚，没有办法，站桩是铁律，一定要挤出时间来站桩，绝不能懈怠，不可以找任何借口。晚上一个半小时，基本上也就23点左右。晚上直桩与中桩相结合，直桩效果仍然非常明显，痛胀感有扩散的趋势，这种扩散和以前的扩散不一样，以前的扩散是向上扩散，扩散到颈部，嘴巴以下的部位、颈部喉咙、前胸等均有不适感。而现在向双肩扩散，双肩后背均有胀痛感，感觉到病灶的位置在心脏的上部，应该是最上部的位置；和前几天相比，今天这种痛胀的范围有缩小的趋势。关元联动的现象就是关元胀、病灶胀、关元疼、病灶疼，联动得非常紧密。

◎ 2 月 28 日

今天收功时，关元的痛胀硬感，有逐步减轻的趋势，命门发冷、发潮的现象和以前相比同样在减轻，但是还有痛点。同时小腹的硬胀没有那么严重，有发软的倾向。今天注意到左脚的变化，左脚左侧板结没有了，只留下小小的几道裂痕，整个脚没有板结和硬皮了，开始变软，因为跑步练就的脚指头前部的茧皮脱落。应该说这是站桩的功劳，看来内脏得到了极大的改善，继续站下去就是硬道理。

◎ 3 月 1 日

早晨的静桩，细细体会小动不如不动的奥妙之处，五脏六腑之气此起彼伏，感觉这种力量源自于涌泉穴，以涌泉穴为核心的启动直达百会，体会这种脏腑之气的联动。大概在四五十分钟左右，感到心脏有一丝丝的痛，可能这个痛点就是现在难以发现的病灶，这个病灶在不断地缩小，比前几天要小了很多。

此时，双手好像有涓涓细流的小溪，从左手流向右手，在不断地流，这种流动使得双臂以及整个身体非常舒畅。大概又过 10 分钟左右，这种细流又像波浪一样，一浪高、一浪低向右流，鼓鼓荡荡，微微感觉到这种鼓荡之中有一种痒的成分，似乎有一些“痒”，但是这种“痒”却又难以发现、难以捕捉，怪哉！奇哉！又有时候又感觉自己在一个水缸里，随着静中有动，在水里来回地荡漾；又有时候感觉自己是一个水袋子，全身鼓鼓荡荡，不敢大动，害怕里面的水跑出来，在这种荡漾中，身体的舒畅却又用语言无法形容。

我个人分析，站桩使得身体的所有气机全部打开，并且身体已经达到松散通空的一个状态，体内产生了内劲或是内气，要散出去，并通过疏通筋脉、穴道通向体外，吸收宇宙空间的微观宇宙能量粒子，最后达到全身通空的境界，这是身体气机内外交流的结果。正如唐代李道子所传的 32 个字：“无形无象，全体透空；应物自然，西山悬磬。虎啸猿鸣，河清水静；翻江倒海，尽性立命。”每句都有丰富内涵，需要深刻理解，细细体会站桩的精髓。

最后收功，收功的痛比以前好多了，命门还是在透凉气，小腹有痛感。下午下班前心脏似有一股热气挡在那里，这可能是病气，应该是这块瘀血活动了，肯定是瘀血活动，是即将被吸收掉的迹象。

晚上开始时站直桩，没有感觉，触及不到病灶，改为正常的中桩或低桩，仅仅似有似无的感觉，晃动、动起来，才可以发现这个痛点。

◎ 3月4日

早晚站桩对于病灶的感觉是似有似无，仅仅发现血瘀的位置好像在管壁的后侧，气血不容易促动。

◎ 3月5日

今天静态中桩，大概一个小时左右，才微微感觉到病灶，或者是气血可以触及得到瘀血，有胀热感，现在是不是原来的瘀血，还是新的一块瘀血，已经是无法衡量，因为没有办法看到，并且化瘀均在不知不觉中行进。所以，只能感觉，没有其他的办法，那么是不是最后的瘀血，不敢断言，只能说瘀血还没有化完，不能急切的盼望。

3～5日在郊区开会，除了晚上休息，开了3天会，也坐了3天，这3天收获不小，感觉精力充沛，没有任何疲劳感。但是，有一个发现，就是坐着的时候后腰腰眼时不时的冒凉气，看来是命门在排寒气，也许是好现象。

◎ 3月6日

今晚站桩，很久没有体会到病灶的反应，所以今天晚上站桩的效果要好于早上。直桩的晃动能够找到病灶，触碰到瘀血，有热胀感，是今天最大的效果。即大概半个小时左右，突然感到心脏血管左后侧，有一块长条形状的凝血，紧紧地贴在管壁上，结成一个很硬的斑块，晃动病灶，转了一个大弧形，希望能够触动它，其实内心更希望有撕裂的痛，因为只有这样才能够化得快、康复得快，虽然比较痛，却是暂时的，但是却没能撼动瘀血，还是慢慢来吧。

这几天有一个好的现象，前天感冒了，奇怪的是，昨天今天这两天的桩中，应该是四次站桩，每次站桩大概20分钟左右，开始流清鼻涕、清清的透明状，昨天流得很厉害，到今天晚上写日记时，感冒的症状几乎没有了，自然而然的好了，如果以前不吃药是无法康复的。还是感谢站桩。

站桩康复中的朝气

◎ 2011 年 3 月 9 日

最近几日的站桩，有一种感觉，并且这种感觉好像去年也发生过一次，每次桩中，自己好像又和一个十七八岁少年在对话，感觉很奇怪，这个身体好像是一个十七八岁的少年，而这个意识是我自己，挺好奇，是不是身体的各项指标已经好转或者在向好的方向发展，或者是健康发展的结果，现在身体除了心脏，其他的指标应该没有问题。这种现象也许是春天万物复苏的缘故，根源应该是站桩。

到 4 月底 5 月初站桩马上就一年了，除了开车还感觉到心脏的堵感，日常生活中很少感觉到心脏有什么问题，仅仅是偶尔会有一丝丝的感觉，或者感觉到瘀血，还是该干什么就去干什么。危重时期就是这样，为什么害怕呢。这个时期，感觉全身非常的清爽、身形挺拔、步伐矫健、步履轻盈、可以用健步如飞来形容。身体内外上下全部洋溢着一种朝气，洋溢着一种青春与活泼，根本不像 40 周岁的人，根本不能和 2010 年的春季相比较。去年的春夏季节，好像生活在地狱的门口，随时可以回去的，就是被判了死刑的人，随时会执行。但是，我没有给他们执行死刑的机会而已，所以活过来了。这就是改变，这个改变太大了，但是还不是逆转，所以我的目标是逆转，因此，还要继续下去……

◎ 2011 年 3 月 10 日

今天早晨站直桩，但是“动”的动作以及幅度比较小，也仅仅稍微感觉到瘀血。晚上是静桩，对于症状，以及瘀血的位置感觉比较明显，在病灶的左后方，也仅仅是瘀血位置而已。

◎ 3 月 12 日

站静桩对于病灶的感应，非常有限，就是最近的情况。大概站到四五十分钟才会稍微有感觉，即使有感觉，也仅仅是微微地刺痛或仅仅是感觉位置而已，症状已经很少。所以这个时候，考虑到站静桩对于我是一种考验，因为以前所有的站桩，都有动，都与动有关，从来没有真正的站静桩。

所有的“动”均已病灶为核心，以至于去年 12 月份到现在动的幅度较大，因为一动不动是一个考验，现在就要进入 100% 的静桩状态，为以后的完全康复早做打算。目前感觉到一点点的瘀血，桩中还能感觉到一丝丝的痛点，生活中已经非常轻松，几乎没有了任何症状，对于冠心病的症状，站完桩也就忘记了，因为生活中已经没有任何反应。

即便是伏案久坐也无所谓，即使低位久坐、伏案写文稿感觉到胸内有一小股热气而已，这可能是康复的体现。其实这个时候我还不知道，目前化的都是瘀点斑块，极小，和开始化瘀的斑块相比是非常小的，仅仅是分布在主动脉血管上部，管壁上的星星点点，那么离真正堵塞 55% 和 75% 的区域还有很长的距离。虽然，离彻底康复还很遥远，但是目前的我是不知道这个“遥远”的，这种康复的假象，对于站桩起到了极大的促进！信心得到了极大的提升。

注：后来才总结出经验，每当化完一段位置的瘀血，化瘀行进到下一个新的血管位置。这个时候化瘀是非常的缓慢，因为都是老瘀血，气血需要时间，缓慢的蚕食、吸收、融化瘀斑，所以此时站桩，没有任何效果和症状。需要的是耐心，但是，此时的我，是不知道化瘀还有这样的过程，所以浮躁之心就会涌现。

◎ 3 月 13 日

今天还是静桩，静静的一动不动，为未来康复做准备，不动之中有大动，今天确实体会到了大动，站在那里一动不动，身体会不由自主地动，到底怎么动、动的规律与方式，无法形容，一切顺其自然，自然而然。

今天心脏左上方有一个小区域胀痛，辣胀的感觉，持续大约 20 分钟左右，这是站静桩以来的第一次持续性的感觉，这次胀痛伴随收功结束而结束。

体会：以前的动是有意识的，专为治疗和化瘀而动。但是，今天动的意义就不一样，是无意识的动，自然而然的、自发的。所以今天静桩和以前相比，空空如也的感觉没有了，又找回了化瘀的感觉，也许这次和 2010 年 9 月高桩转换中桩的意义一样，不过还要观察，需要验证。

◎ 3 月 14 日

继续静中一动不动，体会不动中的内动。这时身体到底怎么动，一切随身体自身的要求，这种自然发生的动，有生生不息的感觉。其实这种站法是一种考验，更加寂寞、更加孤独、更加空无，尤其一个人在书房里，关着房门，闭门站桩，一个半小时自始至终一动不动，或者仅仅有时候身体微微地动，这就是所谓的动，所以非常的寂寞。好在已经习惯了。

因此，静桩是一种心智的考验，这一关过去了，坚持也就胜利了。这是我对站姿有严格要求，绝对避免内外八字。静态中有一种不协调的动作，左右脚明明站得非常平行，但是桩中却感觉到左脚好像窜出来了，低头仔细看看还是平行，结果闭上眼回到静态，又是左脚窜出去一块，再看，现实就是平行的，怪哉。有时候双脚平行，静态中是内八字，低头再看，没有变化呀。这种情况是近几天经常出现的现象，考虑可能是下焦阴阳不协调所致，是静桩对身体整体性的调整与修复。

最近还有一种感觉，百会穴和印堂联动在一起发胀，特别明显，尤其是太阳穴、百会穴、印堂连在一起发胀，有时持续5分钟左右，有时十几分钟，没有规律，印堂发胀是松果体的响应，不管它了。冠心病的康复才是核心。收功后，感觉和以前相比有了明显的改善，关元的硬感、痛感、胀感没了，取而代之的好像是一个空空的洞，洞里好像有一枚一元钱大小的硬币在里面不停地跳动，命门还是有微痛感以及冒凉气。

验证心脏的承受力

◎ 2011年3月16日

今早静中感觉病灶还有一小块瘀血，贴在管壁上，比较明显。晚上尝试一下直桩，由于动的幅度较大，感觉到心脏的瘀血，且有明显的疼痛感，附着感很明显，仅仅感觉到了一两次，有显著的疼痛。

◎ 3月17日

尝试直桩，没有什么感觉，继续静静的站中桩，一动不动，还是明显感觉到心脏的小片瘀血，好像面积不是很大。

◎ 3月18日

今日静桩，约一小时左右，感到身体左半边有一种绷紧而不通畅的感觉，特别明显，尤其是身体左半边内侧外延。好像有一条东西，贴在身上，当身体自然而然地内动时，不通畅的条状东西直接拉扯到左脚脚掌的外延一线，拉扯感很明显。并且，这个条状带向上牵动到喉咙，使得喉部严重不适，胀感明显。是不是这条带脉不通呀，怎么会这样呢，这个原因和信息无法查证。条状带向下拉扯左脚外延一线，正好是左脚脚气泛滥的地方，其他人的脚气最严重的区域可能是脚趾之间，但我不是，最严重区域就是外延一线。这种脚气很特别，最开始时，以出水泡的形式出现，接着瘙痒、破裂、硬结、脱皮、出黄水，就是这样的一个过程。去年夏天最厉害，整个脚都是如此，但是，还是外延一线最厉害。是排毒吗？还是身体某个区域有问题，2010 年以前没有站桩时也有，只是没有这么严重，但是右脚却完好如初，没有任何的脚气和污点，红润柔软，这是显著的差别。

◎ 3 月 19 日

静桩开始后，前半个小时，身体和体内几乎是一动不动，恬静地享受着这份静怡，半个小时后，自然而然的动开始了，这种动不需要约束和管理，因为这种动是体内的自身要求，一切顺其自然。闭着眼睛，静静的感觉身体的变化。静中感觉病灶内动比以前好像提前了，内动开始不久，就能感觉到病灶的痛点，仅仅时有时无，今天没有发现身体左侧的条状带，但是喉咙发胀，胀痛感明显。

◎ 3 月 20 日

春天来了，万物复苏，花虽未开，但是春意已浓，现在还不是人满为患的时候，正好可以去爬香山，也挑战一下心脏的承受能力。

周日，和家人一起爬香山，选择香山公园人工湖西南方向最陡峭的一段山路，这个地方以前好像去过，开始时，仅是平坦的路，背着小女儿一路前行，坡度还可以。崎岖山路，由于背着孩子向上爬，喘，喘得快不行了，才停下来。放下孩子，感觉还行，休息 5 分钟，把孩子交给爱人，继续向上爬。山路越来越陡峭，越来越崎岖，坡度越来越大，人比较多，慢慢地走，保持能量，不能喘的太厉害。不知道过了几个陡峭的弯路，心脏跳得厉害，突突的。坚持、坚持、再坚持，不知道谁说了一句“下一站休息。”对，下一站休息，心里想。也许这次到了极限，心脏快跳出来了，实在是不行了，要扶着树才可以站住，有些晕晕的感觉，大口大口地喘着，心脏好像要蹦出来似的，似乎能够听到它的跳声。千万不能上了，爬不动了，也上不去了，休息一下吧。爱人和孩子还没有跟上来。又休息了 5 分钟左右，心脏恢复了平静，和在平地一模一样，没有什么区别，也没有什么感觉，又没事了。看来还能上，可能快到山顶了，路标显示到山顶的高度还有200米，路程400米。冲击，一定要上去，走，可以慢慢地走，歇一歇、停一停、走一走。路是越来越陡峭，但是可以慢慢地走，没走多远，心脏跳得厉害、喘得也厉害。再休息一下，不喘了，继续爬，终于大口喘着气到达山顶，到达终点，挑战胜利了。

这个时候，想起了2010年端午节，去慕田峪长城，虽然是坐索道上去的，但是却提心吊胆，真的害怕心脏不行了。后来住在附近的一个疗养中心，其内有一座小山，这座小山爬的是心惊肉跳，那个时候心脏非常的脆弱，可以用不堪重负来形容。想起这些，无法回首。看今天，何等洒脱，轻松怡然，真是伟大的进步，是站桩的丰功伟绩。虽然挑战胜利了，但是晚上的站桩是要继续的，晚上桩中还有一个小痛点。

直桩的危害与静桩效果

◎ 2011年3月22日

近几日站直桩对心脏的效果越来越小，甚至没有任何感觉。但是却不知为什么便秘越来越严重。

站桩治疗便秘，为什么便秘越来越厉害，难道站桩治疗便秘是错误的，不可能吧。内心的疑问越来越大，不可思议。但是，今天发现了一个问题，站直桩时，腹部前挺，挺得很厉害，这是不是便秘的元凶？由于直桩没有什么效果，基本上从今天开始就停止了。

目前连续坐5～6小时，心脏已经没有任何感觉，或者即使坐7～8个小时，心脏也没有任何反应，书房的椅子矮一些，去年12月份如果坐久了，心脏感觉还是很大，昨天晚上写《康复日记》，大概坐了5～6个小时。基本上无任何感觉，一切在向着光明前进。

◎ 3月23日

今早起床后，感觉血管疼，中桩效果更加明显，又是好事情，盼了好久，因为这是一块瘀血活动的象征，更是即将被吸收前的征兆。

◎ 3 月 27 日

静桩中，心脏上方瘀血明显，好像有二块一大一小的瘀块，又好像一小段血管有问题。静中感觉瘀血又硬又胀，隐隐作痛。这种痛牵扯右肩也有痛感，同时这种痛又拉扯到喉部发胀，是不是有经络相连，或者是这种疼痛的传导，仅仅是猜测。

◎ 3 月 29 日

今天桩中，瘀血依附于管壁上，非常明显的胀痛感，胀痛放射到左右肩部，使得双肩发胀、发酸、又有热胀痛的感觉。这种胀痛使得左半侧身体有很大的不适感，这种不适感却无法形容，这种胀痛放射到后背，使得后背几乎不能自抑。真的希望能够有撕裂的剧痛，如果这样的话会好得快一些，一时之痛换取永远的康复，当时的这种想法仅仅是一厢情愿，或者说是非常危险的念头。除了牵扯双肩、后背外，胀痛向上放射到喉咙，使得喉咙发胀，喉咙下方部位也是放射性的痛。比较恐怖，看来心脏这块瘀血的影响不可小视，这和 23 日感觉瘀块的反应，应该是同一块瘀血。

◎ 3 月 30 日

近来偶然发现左手月牙，仅仅剩下大拇指还有，原来手指的月牙不见了，前不久好像反复过几次。右手目前是 4 个，2 月底时，右手手指全部出现了月牙，现在无名指的月牙消失了，而 3 月初小手指的月牙不见了，不过最近又出现了。右手月牙有时候比较圆满、齐全，这种现象和右脚情况和谐对应，即是右脚红润柔软、细嫩。而左手月牙几乎无存，同时左脚干裂、发硬、板结，说明气血有问题。

对于手指甲上的白月牙可以看出什么疾病？指甲下端的半月形如果很大，是表示血液循环快速。如果小，就是血液循环不好，半月形就会完全消失。

1. 什么是半月痕

在指甲下方五分之一处，出现一条白色弧形的痕迹，这就是半月痕，也有人称之为小太阳。指甲半月痕是阴阳经脉界线，是人体精气的代表，故也称为健康圈。半月痕的发育，要受营养、环境、身体素质的影响，当消化吸收功能欠佳时，半月痕就会模糊、减少，甚至消失。半月痕的状况，显示出人体健康状况的信息。

2. 半月痕的作用

中医认为：气不耗归于肝为血，血不耗归于肾为精，精不耗归于骨为髓。这就是精髓的由来。精髓也是元气的所在。半月痕由于显示的信息正是精气的状况，可见其重要性。

中医有句话：精足人壮，精弱人病，精少人老，精尽人死。由此可见，精髓元气的重要。在日常生活中，及时恢复精气神，保养好身体，有利于我们的身体健康。

路途之中的撕裂之痛

◎ 2011 年 4 月 1 日

今天开车去天津，下车后感觉到心脏明显的不适感，没有在意，稍作休息，继续向第二目的地行驶。15 分钟后到达目的地，但是，问题出现了，不敢下车，更不敢动了，动也不能动。如果要动一动，心脏就会有撕裂性的剧痛，这种撕裂性的疼痛只能咬着牙忍受，没有办法。并且、好像只要动一动，就好像有东西滑落似得。20 分钟后，等爱人办理完事情，我勉强地试了试，还可以勉强驾车，只能勉强继续，开了 15 分钟，到达办事地点。办理完事情，我感觉再也不能继续开回北京，太远了，受不了。幸亏朋友代驾，送回北京，这种痛持续了 3～4 天，在 3～4 天当中，症状逐步降低直至消失，也就是这块瘀血消失了。

这也是我期望的撕裂之痛终于出现了，虽然出现，但是瘀血并没有全部消失，并且越来越多，层出不穷。

◎ 4 月 2 日

最近便秘厉害，3 月底时开始逐步缓解，但是没有规律，没有彻底地恢复，都是因为站直桩造成的。看来直桩危害不小，今天便秘还是很厉害，大便中有米黄色的物质，不知道是什么东西，比较紧张。自 3 月底开始，每次大便的量比较少，但是饭量没有减少，很奇怪。

◎ 4 月 3 日

今天大便仍然异常，还是有一些米黄色的东西，排放了一些非常非常难闻的气体。难道是肠道出了问题？所有这些问题，我不敢再想象下去，继续站桩吧，继续下去就是硬道理。（是排毒排病反应，辟谷中常见到这种现象）

4 月 1 日至 4 日早上，因为心脏撕裂之痛没有站桩。4 日晚上继续开始站桩之旅，这是2010年4月底开始站桩以来第一次，连续休息了几天没有站桩，非常的不适应和难受。

◎ 4月5日

昨晚桩中，心脏没有什么感觉，撕裂之痛消失得无影无踪。今天早上站桩，感觉喉咙仍然发胀，和昨天晚上有些类似，好像有痰堵在那里。吐出来以后发现有血丝，站桩收功后，吐出来发现有血块。哇塞，怎么回事，不会是喉咙有潜在的病变吧。对了，有很多年的咽炎历史，已经十几年的历史了，不会是在清除咽炎病变吧。对，应该差不对，已经很久没有咽炎的问题，是不是在清除咽炎的病源吧，心情大悦。哈哈，继续站桩。

◎ 4月7日

早上桩中，喉咙仍然有不适感，好像有痰，但是吐出来的东西仍然有血丝，收功后没有在发现前日现象。今天桩中约40分钟后，闻到一股臭味，腐臭的味道，是卫生间的门没有关，卫生间下水道泛上来的味道？不对，现在在客厅落地窗前站桩，离卫生间非常远的距离，怎没会呢！回头看了看，并且卫生间的门是关着的，不可能是卫生间的味道，难道是排气导致的味道吗？更不是了，没有发生放屁的问题呀。腐臭味道从哪里来的那？难道是自身的吗，大约10分钟后又有一股腐臭的味道，飘然而至，持续5分钟左右。想起来了，去年10月份参加半辟谷时，以及当时站桩就有这种现象，应该是排毒现象，是排病反应。对了，一下子豁然开朗，肠道排泄、腐臭、大便异常、喉咙不适等，最近的这些异常现象都是排病反应。看来这个排病的周期是非常不固定，以不同的方式、不同的状态展现，唯有继续站桩才是真理。

喉咙的排病反应

◎ 2011年4月8日

站桩时，喉咙干的难受，可能是喉咙的排病还在继续，咽炎也是十几年的历史，看来不可能一下子恢复正常，显然有一个过程。喉咙的不适大约从1、2月份就开始了。最初的时候仅仅时有时无，没怎么在意，现在越来越明显，口腔后侧、喉咙、鼻腔这三处位置的深处，干燥的感觉，站桩的时喉咙干燥的冒火，越来越明显。

今日站桩，发现一块活动的瘀血，日常中心脏发堵，已经很久没有这种感觉。生活中已经忘记自己还是一个曾经危重的冠心病病人，没有了这种意识。站桩的症状、感觉明显，和前段时间撕裂之痛的瘀血位置在同一个地方，都在心脏的上部。感觉比较硬，不知道这块瘀血是不是该区域的最后一块，还是全部瘀血的最后一块。如果化掉了，还会有吗？还有几块？情绪上有些浮躁的表现。只能安慰自己，站吧，继续站。不管有没有瘀血，反正都要站下去，这就是当时的、最好的自我安慰。

◎ 4 月 10 日

今天偶然发现，左手食指与中指好像有月牙萌芽的状态，刚刚有一点点的乳白，一点点的月牙状态。前不久好像发现，左手无名指与小手指的月牙也有朦胧的态势。结果，现在已经没有任何迹象。接下来的一年的时间，左右手的月牙不断地消失、朦胧、萌芽、出现、再消失，不停的如此反复。最终左手仅仅大拇指有月牙，而右手仅仅大拇指、食指有月牙，中指、无名指和小指的月牙也消失了。但是他们的这种月牙出现和消失，都有一个规律，就是当出现大片的瘀血组织即将化瘀时，刚刚找到这片瘀血区域，就是硬硬的感觉，这个时候月牙消失。但是当这一片瘀血整体化掉，结果月牙就慢慢地长出来了，每次都是如此，很有规律。如果这次化瘀的面积较大，也就是说这次的瘀块较大，那么消失的月牙就较多；如果瘀血的面积较小，也就是瘀块较小，那么消失的月牙也就是仅仅一两个，或者若隐若现，就是这样的规律。

◎ 4 月 15 日

近几日感觉心脏的瘀血好像越来越大，甚是疑惑，甚至对站桩产生了怀疑。可能是期望康复的心情与目前的症状向相反的方向发展，产生了矛盾，所以开始怀疑站桩的效果。其实，这个时候我怎么知道化瘀的原理，是从上而下化瘀的顺序，仅仅知道气血下行，没有考虑到化瘀也是这种原理。此时，我更不知道，从星星点点的散点瘀血开始向整体化瘀悄然转型，对于这些问题是未知的，一无所知。所以，桩中症状越来越严重的前提，证明化瘀再向纵深区域、瘀血的狭窄区域发展，这是好事情，但是，当局者迷，就在于此。

瘀血怎么越来越大呢，并且症状也比较典型，有加重的感觉，疑虑越来越大。且近来站桩时，胸部病灶对喉咙的牵扯越来越大，越来越明显。喉咙发紧、发干、发胀，唯一的改变，就是近来站桩时没有吐痰的感觉。当然也没有了血块与血丝，只是对喉咙的牵扯感觉非常明显，很不舒服。今天去顺义医院看病人期间，偶然看到医院的宣传画对于喉癌的介绍，怎么和我的症状如此的一致。尤其是看到喉癌症状喉咙发紧、发干、发胀的介绍，感到非常的惊恐。怎么会是这样，难道我有喉癌的倾向……实在不敢想下去，怎么办呢？哎，唯一的办法，还是继续站桩，管他东西南北风，死也要站着死，继续站……如果说，目前的喉咙，也是排病反应，没有想到，站桩近一年，才把这个病灶找出来。那么也说明这个病灶，隐藏得如此隐匿或隐藏之深，深不可测。所以，健康的铁律就是：继续站桩，一刻不停地站下去。

◎ 4 月 16 日

出差成都，由于开会，并且来自各地的朋友较多，站桩只能是挤时间站，但是肯定不可贻误站桩。早上 4：30 起床，5 点站桩到 6：30，正好是一个半小时。六点半到七点洗漱完毕，正好是 7 点用早餐，站桩半个小时后吃饭，对身体没有什么影响，这是站桩的要求，什么都不耽误。晚上的挑战比较大，和朋友们业务交流等，有时会持续到晚上 10 点，没有办法，只好 10 点开始站桩，11：30 结束。所以在成都出差的 5 天，均是这样度过的，早上早早起床已经习惯了。

散点化瘀虽然困难和缓慢，当有一天，化瘀的钉子慢慢消失，此时的瘀血特点却凝结成一个整体、犹如一条绳子，这时候进入新的化瘀阶段——整体化瘀，整体化瘀非常艰难，异常缓慢，和散点化瘀没有办法比较。因为此处，所有的瘀血连接成为一个整体，它们吸附在管壁上，吸收管壁的气血和肌肉组织，造成这个位置血管的狭窄，所以瘀血很顽固、非常坚硬、硬如山石，极为紧，紧如发条。在所有的化瘀过程中，这里最艰难、这里最艰苦、这里步履维艰、异常难行。在这里你每天都要和这颗心博弈，这里的化瘀不如说是修心，因此，此处千万不要放弃，坚持就是胜利。

第六章

整体化瘀与收功之害

整体化瘀状态与体验

◎ 2011 年 4 月 20 日

最近站桩，心脏病灶处痛得比较明显，一般约半个小时后，痛感明显减轻，在日常生活中基本不明显或没有症状，但是，最近桩中症状好像有加重的感觉。

◎ 4 月 23 日

今日桩中，忽然发现与以往有明显的不同。以前站桩，气向下沉时，心脏病灶连结关元穴两点一线联动疼痛，有时关元穴也痛，上下这一条线胀痛，不舒服，心中甚虑。

查阅资料记载“心肾相连、心肾相通”，心中疑虑，难道这心肾的通道也被堵了吗。我没有内观功能，如果对照《内症观察笔记》的描述，应该是堵住了。因为关元痛，绝对不是什么小事情。关元是小肠之募穴，足三阴经与任脉之会穴，又为三焦之气所生之处，藏精之所，为培元固本，补气益精，回阳固脱之要穴。所以是心肾之间的重要关隘。关元就是元阴元阳出入的地方。元就是元气、天气，是万物生长的根本。关则是枢纽，机关，开合之处，这里主要是关闭、关藏、闭藏的意思。守养关元就是守养元气，因为这个部位靠近肾脏，元气由元精炼化而成，而人的先天元气又藏于肾。说得更直接一些，关元这个穴位，非常重要，因为它关系到人体元气的盛衰！

然而，有时候这种情况也在不断地变化，桩中气下沉，心脏至关元一线却又没有什么感觉，关元也不胀痛了，仅仅是心脏在痛，感觉好像有不少的附着物贴在了心脏管壁上，满满的感觉，好像堆满了杂物，只要气下沉，心脏就疼痛，这是最大的变化。不管怎么疼，只要能够承受，都是无所谓的，也许越痛，化瘀和康复的就越快，所以更多的时候，就会有意使气下沉，

◎ 4 月 24 日

站桩过程中，对瘀血感觉非常明显，有时疼得厉害，有时没有感觉，有时仅仅是微小的感觉，因此，为了加快化瘀，更加为了固定瘀血，防止和避免发生脱

落的危险，开始服用三七粉和每日一片拜阿司匹林。去年 12 月 1 日停止中药，接着到月底三七粉也停了，拜阿司匹林从 1 月份开始有一搭无一搭想起来就吃，想不起来就算了。因此，最后一板拜阿司匹林留到了 2012 年，成了纪念品。所以争取把三七粉和拜阿司匹林坚持下去。

◎ 4 月 25 日

今天站桩没有感觉，我摸准了规律，就是又消灭了一块瘀血，感觉血管里面空了，空空如也。这就是化瘀的规律，只要有这种感觉，说明又打了一次胜仗。同时也说明新的战役，将从困难和疑惑开始，所有的一切都在摸索中前进。

◎ 4 月 26 日

由于桩中没有效果和感觉，今天不得以，利用直桩试一试心脏的感觉，心脏热辣辣地疼。并且伴有针刺一样的痛，非常明显，看来这是潜伏的瘀血。直桩的效果就是直接，之所以利用直桩，其实还是瘀血的诱惑。但是，仅仅是利用而已。继续调整站中低桩，低桩半小时后，心脏病灶发胀的感觉开始向双肩辐射，明显地感觉到有一小块瘀血。

◎ 5 月 2 日

近几日工作中，每天基本上可以坐 6、7 个小时，所以久坐已经无碍。但是，今日下午下班时，胸部有发紧的感觉，最近一段时间以来，经常如此。这时如果马上站桩，感觉胸部心脏瘀血明显，病灶发疼，血管热辣，辣痛与胀痛感非常明显。

整体化瘀之舒适与愉悦

◎ 2011 年 5 月 3 日

今日桩中病灶反应明显，为了加速化瘀，故意加剧动作，挤压病灶、促动瘀血，使之痛胀、发热等。当心脏发紧时，扭动上身左右展开，并且以双手抱圆导引为核心，期望有利于化瘀。故意使气下沉，寻找病灶的疼感，希望达到所期望的效果。

◎ 5月9日

这几日，站桩时总感觉心脏犹如一根绳子拧的很紧、很紧，而无法打开。同时又好像一只紧握的拳头，而不能放松，这是最近几天新的体验，每天如此。以前钉子钉在心脏的感觉，或者有附属物贴在血管上的感觉没有了。

◎ 5月12日

今日桩中仍然延续新的感觉，和早前不一样，心脏发紧，像一根绳子，发胀而如拳头，却不能放松，百思不得其解。我又不能像孙悟空一样，可以钻到里面看个详细，没有办法很无奈，只能继续站下去，有时候身体晃动的厉害，才能感觉到病灶。

注：这种紧如绳子以及胀如拳头而不能放松的感觉，真正的原因其实是化瘀已经不知不觉进入了一个非常新的阶段，就是整体化瘀。也就是散点瘀血基本上完成了历史使命，退出了历史舞台，消失得无影无终，不复存在。剩下的就是整段、整截血管化瘀，也就是狭窄位置的化瘀。这说明化瘀在前进，再顺着冠状动脉左前降支向下延续化瘀进程。

这是历史性的变化，更是历史性、革命性的进步。完成这个阶段就是彻底的康复。然而这个时期的我，是不知道这些信息的，只能是继续、或者说傻站下去，这就是站桩的奇迹。

◎ 5月14日

今天做了一次拔罐，当拔罐到胸部对应心脏的位置时，短短的几分钟，胸口被拔的又胀又疼，几乎无法忍受，不能自抑，咬着牙坚持。并且心脏几乎受不了，仅仅这么几分钟，胸口渗出大量的瘀块和粘稠的血块（皮下瘀血）、黏黏得很是吓人。并且仅仅是胸口出了大量的粘稠的瘀块，其次是命门也出了不少瘀块，但是比较少，其他位置几乎没有这种东西。15～16号又继续了两次，胸口的瘀血仍然很多，看来这个地方不单单是心脏瘀堵得很厉害，就连胸部位置的经络、脉络、穴位也已经瘀堵了。这也验证了《内症观察笔记》中提示胸部有72穴位，看来诸穴瘀堵了。

◎ 5月15日

今天站桩有了进步，拧紧的绳子有疼痛的感觉，紧握的拳头有了丝丝的撕痛，也许和拔罐有关系，尤其是晃动时效果最大。

◎ 5 月 21 日

桩中又找回了久违的感觉，仅仅是站桩中的感觉与反应。生活中已经没有任何病态特征，每天如沐春风，可以做任何人做的任何事情，并且可以优于常人。

应该这么说，2010 年 9 月至 2011 年 1 月初，这段时期，是脱离危险排病反应的第一阶段，这个阶段心脏有时会有丝丝的疼痛，但是这种丝丝的疼痛，没有规律，要根据站桩化瘀的程度来体现。气血撬动瘀血的时期，会经常显现这种症状，其他情况极少发生。2010 年 12 月中旬是最严重的一次。2011 年 3 月初大概发生了一次，当时正在汽修厂等待提取保养的车辆，发生了一丝丝的、凉凉的疼意，又似乎要脱落的感觉，吓了一跳。这是生活中第一次发生，然而十几分钟后却消失了，很奇怪。因此，今年 1 月到现在比正常的健康人，还阳光，还要英姿飒爽。

但是，现在心脏疼痛和以前相比已经有很大的不同和变化。如果说以前是一点点的、一块块的，或者一大块的感觉，或者说化掉一块又一块，来了一块又一块，就像接班者络绎不绝。

但是目前的疼痛是整条血管的感觉，反映的特点就是发紧、发硬，紧中有疼，痛中有硬，又好像心脏如紧握的拳头，而无法放松，这种反应和上周的感觉基本差不多。因此站桩慢动时，为了使心脏反应大一些，有时候做出了大幅度的“动”。感觉心脏里面的“拳头”有一丝丝的撕裂痛感，然而这种痛感，却又非常的舒适，舒服的感觉，让人很诧异的同时却很愉悦。这是一个矛盾的感觉与反应。咬着牙，希望这种“动”能够触及“拳头”，希望这种疼痛永远下去。因为，只有痛后才可以通，正是所谓“痛则不通”，但是这样的疼痛却又非常的游离，不易捕捉，飘来飘去。

◎ 5 月 22 日

由于考虑到服用西药的副作用，今天彻底停掉拜阿司匹林肠溶片，因为，它对瘀血的作用微乎其微。从此以后，依靠站桩直至创造奇迹，和西药彻底绝缘了。

静桩与坚持

◎ 2011 年 5 月 26 日

今天下午三四点钟，天空乌云密布，电闪雷鸣，窗外狂风乱起，要下大雨了。而这时，坐在办公室，心脏好像有丝痛感。蓦然想起，很久很久了，已经不记得从什么时候开始，还是坐在原来的位置，下午坐在这里已经四个多小时了，心脏已经没有什么反应，一切均是在不知不觉中变化，均是在不知不觉中改变。这时不管是聊天、还是……你根本看不出来这是一个曾经心脏堵塞 75% 以上的危重冠心病患者。只有站桩的一个半小时才能体会到，才能感觉到冠心病的感觉，这是站桩一年的变化。

◎ 5 月 27 日

截止到今天的静桩，静静的不动，纹丝不动，能够达到半个小时，也就是说，半个小时后才有微微的“动”与“静”的结合。（到 7 月 30 号，这种静，可以坚持到一个小时左右，8 月份以后，一个半小时基本上是在静静地站，这种静站是一种挑战，虽然是挑战，一个半小时的时间，对于这时的我来说，仅仅是眨眼之间，很快就会过去。时间过得飞快，一切均在不知不觉的飞快之中度过，所以就有了后来晚上站 2 个小时的开始。）

◎ 5 月 30 日

这两天站桩，感觉心脏像凝结在一起的绳子，有所缓和，不像有一股不通气得硬硬东西堵在那里。现在有了一丝的痛感，但是，这种痛感比较舒服、舒畅而又无法形容这种感觉。因此，这几天站桩时，心脏有了清爽的痛，痛得轻快了。有时，桩中会以心脏为核心的“动”，希望能够撬动病灶，希望这种舒畅的痛感来得猛烈些，也许这是迅速康复的关键。但是这种期望是欲速则不达的急躁表现，过分地“动”，过度地期望康复，是一种内心的浮躁，一定要注意这种危险的因素，要警觉。

因为，站桩的关键和核心就是向内求，一切外在的期望、外在的祈望、外在的攀援、外在的索取、外在的祈求，最终，你将无法坚持下去，这就是半途而废的原因。所以，站桩就是修行，修的是什么呢？一定要搞明白，站桩就是修心。如果不修心，如果不向内求，最终的结果，就是半途而废。为什么会这样，因为你被这颗心统治了，做了“心”的奴隶。被这颗心带动，而放弃了站桩，走向未知的病患与凄凉，如果你不被这颗心带动，那么未来就是阳光灿烂，你是生命的主人。

◎ 6 月 8 日

今天静桩中，大概也就不到一个小时，感觉小腹部发生了 3 次撕裂性的微痛。由于发生在小腹，不会有什么危险，还能忍受，仍然坚持，没有中途停止。难道是肠炎吗？还是前列腺炎？是在修复他们，还是……不管他们了，不知何因，继续站下去就是硬道理。

◎ 6 月 15 日

今天去看好友，是一个癌症病人，比较严重血癌与淋巴癌的晚期。可能在医院为了鼓励朋友，说了一些话，也许这些话对于他身上的疾病信息有影响，回来后感觉身体极不舒服，症状和癌症朋友一模一样。脖子不舒服，淋巴胀痛，双肩发胀等。由于受到上述影响，桩中心脏硬硬的感觉，就像被一团气包裹住一样，没有感觉。并且这团气，漂移、游离，不易捕捉。因此，每天都如此，每天只能静静的站，静静的站……没有其他的办法。因为心脏没有任何感觉了，并且脖子、淋巴、双肩也受到了其他因素的影响。每天的站桩都是一种考验，不管何种考验，每天就是静静的三个半小时，没有一天停止过，坚持就是胜利。

◎ 7、8、9 月

这三个月又是另外的一种考验，每天都一样，每天都是如此，心脏被一团神秘气体所包裹，而失去了以前的灵动。即使找到病灶，也无济于事，因为，这团气漂移、游离，就像和你捉迷藏一样，站桩的真气无法导入病灶，病灶也被这团气体占据了。每天都不愿意站桩，但是，没有办法，还必须站下去，因为除了站桩，再也没有其他更好的办法了。

在朋友的帮忙下，这个问题得到了解决，度过了非常愉快的、轻松的两周。但是，好景不长，7 月中旬去放生活动，又惹上了麻烦，症状还是脖子、淋巴、双肩出现了问题。桩中并不轻松，脖子、双肩、后背、整个上身受到不舒服因素的严重影响。每天都是挑战、每天都在继续，从来不会间断，更没有借口，这些问题一直到10月中旬才得到彻底的解决。一切的一切终于过来了。由于这些问题好像和冠心病没有任何关联性，在这里不做赘述。

奇怪的便秘与致命的错误

◎ 2011年10月5日

站桩站到今天，不知道为什么桩中小腹越来越不舒服，关元越来越不适。感觉关元堵得很厉害，犹如一个硬硬的疙瘩淤积在那里，并且小腹部的堵感越来越强，好像在小腹的底部左右两侧，淤积了犹如两个拳头似的淤积物。这种现象以前没有过，以前仅仅是关元瘀堵，但是，现在却越来越厉害，难道站桩没有效果吗？不可能呀。我从来没有怀疑过站桩，难道是其中的某个环节出了问题，是收功有问题吗？自己的疑问越来越大，每天早晚两次收功也越来越不舒服。截止到目前，我采用收功正好整整一年，看来自己要找一个站桩专家详细地咨询一下问题出在什么地方。

◎ 10月16日

又出现了其他的问题，不知道为什么，可能从8月初开始微微的出现便秘，结果到现在越来越厉害，甚是疑惑，却不知道错在了哪里。

◎ 10月29日

便秘越来越厉害，坐在马桶上要等很长时间，站桩不是可以化解便秘吗？怎么越站越便秘了，问题到底出在什么地方，内心不得其所……

◎ 11月1日

今天与好友约好去拜访一位站桩20多年的站桩专家，且这位专家有非常神奇的推拿、点穴、按摩医术。见到了站桩专家张大夫，首先对冠心病的缘起进行了评判。说是大概20年前左右的时间，有一场交通事故，这个交通事故触及后背一块脊椎骨错位，压迫心脏动脉，这是冠心病的缘起。关于20年前确实有一个小的交通事故，也确实从后面碰撞过来的，那么是不是致脊椎骨错位而导致的冠心病，我无从得知。对于这个病因，我是持保留意见的，因为7年左右无节制地运动，拼命地工作……难道不是病因的助力吗？内心在想。

今天拜访张大夫的主要核心是站桩的问题，这也是我站桩以来，拜访的第一位站桩专家，也是唯一的一位。首先对站桩姿势进行的指正：腰部下沉，以腰部为核心，似站非坐即可，一定要这样。

关于收功，张大夫对我演示的站桩收功，进行得非常严肃纠正和批评："站桩的核心就是使气下行，结果你这样收功提气、憋气、内收、收腹，却是使得站桩下行的气血又收了上去，算白站了，这是严重违背站桩的精髓。你可以回去试试，我说的对不对。"张大夫又说："你这样收功如果长久下去，会收出病来的。"这句话吓得我出了一身冷汗。张大夫继续说："站桩以腰为轴心的暗动、微动、小动……久练可培植本元，又可防病保健，两腿增力，周身轻灵。要求呼吸细长均匀，以不憋气为主。一呼百脉开，一吸百脉合。吐故纳新，充实五脏，加速血液之循环，增加脏腑功能，细胞旺盛，经络畅通，加强新陈代谢，达到了祛病延年之目的。任何内功都离不开静养之桩功，静为养，静养精力充沛，全身细胞旺盛。"

站桩是内功，内功要求稳，求功心急，就会欲速则不达。求速性急，心不静导致气血不畅，内功处处以养为本，不养则伤，如：养气、养神、养性、养心、生活规律等。久练即可做到炼精化气，炼气化神，炼神还虚之妙境。内功不知养，到老也不长；内功无有功，到老一场空。站桩站到无极是静中生动，练拳是动中求静。心静神宁，神宁心安，心安清静，清静无物，无物气行，气行发力成一点。卧、坐、站、练都要求做到心静，此即内家拳功之理。因此，腰要松。要意气运动，不要力气运动。意气君，骨肉臣，贵在精神。桩功，主宰于腰，说明腰的重要性。最后张大夫对收功又做了解读："站桩没有收功，所谓的收功是一些追求名闻利养的人发明的、刻意创造的，站完桩双手自然下垂，双脚缓慢并拢，静立3分钟左右即可，这样就算收功了，自然而然，大道至简，越简单越好。"我对张大夫这些指导真是犹如醍醐灌顶，受益匪浅。

晚上站桩，按照张大夫的指正，腰部下沉，以腰为核心。就在调整姿势的一刹那，蓦然之间，开悟了，知道了错误的根源。腰动而无所不动，以腰为轴心，这不是太极拳的要义和精髓吗？完全可以应用到站桩呀！腰部微微下沉后，立即感觉到很久以来的有一个很熟悉，却很不自然的动作——站桩挺肚子，恍然大悟，原来这是站桩的错误姿势和误区，实在是不知道从什么时候开始挺肚子站桩。也许这个不自然的姿势，就是这几个月身体不舒服原因，这是无意之中的错误。挺肚子了，也许挺肚子姿势已经很久，我立即意识到很可能这就是便秘的根源。

站桩收功的复归

◎ 2011 年 11 月 2 日

从今日开始，正式放弃采用一年多的收功模式，采用自然而然的收功，其实和陈氏、杨氏太极的收功几乎一样。想到这些，也忽然想到太极拳不也正是自然而然的收功吗？太极可是流传了几千年，站桩是早于太极的，那么站桩的收功是怎么演化出来的呢？不管怎样，如果经不住站桩的实证，一切都是错误的。

取消了收功模式，回归自然，那么收功所贻害脏器以及对于康复的障碍，也随着站桩的逐步深入开始突出和爆发。

◎ 11 月 9 日

站桩逐步进入非常静的状态，基本上可以做到全身皮肤毛发司同呼吸，鼻息慢慢地静止，全身像皮球一样一张一吸，极有规律。这时心脏病灶感觉有非常明显附着物，这种感觉基本上和睡功进入寂静状态一致，但是，好像离睡功的寂静还有很大的差距。

◎ 11 月 15 日

现在的站桩在追求静感，心里的杂念在逐步减少，这是非常好的现象，这种纯粹的寂静和睁眼站桩、闭眼站桩有很大的关系，曾经有个修行的朋友告诉我不要闭眼站桩，会有问题的。结果通过实践，我发现睁眼站桩才是一个极大的错误，闭眼站桩是屏蔽外界的极好方法。看来实证胜于雄辩，一定要实践才知道对与错。

今天感觉到，蹲马桶的时间缩短了，但是便秘还没有真正缓解。

◎ 11 月 17 日

静止的状态中一直在避免挺腹，因为已经几个月了，形成了一种习惯，所以要时不时地检查、审视，害怕延续错误。因为习惯很可怕。

◎ 11 月 21 日

感觉闭着眼站，心里的杂念会越来越少；而睁着眼，虽然杂念比较少，但是仍然会时不时地呈波浪状态发展，时有时无。然而闭着眼却会超越睁眼站桩的境界，舒适、安逸、寂静、净心离念，怡然自得。所以我基本上采用闭眼静桩。

注：初学站桩者如果有眩晕感觉，而站立不稳者，切记不可闭眼。等这些症状消失后，慢慢过渡到闭眼站桩即可。

关于便秘问题，除了蹲马桶的时间缩短，大便没有那么干、那么硬了，看来真是站桩挺腹的问题。

◎ 11 月 25 日

静中的动是身体内部一种自然而然的动，这种动是旁观者觉察不出来的，只有自己感觉得到，而不是故意要求的动。这种静是一种与空性的结合，那么在这种静态下的动是五运六气与宇宙能量结合的结果。

◎ 12 月 1 日

今天站桩心脏病灶越来越明显，尤其是站桩一小时后的感觉。这种感觉就是气血在不断地冲击瘀块，非常明显，丝丝作痛，一波一波的，脉冲感，这种脉冲感极有规律。今天是 7 月份以来的第一次的如此清晰的病症感应，太久违了，真是久旱逢甘霖。因为，一直静态站桩，没有了双手导引，所以也就极少感觉具体的病灶，那么这时才意识到，7 月份心脏里面硬硬的感觉，就像被一团气包裹住，并且这团气，漂移、游离，不宜捕捉，没有任何细微感觉。这团气不知道什么时候消失了、没有了，重新又回到鲜明的病灶觉受，哪怕是一丝丝一点点的痛，或者是即将被化掉的瘀块，都可以感觉到。

◎ 12 月 5 日

今天觉察到这种脉冲，冲击病灶的感觉提前了，大概是半个小时或 40 分钟左右，就出现了这种症状，硬块一块块的，不过又好像一片一片的，最终是一块一块的，还是一片一片的不能最终确定。这是最后的瘀血吗？这个问题已经不知道想过多少遍了，这是对于彻底康复的期待。

◎ 12 月 9 日

今天终于觉察到一小段的瘀血，应该是一小段附有瘀血的血管，不过也有很大的疑问，难道是瘀血即将化完，或是这一小段硬化的血管在软化、在复原吗？自己在想，我又不是孙悟空，可以钻到里面去看一看，只能是猜测了。

这几天，便秘问题终于消失了，彻底消失了，整整地用了一个月多几天的工夫，才恢复正常状态，看来站姿出现了问题，对身体的影响不可视而不见。

◎ 12 月 12 日

最近几天发现一问题，感觉晚上站桩的效果比早上好，晚上桩中瘀血的感觉非常强烈和明显，而早晨没有这么明显。这个原因不好解释，但是理智告诉我，即使早晨站桩效果不如晚上好，但是也不能停止早上的站桩，如果没有早晨站桩的补充，就不会有晚上的明显效果。

今天又感觉到 2 个不规则的瘀血块，内心欢欣鼓舞，终于如此非常清晰明显了，连小小的瘀点都能感觉到，看来离最后的化瘀很近了吧。

◎ 12 月 15 日

目前生活中一如常人，无所顾忌，跋山涉水、剧烈运动无所不能。有时候只有运动结束或参加某某活动结束后，才想起自己曾经很危险过。因为这些活动，曾经是我的生命禁区。记得最危险的时候，不能进寺庙道观。为什么？因为，只要进去，闻到香味，就能让我毙命，烧香的刺激味道，就能够让我的心脏完全堵塞和停止。吓人吧，哈哈，这已经成为历史，我始终不能够忘记，曾经在死亡的边缘挣扎了 4 个月左右。如果不是坚强的意志，顽强的抗争，“我”也许目前正在阴界飘荡，等待下一次投胎的机缘。这就是因果，冠心病难道不是一种因果吗？记住：意志坚如钢，神鬼也会帮！

那么目前难道没有一点症状了吗？答案是否定的。在开车时，开车途中偶尔感觉胃部不舒服，好像有东西，又好像……说不上来，其实就是心脏的因素使然。这种感觉就是 2002 年的感觉，整天感觉胃部不舒服，就一直当“胃病”看。这种“胃病”一直持续 2009 年末，才显露出真正的原型“冠心病”，但是不可同日而语。

那么，这是最后的瘀血吗？问过自己多少次，已经忘记了，现在只能猜测。我认为，只要有一天，感觉心脏里空洞了，这个时候就是 100% 的胜利，这个时候就是奇迹，奇迹还远吗？

目前只能问站桩，是最后的瘀血吗？因此，只要继续站下去，难道离最后还远吗？唯有坚持就是胜利！！！目前站桩的感觉非常好，感觉到血管内瘀血组织非常之清晰，是最后的瘀血吗？就让接下来的《康复日记》来回答吧。

我的站桩日程

◎ 2011 年 12 月 16 日

对于任何疾病，如果你还在犹豫，还在踌躇不前，还在期望上苍的垂怜、你只能继续遭受疾病的折磨，甚至夺取你的生命。其实上苍只是垂怜那些勤奋、具有顽强意志的人，上苍不是人类的奴隶。

因此，选择就在当下，向内求大道无边……上篇日记忘记告诉各位，目前整个身体轻盈、透彻、步履矫健、挺拔，就连呼吸也是那么的清爽、深邃，没有以前的沉重。还有很多的健康体验，让我们慢慢一起分享吧。

我每天凌晨 5：00 起床，5：30 正式站桩，一个半小时，7 点正式收功结束，7 点至 8 点一个小时的学习。以前是 5：15 起床，这个习惯已经 9 年，风雨无阻，更不要说什么周六日，在我的字典里没有周六日、没有节假日。因为，目前工作比较繁忙，没有办法，还要养家糊口，必须早起，才能保证 9 点正式到达办公室。晚上，以前是晚餐一小时后开始站桩，即 8：00～9：30，但是现在因为晚上要接孩子，所以晚上的站桩基本是 6：30～8：00。这就是我的站桩日程。

如果晚上有应酬，那么晚上 10 点开始站桩，如果出差，根本不影响站桩，走到哪里站到那里。目前的站桩状态有了质的飞跃，杂念少了，大脑能够静下来，气息深沉许多，基本上是腹式呼吸。目前正在慢慢过渡奇经八脉毛发皮肤司同呼吸，一个半小时对大家来说可能比较漫长，但是对于目前的我，仅仅是睁眼之间就过去了。因此，一个半小时甚至二个小时，对于我都是一样的，只不过遗憾的是还要上班。如果 20 年后，退休了，一定要看看这睁眼与眨眼之间的站桩到底能站到几个小时。目前的感觉，闭着眼睛站桩没有多久，好像也就半个小时，结果一个半小时的定时器就响了。很多的时候，甚至每天都会这样，尤其是晚上站桩，到时间了还是不愿收功。

站桩的时间与康复的时间成正比，尤其是到最后化瘀的阶段，感觉最为明显。晚上的站桩效果、化瘀效果明显比早晨显著。

◎ 12 月 19 日

现在站桩状态，不仅仅是在化瘀。化瘀已经不是站桩的核心，在探索“静”和“空”，心至静，而不思，又不想，忘掉时间，再入寂静，是近期的状态。因此，目前是忘掉时间的阶段，所以说现在站桩 90 分钟，对于我而言，也许就是大家的 30 分钟。大概从 11 月下旬开始，很多很多的时候，恋恋不舍地收功，感觉意犹未尽，然而对于“静”的追求，显然是开始于 70 分钟左右，心里逐渐清净，很少有杂念，然而就是这个时候，很遗憾的是定时器响了。所以，目前有时候晚上延长到 120 分钟收功，但是，这种静与空的缺点就是，感觉不到病灶，也许会延缓康复的时间。我感觉彻底入静是个误区，会影响治病的速度，内心多了几许谨慎。

此时，临近这个环节，心脏化瘀马上到达堵塞狭窄区域时，生活中症状基本上会逐渐消失，如果此时放弃站桩，就以为康复了，那么随着肌体内循环环境的重新紧张或收缩，看似生活中根本没有任何感觉，好像又恢复了平静。那么对于未来 10 年、20 年以后，也许会再……因此，这个时候，继续站下去，肌体内循环环境仍然是舒展的、松弛的，气血充盈，排毒除垢快速代谢。生活中偶尔或许还有些症状，因为瘀血经过十几或二十几年的发展，已经和血管动脉成长为一体，你中有我，我中有你。因此，越是顽固的瘀血，化瘀的效果越慢，因为厚重的瘀血组织，其根基最为坚硬和顽固，这个时候就以为完全康复，甚是可惜，是半途而废。

最后的化瘀不是整段化瘀，因为瘀血在开始瘀结之时，是由一个个的血液小斑点，一点点地附在血管上，日久年深、久而久之形成为所谓的瘀血，增生为肌肉组织，继而吸附、吸收血管气血，通道狭窄，瘀堵通道危及生命。因此，化瘀时，是分而歼之，一块一块的，所以这个时候会感觉到，一块化完，又有一块，一块又一块，没完没了。其实，这是好现象，千万不要着急，一切慢慢来！也不用担心，只要你坚持站下去，瘀血不但不会脱落，而是被吸收的很彻底，这就是站桩最大的安全优势，很多人没有意识到这个因素。

同时在我们早晚两次站桩之后，生活中的潜移默化的化瘀，尤其是晚上休息以后，第二天你就会发现，昨天原本活动的一块瘀血没有了。因为，站桩的过程为气血修复肌体组织提供了充足的资源。因此康复就在当下……

站桩效果的对比

◎ 2011 年 12 月 20 日

今天面墙而站，时间过得飞快，不知不觉，没有感觉到怎么回事，一个半小时飞快而过，内心无比的遗憾、惋惜，为什么这么快呢？

不过今天心脏没有任何感觉了，不知原因何在。难道瘀血化完了，真的是最后的瘀血吗？双手导引对拉，也没有感觉，唉，顺其自然吧。然而收功时的三分钟静止，才感觉到心脏有丝痛的感觉，仅仅如闪电一闪而过，说明瘀血还在。

◎ 12 月 24 日

今晚站了 2 个小时，这是第一次站这么久，刷新了记录。感觉第二个小时的站桩效果比前一个小时的功效大得多。比方说，站桩后至少要有一刻钟左右的气血复苏时间，适应气血充盈和肌体放松，所以一个小时后非常明显的感觉病灶波动反应，非常有规律。尤其是撬动斑块后、吸收斑块至最后阶段，微微刺痛的规律性，这种感觉，远远地超越以前的体验。但是，今天一个半小时后，丝丝的痛不见了，慢慢地有些空的感觉，和早晨的体验差不多。近日每日早晨起床后，感觉病灶处有些空的感觉，难道又一段瘀血消失了，还是一段血管复原了？

◎ 12 月 25 日

早晨起床后，仍然感觉病灶处有些空的感觉，桩中较强的双手导引对拉，感觉病灶有东西，但是导引不动，硬硬的，看来很顽固，瘀血已经和血管成长为一体。没有其他的办法，融冰之旅，哪有那么快，他们在这里安家落户、生长发展已经十几年，慢慢来吧。晚上感觉比早晨要强烈一些，起码有微微痛感，双手导引对拉硬、紧、吸的感觉大大的强于早晨，非常强烈的鲜明对比。也许瘀血的边缘有了被撬动的感觉，今天自然收功静立时，心脏有微微的一丝痛感，和昨天一样。

以前收功时，在收功的后期我会双手磨热，因为这个时候双手气感非常的强烈，只要稍微一摩擦，双手立即烫热，这时热手敷面。大概一分钟后，双手从鼻子的外侧向上至印堂，再由印堂向两侧至太阳穴、向下划弧线回到鼻子外侧，就这样循环至18次，可以起到美容的效果。但是瘀血化不完，禁止这样做双手摩擦，双手摩擦会导致瘀血胀痛，因为这样会影响安全，所以以前的收功全部更新了。

◎ 12月26日

今天感觉双手导引对拉，不如静静的不动，静桩反而使气血向病灶发起冲击，一阵阵的，瘀血边缘有丝丝的拉痛感。这种一阵一阵的鼓荡之气，是有别于前几日的冲击波，当时是一波一波的痛，而现在是一阵一阵拉痛。而双手导引没有这种效果，仅仅是硬硬的，因此还是静桩化瘀效果好。看来不同的阶段，有不同的治疗效果，现阶段是静桩，说不定什么时候导引化瘀效果最好。晚上收功时，瘀血部位的丝痛感有加强的感觉，这种在收功时出现的症状有可能是站桩完成后，血管壁在复原。而血管壁复原时，瘀血部位却是硬硬的，无法和周围的肌体融为一体，由此而形成一个多余的东西，由此，而引发了收功时的丝痛。

◎ 12月27日

今天进入非常好的状态。首先：第一次感觉定静，大概站到一小时十分钟左右，大脑没有任何思想意识，只有感受，感受到周身发麻，好像有电流在通过，很奇特，和以前皮球一样的状态感觉不一样，站桩进入了新阶段。第二：晚上一个半小时站桩已经不能满足现在的需求，闹钟响了仍然意犹未尽，感觉刚刚有效果，时间却到了，恋恋不舍地收功。设想如果每天晚上站2个小时，仍然是很轻松的事情，晚上为什么不加时间呢？

◎ 12月28日

早晨的效果仍然不如晚上，但是，今天晚上站桩，感觉空腹站要比晚餐后站桩效果明显。但是非常可惜，刚刚进入意犹未尽的状态，闹钟又响了，唉，真的没办法，如果我已经退休了多么好，不设闹钟一直站下去。

◎ 2011年12月30日

今天晚上桩中蓦然间进入了静态，这种所谓的静态，是没有思想意识的静态。感觉全身发麻，好像有一个电网罩在身上，大概有十分钟左右，又是闹钟，争取每晚站桩2小时。

收功之害开始显现

◎ 2012 年 1 月 3 日

今天早上，又进入空静状态，还是在原来的时间，大约一小时一刻钟左右，蓦然间感觉大脑一片空白，全身也是白的。这种感觉用语言不好形容，应该是感觉自己有一个躯壳外，里面全是空的，奇怪，怎么这样？大致是这种感觉，也只能这么形容。但是进入这种状态，不利于化瘀，因为这几次进入空静之后，对身体没有任何感觉，心脏的病灶更是体会不出来。以至于后来才晓得，这种空静状态是进入了修行的境界——奢摩他。目前的重点是治病，还不是以站桩修行为核心的时候。大概又是 10 分钟左右，闹钟又响了。

晚上站桩极力避免进入“空静”，即使站静桩也不可以，因为“空静”会影响彻底康复的进程。所以双手提到核心部位，可能是导引的功效，桩中瘀血感觉明显，特别清晰。刚开始大约十五分钟左右，心脏连带右肾胀痛，左肾也有感觉，前天微微有过一次这种感受，仅仅一闪而过，没有今天如此明朗。也许是心肾终于相通，心肾相通关元是桥梁，说明是关元桥梁的作用显现，这也说明以前的收功是错误的，这种心肾联通胀痛的感觉持续一刻钟左右。并且有一种极为清晰的体验，就是心脏和左右双肾之间有一个三角形的连接通道，这个连接三角极为细微，细微如丝之感。之后心脏瘀血有丝丝的微微裂痛感，且连带左侧后背痛，终于又撬动了一块瘀血，并且有了心肾之间的新发现。

◎ 1 月 4 日

今天开会时，感觉好像有一片薄薄纸片，贴在心脏里，怎么会有这种感觉呢。难道是因为坐的太低，身体蜷缩在那里，压迫到心脏，触及瘀血，还是瘀血太薄，凸显出如此的症状。因为很久没有这种症状，唯独开车，并不是每次开车都是如此，仅仅是偶尔，但是这种偶尔该如何解释？应该是该瘀血太薄，凸显这个部位的与众不同，以前是钉子的感觉，现在是纸片。钉子的谜团解开了，是散点瘀血，那么纸片的谜团不久是不是也会印证。

今晚又挺小腹，幸亏及时发现纠正，今后要时刻注意，就怕习惯成自然，这是大忌。晚上桩中感觉心脏有一团气，应该是这块瘀血化瘀之气，可能开始浮动了。

◎ 1 月 8 日

今天有一个很奇怪的感觉，感觉肛门似有拉肚子的感觉，不知道为何。大概从前天开始就有迹象，今天最厉害，然而大便却是非常的正常，难道也是排病反应？（这是收功提肛之害）

◎ 1 月 10 日

今天晚上临睡时，无意中按摩到小腹，就在触及小腹的一刹那，感觉到肚脐下方至关元一带，有一种不同于周围肌肉的感觉。似麻非麻、似胀非胀，按一按就有似疼非疼的感觉。怎么会这样，突然意识到，可能是收功造成关元的瘀滞之气，开始散开了，这是好事情。

截止到今天，彻底告别“太一”收功，两个多月了，自从自然收功后，以前“太一”收功的不适、苦痛消失了，关元再也没有堵塞的感觉，再也没有感觉到淤积在关元上的瘀滞疙瘩，小腹下部的沉积物也没有了。

◎ 1 月 11 日

今日凌晨，突然感觉到要拉肚子，大概 3 点左右，急急忙忙跑到卫生间，坐在马桶上却是非常严重的排气。没有任何大便，就这样不间断地排气，足足排了一刻钟左右，全部是气体，没有任何大便或其他物质。基本上验证了昨天的猜测，就是在修复站桩收功对肌体造成的伤害，因为收功的伤害，再排除淤积之气。不过，这也是我站桩以来第一次起夜，这是很大的例外，站桩以来从不起夜。

◎ 1 月 12 日

早晨站桩，小腹还是不舒服，关元有胀感。我尝试双手擦热，紧紧地捂住关元，大概 2、3 分钟有反应了，要拉肚子，实在撑不住了，必须上厕所。拉了很多不同颜色的东西，是五颜六色的东西，拉完以后，极为舒服，感觉心脏轻松很多。关元主小肠，瘀滞之气对身体造成的伤害，所派生出来的毒物应该排出来了。这就是双手捧气护关元或气海，全力收小腹提肛的危害。一年收功的伤害，不可能一两个月就能修复的了的。最大的伤害还在后面。

又厚又硬又老的瘀血斑块

◎ 2012 年 1 月 13 日

早晨导引，双手相吸又互相排斥，有时就好像具有相反或者有相同的磁场一样。一吸一拉之间好像把瘀血玩弄于股掌之间，一拉即一胀，一收即一缩，好像瘀血在鼓掌之间，很有意思。晚上的桩中，大概有一刻钟的时间，双手相牵、相吸之时，感觉瘀血根基极深，只要双手导引，触及瘀血，牵制到右上腹部疼痛，而后又牵动后背胀疼，接着前胸、双肩一起联动的胀疼。以前没有出现过如此前后身体联动效应，或是关联疼痛。

今晚开始站桩时，大概仅仅一刻钟左右，双肩就很不舒服，这仅仅是后面效应的前奏。是什么样的瘀血有如此深厚的影响力，根基如此牢固，辐射力如此宽广，肯定是一块又老又硬的瘀血。难道是最后一块的瘀血根基吗？到底是不是，不敢想象，因为不止一次，预测最后一块瘀血，都失败了，所以不能再预测了，还是继续站下去，才是硬道理。

◎ 1 月 17 日

今天晚上，又领教该瘀血的厉害和颜色。大概站桩半个小时后，双手导引，相吸相拉，感觉到撬动这块瘀血时，没有想到，今晚的厉害症状超越了上次。这次带动前胸、后背、双肩、脖子、胸腔、右腹部上方一侧，或疼痛或胀，非常的不舒服。没想到这块瘀血的淤积根基如此之深厚，影响力如此之广泛，没有十几年的成长根基，不会如此的。这是从来没有过的症状，这种症状一直持续到站桩收功而结束。收功时，瘀血更是显得特别硬朗，硬硬的鹤立鸡群的感觉。这是好现象，说明化瘀的进度，已经向纵深地带发展，向实质性的结果迈进。其实一直都是实质性的结果，只是未来的结果可能更大。（但是，此时是刚进入中级化瘀阶段，我没有注意到，每一块瘀血都有所对应的内脏器官影响的部位，甚至可以导致该部位的病变。病变的源头就是这个部位的瘀血，西医永远不会相信这个结果，但是，你如果有冠心病，就去实践吧，实践了你就会知道事实胜于雄辩。）

◎ 1 月 21 日

今天晚上的站桩时间太快了，闹钟响时我简直不相信是不是本人的耳朵有幻觉，是不是听错了，再次仔细一听，确实是闹钟响了。

今晚感觉关元下方好像还有瘀滞之气，硬硬的，可能是以前收功带来的影响，看来还要继续修复下去，收功之害不可小视呀。实在不知道这个收功模式害了多少人。我庆幸自己知道这是收功之害，但是那些站桩半途而废的人，是否知道这是收功之害呢？实在不敢想象。

感觉今天的瘀血连带右下腹腔胀痛，没前几天厉害。近几日桩中感觉瘀血有下移的现象，化瘀的位置再向下移动，看来化瘀是由上而下的进行，这符合了气血下行的规律。有时感觉心脏空了，确实不敢想象这是不是真的，反正没有以前的感应大了。但是不管怎样，未来就是康复了，还是要站下去的。

◎ 1 月 23 日

桩中，病灶显得特别重，由心脏向下辐射，辐射到关元，非常容易使人发生错觉，就是病灶发生了改变。改变到心脏的下方——上腹部，使得上腹发胀，好像瘀血硬块发生转移，转移到了腹部。昨天深夜右肾胀疼，不知道什么原因。同时近来小腹一直不舒服，不舒服的原因是什么呢？却不得其踪。关元隐隐作痛，后腰命门发湿，就是非常潮湿的感觉，整个腰部好像和上身脱节一般，好像上身悬空，下身离体。整个身体成了两个世界，使得整个身体极不舒服。好像想起来了，我记得沿用太一收功后，大概六七个月左右，蹲厕的时候就是这种感觉，上身悬空，下身离体，命门以下好像要掉下来是的，太可怕了。

同时最近牙齿也出问题了，吃饭时咀嚼无力。不敢使劲，就像棉花一样，桩中的体验就是牙齿发胀、发麻、发热。“齿者，骨之余，髓之所养，故齿属肾，肾主骨生髓，齿为骨之苗，齿骨同源。”故牙代表肾，可能在修复肾，而体现在牙齿上了。那么近来为什么会集中体现小腹的问题，难道是站桩对小腹的危害这么大吗？还是贻误小腹的修复？还是排病反应？接下来的事实会验证一切。

收功之害影响深远

◎ 2012 年 1 月 24 日

今日感觉关元以上发硬不通，淤积感特别重。整个小腹犹如塞满棉花，满满的胀胀的，昨晚凌晨 3 点左右右肾胀疼，一直持续到起床。看来下焦的问题非常重，谁是罪魁祸首，站桩近两年为什么到现在才修复小腹，才出现排病反应呢。也不对，排病反应在 2011 年 8 月以前，当时的排病反应下焦没有任何问题。10 月初开始借鉴收功，是不是收功对下焦造成的创伤，一定是收功对身体造成的伤害。

晚上的桩中，感觉关元下方一直到小腹底部的瘀堵感比心脏还要厉害，这是第一次有这样的感觉，并且脚底涌泉穴微微发胀，有微堵的感觉，真是怪怪的。2011 年如此严重的排病反应，涌泉穴没有任何反应，而现在却如此……收功害人呀！这是收功提气、憋气之害，逆反了气血下行的规律，必然危及身体，甚至危及生命，且这种情况无药可治。今天大概一个小时十分钟入静，静中收功。生活中小腹隐隐作痛，并且有凉凉的疼感。慢慢来吧，没有办法，一年的收功之害，还是要慢慢地修复。收功之害不可小视。

◎ 1 月 25 日

今天早晨桩中，感觉身体发重，发沉。这种情况只有在站桩的初期才会出现，怎么现在又出现了这种情况，这是违背站桩的原理，是什么原因导致的呢?

今天中午生活中，大概有半个小时左右感觉双肾胀胀的。晚上桩中，开始之初，关元以及关元的下方发硬，但是随着站桩时间的延长，关元以及小腹的底部凉凉的感觉代替了开始之初的发硬。今天涌泉穴继续发胀，同时又好像有一层很薄的东西堵在脚底，也就是涌泉穴的地方。

收功时，感觉心脏比以往轻了许多，而关元还是硬硬的。看来修复收功之害任重道远，实在不知道这个收功模式害了多少人。

◎ 1 月 26 日

自从 2010 年 10 份开始，使用“太一站桩”收功要领收功，一直到 2011 年

11 月，应该是一年左右的时间。但是越来越多的症状，不得其所，幸亏咨询站桩名家，才得以纠正错误。否则，由于收功而导致的病痛，都不知道怎么来的。大概在 2011 的春季，站桩时一直感觉关元附近，有堵塞感，没有在意。然而，到了该年 10 月份，关元不但堵塞严重，并且小腹左右两侧下方，犹如沉积了两块硬硬的石块，非常的明显而不舒服。同时感觉腰部以下部位，和上身好像隔着一层隔膜，很不舒服，就好像上身和下身分离了。尤其是蹲厕的时候，下身好像有脱离身体的感觉，很恐怖，这种不良感觉持续很久一段时间。

幸亏朋友介绍一位旧金山站桩桩龄近四十几年的老中医，所言："站桩没有收功，气来自于自然，还自于自然。"其利用站桩治愈了众多的疑难杂症，名誉北美。另一位是北京的中医大家，已站桩二十几年，属于名医妙手，言："站桩始于自然，收于自然，没有形而上学的收功模式和要领，如果按照此类收功要领(太一站桩收功要领)，正好和站桩起到反向作用。站桩使得气下行和下沉，而'太一站桩'收功要领却又把气收了上去，无有益处。"因此，自 11 月初放弃了沿用近一年的"太一站桩"收功模式。

那么，接下来的几个月足以说明站桩收功，害人不浅，劝君切勿再使用。站桩自今，一年半，下焦不仅没有任何改变，反而郁积之气愈来愈重。自弃用太一站桩收功要领，小腹左右两侧下方，犹如沉积了两块硬硬的石块，这种感觉大概到 1 月初，才逐步消散。且关元的堵塞感觉正在逐步缓解，也就是下焦的肌体修复，才刚刚开始。然而站桩一年半，因为收功错误，下焦不但没有修复，反而愈来愈堵。目前小腹和上身之间的隔膜感觉开始慢慢地消失了。

目前我的收功仅仅是：双手缓慢放下，双脚缓慢直立，双腿回收，静立三分钟即完成收功，基本形同太极拳收功。

◎ 1 月 27 日

慎用站桩太一收功要领！但愿是我的错误，可能是收错了功，或是应用错了，也许不可能是太一站桩收功方法有问题。但愿如此，以下即是"太一站桩"收功方法，供博友考证：

（1）双脚站桩步，双手捧气对准丹田部位时，意想全身真气源源不断地收归丹田，不再启动。

（2）双腿直立，双手贴身收置于小腹丹田处。双掌重叠（男左手在内，女右手在内)，掌心向内，紧按腹部，要十脚趾两脚抓地，持续用力。

（3）三分钟收功，全力收小腹提肛。

作用：能帮助真气收归丹田；必须持续三分钟以上，用鼻息微微换气，小腹不能突起。意想全身真气回收气海，永不再动，双腿并拢。

我就是按照这个方法收功的，所以，此法绝对不可用！但愿是我个人的错误。

同时，有一个朋友站桩近两年，两年的站桩经历，不管是什么病，应该是基本可以康复了。但是就是这个盆腔炎，站桩两年不但不能治愈，反而越来越有问题了。发生在小腹，基本和我的感觉一致，因此，请朋友们慎用以上的收功要领。

这是朋友留言：太好了又看到了我曾经一直关注的文章，我以为从去年3月（好象是）文章就不再更新了，没想到今天一搜有了新博文，太高兴了。我和我的朋友一直在练太一站桩，大爱站桩博客曾经给了我们很大的信心，一直想跟您说声谢谢！

有个问题想请教您，我的朋友以前有盆腔炎，西医治疗很久效果不理想。后来有缘知道了太一站桩功，开始练习到现在已快两年了，一直感觉良好，精力充沛。可就在前几天，可能是太劳累的缘故，旧病复发，我的朋友很沮丧，感觉一下回到了起点。现在在输液治疗，不知在输液期间能否继续站桩？还有，我们有一些站桩方面的困惑，

我的答复：可以继续，站桩中的收功有问题，如果他能持续2年站桩，应该治愈了。不要再继续使用收功，按照太极拳收功即可，或者没有收功。收功致使关元堵塞，下焦气血淤积所致骨盆炎复发，我也遇到了这种情况，已经停止收功。继续站下去，就会彻底康复。

看看专家、权威人士对于收功的解读：

站时无念无识无心无意，收时亦如此。一切随意，大道至简。——意拳山庄

做几口深呼吸，浑身拍打拍打，慢慢四处溜达一会就行，不必拘泥形式！——意拳大成天地

对于初学站桩功者，当每次站桩达到一定时间结束练功时，首先将两手臂缓慢的由桩位放置身体两侧，自然下垂，全身放松。这样全身放松自然站立约2～3分钟即可。——矛盾老人

当站桩到一定的时间后自然放松就是了。——巨野意拳姚文明

修复收功之害的喜悦

◎ 2012 年 1 月 31 日

今天桩中，涌泉穴继续发胀，比前几日严重。下焦出的问题，延伸到了涌泉穴，看来下焦的修复是全面的，那么危害也是全面的。涌泉穴发胀说明穴位瘀堵了，涌泉穴是生命大穴，这里出了问题，会出大事的。

今天桩中还有奇怪的感觉，就是感觉双脚外八字。刚刚入静即感觉双脚外八字，自己低头看看，双脚明明平行向前，但是怎么感觉外八呢。但是只要一闭眼，就会出现这种状态，外八感觉非常明显。还有，就是关元以下疼胀。其实这些都是站桩初期的症状，结果现在又重复了，模仿所谓的收功，把下腹的康复给延误了。

喜讯：截止到今天 4 天没有上火了。因为，自从沿用收功以来一年多的时间，口腔之火从来没有断过。一直延续 1 月下旬，才有结束的迹象。这又是一大喜讯。

◎ 2 月 1 日

今天收功时，左脚脚心（涌泉穴）发麻，右脚脚心（涌泉穴）发胀，也是从来没有过的现象。

截至今天已经 5 日没有上火。延续收功以来的奇迹。

◎ 2 月 2 日

日常中，今天瘀血发疼，生活中很久没有症状了，很罕见。桩中左脚脚心发胀，并且感觉右脚比左脚高，很奇怪。一直到收功时左脚脚心还是胀，收功后腰疼。已经 6 天没有上火，延续奇迹！

最近以来的症状，都是错误的收功造成的伤害。所有的症状都是在放弃太一收功模式以后，逐步涌现出来，没有办法，一年的收功之害，只能是慢慢地恢复。

自从春节左右到现在，感觉心脏有一种似疼非疼、似麻非麻、似胀非胀、似凉非凉，有一种形容不出来的痛。但是又不能说是痛，不好形容的一种感受，不知何因。这肯定和瘀血、甚至和血管有关系，好事情的概率比较大。是不是硬化的血管在缓慢舒展，还是硬硬的瘀血和硬化的血管在一起融化和舒展，或许都是吧。

◎ 2 月 4 日

今天晚上站了两个半小时，创纪录了。时间方面总体感觉和一个半小时没有什么不同，仅仅是开始的时候，心里有些不自然，因为，要做好持久战的准备。再者，最后收功时，感觉和两个小时差不多，有期盼时间的心理因素，中间过程一切如常。大概 2 个小时以后，应该接近收功的时刻，小腹有一股凉气，这个凉气使得小腹非常舒服，没有什么不适。收功时感觉右肾发热发麻，同时，静止的 3 分钟收功，排了好几个又湿、又热的气。排气后，小腹是异常的舒适与舒服，好像卸去了很多不应该有的重物，这都是收功造成的伤害。同时又是恢复的效果，因此两个半小时比一个半小时效果明显。

◎ 2012 年 2 月 5 日

今天下午站了三个小时，又破了昨天的记录，是站桩以来从来没有过的事情。由于今天是星期天，刚过完年，没有什么事情，从下午三点一直站到六点。感觉后面的一个半小时效果确实大大的超越前面的一个半小时，尤其是感觉关元以下以及小腹底部的硬结没有了。感觉这个硬结就好像冰块一样，慢慢地化掉了，持续时间大约 40 分钟左右。昨天的两个半小时感觉关元上下一线有一个纵向的硬条，不过今天没有。而且，取而代之的是，关元左右有一个横向硬条，且命门有一丝丝的凉气，向命门以下的部位放射，凉凉的感觉。这种凉气同时放射到双肾，右肾最为明显，也就是右肾凉凉的感觉，比左肾感应大。除了这种凉凉的感觉，没有其他的任何异样。这种凉气又从双肾放射到小腹的前部关元一带，关元也是凉凉的。但是这种凉气的核心在命门，命门是发源地，所以命门的凉气最显著。最后凉气又辐射到小腹的底部，应该是前列腺一带，这种凉气充斥到整个小腹，慢慢地整个小腹被这种凉气所统治，舒服、舒适、舒畅之极，只能这么形容。最后收功之前，小腹的底部可能是前列腺附近，这种凉气形成了一股鼓荡之气，在前列腺附近鼓鼓荡荡，应该持续了 20 多分钟。收功后，排尿比较频繁，看了一下表，几乎每半个小时一次，从六点开始，很准时，很有规律。直到晚上十点休息前才结束，晚上休息后没有出现这种情况。

◎ 2 月 7 日

今天晚上站了两个半小时，争取今后每晚的两个小时延长为两个半小时。一个小时后感觉双脚好像生根一样，和地板长在一起，双脚的根基好像深深地插入了大地深处，牢不可动，稳如泰山。

◎ 2 月 8 日

这几天的病灶感觉比较明显，就像血管里面有东西。这个东西要掉下来似的，有时感觉这个东西要裂开，火辣辣的，和以前的感觉有些不一样，自从 5 号开始每天下午站桩三个小时一直延续现在。

◎ 2 月 11 日

今天感觉有些感冒，临睡前喝了两杯水，第二天早晨起床后，没什么事情了。这种情况已经发生了多次，所以，只要感觉有感冒的症状，就多喝几杯水。哪怕是中午一次小睡，感冒也就好了，这就是站桩的效果。今天感觉心脏轻快多了，好像有点空空的感觉，8 号感觉的瘀血几乎没有了。不可能是喝水喝的吧，那么加速吸收掉瘀血的动力是什么，还是前几天站桩三个小时的因素吗？那么是每晚延长站桩时间的缘故吗？也许这才是真正的原因。

◎ 2 月 14 日

早晨起床时，感觉心脏空了，空空如也，没有东西了。这是好兆头，但是早晨桩中感觉还是有东西，还有硬块瘀血，难道是倒计时了吗？一切都是在推测，继续站下去才是硬道理。

◎ 2 月 15 日

今天车辆限行，没有去上班，下午又站了三个小时。本次三个小时站桩，和上几次的 3 个小时相比较，桩中小腹关元附近的硬结彻底没了，小腹底部也没有体验到什么异动。感觉没有上次的效果大，从放弃太一收功到现在，正好是 3 个半月，是不是已经修复了，一年来收功对于身体的伤害？但是，还要观察。今天收功后，效果显现出来了，收功时非常明显地感觉到左右双肾再向外排凉气，凉凉的，非常的强烈。在停止站桩半小时后，仍然没有停止，只是排凉气的强度降低，再次验证了站桩的量和排病成正比。

◎ 2 月 16 日

不知从何时起，饱餐后心脏不舒服的感觉没有了。前周，节后家中来客人，十年来第一次喝三瓶啤酒，大吃一顿，腹饱如鼓。心脏没有任何感觉，没有胀肚子的感觉，只要是胀肚子，就是心脏传导的结果。以前这是检验心脏多少瘀血的金标准。是很大的一个进步，所谓的胀肚子其实是扩大了的胃压迫心脏，心脏供血不足，从而体现出来的症状，而大多数人认为是胀肚子，包括我也一样。其实真相是心脏被压迫后的功能失调和供血出现了问题。

近来，晚上休息时平躺，没有感觉到心脏里面有东西好像要掉下来的觉受，以前是唯恐掉下来，所以不敢平躺休息，即使平躺仅仅是暂时的。近来这种感觉也没有了，可以平躺休息，休息也解放了。所以，平躺休息是以前检验瘀血多少的银标准，这个标准也消失了。检验瘀血大小、多少的铜标准就是开车，开车感觉怎么样？还有感觉吗？最近好像没有注意，希望加强观察。

◎ 2 月 18 日

以前位置的瘀血化完了，现在是新发现的瘀血，在病灶下方，也就是在原来化瘀的下部位置，非常靠下的位置。所以，今天再次确认，化瘀顺序是从上而下，和气血下行的规律一致。小腹的修复工作也在按部就班地进行，这几日双肾发胀，同时尾椎骨附近胀疼，并且连带左胯疼。双脚脚心涌泉穴的症状已经消失，说明涌泉穴已经畅通。

口腔“爆火”与化瘀进程

◎ 2012 年 2 月 20 日

早晨站桩化瘀的效果，不如晚上的效果明显，尤其是第二天早晨再次站桩时，昨天晚上的瘀血不见了，还要重新开发根据地。同时也说明，夜里休息的过程中，吸收瘀血的效果非同凡响。傍晚或晚上站桩，进入化瘀的状态非常快，起势大概 20 分钟左右即能发现瘀血、瘀血症状明显。即使瘀血斑块比较硬，那么最多 40 ~ 60 分钟左右，瘀血斑块的硬度就会下降，变得比较柔和、鲜明。感觉能够撬动，甚至同时可以带动附近的几块瘀血，而形成共振。但是，早晨就与此相反，即使找到瘀血，仍然是硬硬的，即使硬度降低，却仍然发紧，也许，经过一天的吸收，所以晚上桩中也就软化了，也为夜里的彻底吸收提供可能。所以，第二天早晨再次站桩时，昨日的斑块已经化为乌有，因此傍晚或晚上的站桩非常关键，且空腹站桩要好于餐后站桩，这是实证出来的经验。

◎ 2 月 21 日

今天站完桩，全身轻松，前不久那种身体沉重感消失了，这也是第一次有这样的感觉。同时也感觉到新的瘀血，在血管的下方，硬硬地紧紧地贴在血管壁上。

◎ 2 月 22 日

今天晚上桩中病灶疼的鲜明，但是却没有感觉到硬块。

◎ 2 月 24 日

今天早晨的桩中，没有感觉到昨日的瘀血，晚上桩中得到进一步的印证，同时也说明新的化瘀又开始了。目前和以前的化瘀感觉不一样，最近以来的瘀血一块一块地化，以前钉子一样的感觉没有了，所以，目前的瘀血状态也比较复杂。今天双手抱圆至额头，于双眉并起，这样可以把隐藏的瘀血体现出来，感觉就会明显，所以有时候会这样找瘀血。前几天好像仅剩下当下的瘀血，但是只要这块瘀血化完，双手抬至额头，就会找到新的瘀血。感觉瘀血由上而下的不断地、一块一块地、慢慢地、层出不穷地冒出来。上一块瘀血大概不到两周的时间化完的，这一块从今天开始算起，看看能够几天消灭它。

◎ 2 月 25 日

这几天又开始上火，这是一月底以来第一次上火，也是放弃收功以来第一次上火。这已经是奇迹了，自从放弃收功，当时的口腔之火就开始慢慢地消退，直到 1 月底才销声匿迹。这是自 2010 年 10 月份以来第一次退火，自从 2010 年 10 月借鉴收功一直到 2011 年 10 月底，口腔一直在上火，接连不断，连绵不绝、此起彼伏、排山倒海、一波一波的。所以也可以印证，收功逆站桩气血下行，而把气血又收了回去，以至于毒上加毒，所以这种气血排毒的突破口选择了在口腔爆发，这是上火的主因。

这次上火特别的厉害，可以称之为爆火。但是心火不大，就是舌尖上火程度比较小，仅仅是非常小的火泡，和以前倒过来了，而脾胃之火和肾火最大，口腔起了很大的很多的火泡，不敢吃东西，非常厉害，厉害到只能喝水。这次上火最大的特点就是肾火大于脾胃之火，体现出来的特点，就是牙齿也上火，牙齿发胀、发麻、发热，不敢吃东西。吃东西就像嚼棉花，更不敢吃硬东西，水果也不能吃。并且右肾有丝丝的痛，这是一系列的排毒反应。

◎ 2 月 28 日

今天终于又找到了一块新的瘀血，上一块瘀血消失了，并且是在生活中消失了，截至今日共用了 5 天，这算是比较快的。今天新瘀血疼的比较明显，现在总结出了经验，只要是疼痛或是丝丝的痛，就说明在化瘀，这是化瘀的显著特征，是气血在蚕食或是吞噬或是撬动斑块，而利于吸收。桩中大概一小时左右感觉到几块不规则的瘀血，但是大概接近收功时刻，只有大瘀血存在，而小块的瘀血感觉不到了，难道吸收得那么快吗？它们是否已经化掉，其实，明天就会印证，如果明日桩中没有发现他们，肯定被吸收了。那么现在的大瘀血，什么时候被吸收掉？我认为最多看到周六，说不定今天晚上就被吸收掉。

这几天还在继续上火，牙齿发胀、发热、发软，不敢吃硬东西，“爆火”一直在持续。右肾的丝丝的痛感没有了，被似痛非痛，似胀非胀所代替，看来还在修复之害。

◎ 2 月 29 日

早晨，桩中还能感觉到昨天的瘀血，结果，今天晚上站桩，早晨的瘀血就完全消失了。再次印证日常生活中，化瘀功效不可忽视。应该说早晚站桩为日常生活中的化瘀提供了有效的保障。是不是三七的功效，也要观察一下，因为，每日早晨大概服用 1 克左右的三七粉。自 1 月份以来，晚上化瘀的效果特别好，有很多的时候，晚上站桩发现的瘀血，第二天早晨站桩时，发现没有了。所以从 1 月份开始又重新服用三七粉，希望能够加速化瘀。今天又开始化新的瘀血，不过不如以前容易发现，很多时候心脏是空空的，要使劲地晃动，努力地寻找，需要很长时间才能找到，即使双手抱到额头也很难发现新的瘀血。

收功之害彻底修复与化瘀变化

◎ 2012 年 3 月 1 日

今天桩中感觉比较复杂，这块瘀血比较大，虽然感觉明显，但是又比较复杂。好像周边的血管很硬，又好像有众多的瘀块，不知道事实是否如此。（今天是发现这块瘀血的第二天）

今天牙齿仍然暴胀，每餐不敢吃东西，只能喝汤，牙齿不敢咀嚼，否则牙齿承受不住，没有办法，只能承受。肾主牙，应该是肾在排毒，尤其是右肾刺痛变成了发胀，是在排毒吧？看来收功之害直接伤及到肾，危害实在是不小，不知道又有多少人，能够知道这是收功造成的。

◎ 3 月 2 日

今天桩中有了非常清晰的感觉，整个一截血管里面全是瘀血，硬硬的、满满的，真是疑惑不解。上次化完瘀血的位置已经非常靠近下方，怎么下面的下面还有瘀血，难道前面化掉的是上面第一段堵塞 55% 的狭窄血管吗？那么这一段血管是 75% 堵塞区域吗？还是其中血管的一部分已经化掉，或者现在残留的是未化完的部分，到底又是哪一部分呢？实在是不好猜测，不管怎么样，还是继续站吧。但是现在终于确认化瘀的顺序是由上而下，是没有错的，这是目前最明显的感觉。

今天牙齿暴胀的症状，终于慢慢地消下去了，可以慢慢吃一些比较软的食物。一波肾火消退，不知有没有下一波。其实这次肾火虽然是第一次，也是最后一次。以后再也没有频繁上火，以及口腔上火；上火的现象也非常少了，几乎 3 ~4个月好像有那么一次。但是，仅仅是上火而已，三五天就会消退，频发的频率极低。这次上火的完结，也预示收功之害修复工作的基本完结，收功之害得到彻底的修复，整整用了 5 个月。5 个月每天站桩在 3 个小时以上，才得以修复，如果每天两个小时，修复的时间将更长。

◎ 3 月 3 日

截至今天，晚上站桩的效果仍然比早晨好。今天早晨没有站桩，已经是很久很久，实在不知道是几个月。第一次周六没有站桩，终于痛快的休息一次，感觉比较美好、轻松，从紧张中缓解一下精神压力。但是也很不适应，因为每天5：00起床以后，8：00 开始早餐，早餐吃的非常香，但是如果 7 点左右起床，8：30早餐，没有食欲，胃口不好。

今天晚上，站桩效果却不是很好，心脏病灶好像弱弱的，气不通，没有以前的轻灵感觉，差不多的两个小时都是如此，临近快收功时，才有所好转。看来早晨的站桩是非常关键的，是晚上良好效果的保障和补充，如果没有早晨的站桩，肯定会影响晚上站桩的效果，会延迟康复的进程。这又是实证。

◎ 3 月 4 日

今天下午，又站了三个小时，和上两次相比较，本次基本上没有发生太多的症状。小腹（下焦）的修复基本上结束，今天得到验证，仅仅是右肾出现蚂蚁咬的感觉，麻麻的，大概持续一刻钟。其他时间，下焦和日常站桩一样，没有症状。收功后膝盖没有发生微痛，看来是适应了，第一次站 3 个小时的时候，收功后膝盖有些不适。其后再也没有发生过不适的反应。3 个小时中，感觉整个一截血管的瘀血有不断软化的感觉，这个情况只能到第二天再验证了。

◎ 3 月 5 日

今天桩中基本验证，整截血管瘀血不但在软化，而且血管中硬硬的瘀血组织有被分割的感觉。因为，出现了丝丝裂痛，并且感觉到分割后的几块瘀血，还是比较硬，小心翼翼地导引，感觉气血促动几块瘀血，触动的效果立即显现。疼与痛（到底是疼还是痛已经分不清）、胀与热、热与麻交替进行。这是好兆头，争取到本月 30 号前化掉它。今天桩中感觉双肾发凉，持续如此，直到收功结束。

◎ 3 月 7 日

最近以来的站桩，每天都有新的发现、新的感觉，每天晚上的站桩成为检验瘀血大小、多少的标尺，每天都有新的瘀血消失，这种感觉非常明显。尤其是下焦通了以后，也就是因为收功对小腹的伤害，修复以后的最近时段，全身奇经八脉、五脏六腑进入良性循环状态，因此心脏的瘀血也就成了多余的物质或异物。前天桩中，感觉下面的整截血管被硬硬的瘀血包住，又硬又厚，很难撬动，大概一个小时后，才感觉有所缓和的迹象。昨天站桩刚开始的时候，感觉血管中的瘀血没有那么硬，就是厚厚的，又厚又重，紧紧地附着在血管上，像是包住了血管，大概过了40分钟左右，才感觉有一种鲜明的效果，比较柔和，没有那么厚、那么重、那么紧了。今天站桩，开始时，没有找到瘀血，只是感觉血管被一层薄薄的薄膜给包住了，无法撬动，因为太薄，只有慢慢地动，静静地、慢慢地站，大概30分钟左右，有了柔和的感觉，没有那么紧。大概在70分钟左右，发现有三块不同的瘀血附在血管上。其中一块有大拇指指甲大小，紧紧地贴在管壁上，有些疼，就好像正常的皮肤被揭去了薄薄的皮，贴上了一块纸片一样，鲜明的疼。还有一块约有黄豆粒大小，希望用导引撬动，但是硬硬的疼，不一样的东西，不一样的疼，由于担心撬动的力量过大，会促使瘀血脱落，而发生危险，因此就此停止导引。但是，停止后，该块瘀血的反应更大，开始硬硬的疼、紧紧的疼，有点向外发胀，担心死了。看来停止导引是英明的决策，如果它继续向外发胀，掉下来就麻烦了。今晚2个小时站桩结束，期待明天不同的感觉。生活中没有任何症状，一如常人。

随着整体化瘀的不断深入，会发现这里的瘀血和小腹相连，每一片瘀血、每一块瘀血都和小腹的对应位置相连接。心脏化瘀，小腹也在化瘀，最后你会发现每一块瘀血，都有特点，这个特点就是，以前隐匿若干年的疾病，被这些瘀血斑块解析了，若干年谜一样的疾病终于揭开了谜底。在这里静与动的结合以及双手导引就是化瘀的利器。

第七章

整体化瘀症状与历程

导引——化瘀之利器

◎ 2012 年 3 月 9 日

今天站桩，没有以前的效果好，外延的小瘀血可能没有了，但是，发现本块瘀血太大太硬，没有再感觉到除此之外的其他瘀血。早晨的桩中几乎无法撬动该瘀血，晚上桩中约 90 分钟以后，才有所感觉，但是由于本块瘀血比较硬，不敢强制导引，以免发生危险。

◎ 3 月 10 日

今天早晨的站桩效果还是不错，瘀血反应明显，但是晚上效果不如前几日成绩大，没有感觉到以前的斑块，甚至早晨的瘀血也消失了。今天是柔和鲜明的疼，好像我们的皮肤被细细的东西划出了一道浅浅的、细细的伤口，犹如这种伤口的疼痛，裂开似得疼痛；又如一条横向的物体直径和血管生长为一体的物质，这种一体的疼痛非常明显，自始至终都是如此。桩中约 40 分钟左右，好像有一块比较大的瘀血，却一闪而过消失了。接下来仍然是病灶鲜明、柔和的痛，感觉情况和以前不一样，所以要有耐心，不能心急。

今天日常生活中，感觉心脏热热的、隐隐的有一种丝痛，但是若隐若现。目前晚餐吃得再饱，对于心脏已经没有任何影响，也没有任何感觉，腹部未见发胀；晚上休息平躺时，仅仅还有一丝丝的痛感；只是开车时还有感觉，但是每次的感觉都不一样。因此，每次的开车成为检验瘀血多少的唯一证明，但是开车时也仅仅是偶尔才有症状。虽然今天站的效果不好，心情有些影响，但是总体方向，一直再前进。

◎ 3 月 11 日

今天终于找到了瘀血斑块，桩中感觉明显，硬硬的，尚未软化。可能是这块瘀血的根基较深或是面积较大，不能在较短的时间撬动。今天午休时，不知道怎么回事，自然而然地进入了睡功状态，感觉到心脏中的瘀血斑块，是一块比较大，而不是一截血管的瘀血。感觉很明显，在这块瘀血的上下方没有再发现有其他的异物，也许是最后的瘀血。

◎ 3月12日

今天早晨桩中效果明显。站桩约20分钟后，硬硬的瘀血斑块显露出来，感觉好像有指甲盖大小，硬硬地贴在血管上。双手拉动，希望能够用气血撬动斑块，但是很困难，几次尝试均不成功，同时又担心由于连续用力过猛，万一把它拉下来，危险非同小可，所以非常保守地拉动。大约，一个小时后，感觉这种缓慢的导引是没有什么问题。双手导引时，感觉所带动的气血好像是血管壁内的一种鼓荡之气。这种鼓荡之气可能是通过管壁内部慢慢地在蚕食瘀血的根基，直至吸收殆尽，或者通过这种鼓荡之气，软化瘀血根基。生活中或晚上休息时再逐渐吸收。感觉斑块的根基就好像长在悬崖峭壁上的松树，根扎基石裂山岩，这种深厚的根基需要耐心，要慢慢地融化，早晨收功时连带双肾有感觉。

晚上桩中，这块瘀血仍然坚硬与结实，它与血管已经成为一个部分，几乎成为一个整体，你中有我，我中有你，瘀血斑块经过十几年的发展，已经形成肌肉组织。双手导引，缓慢导引、快一点的导引，瘀血斑块纹丝不动，不但撬不动，而且连带血管壁疼，就好像把肉皮从皮肤上揭下来一样的感觉。当然没有那么绝对，仅仅是这种感觉，绝对不是撕裂肉皮一样的疼痛，否则，心脏会受不了。这种感觉不但拉的血管壁疼，而且连着后背对应的穴位疼，其次是辐射双肾胀疼，再次感觉到，有一个极为细微的三角脉络，心肾连在一起。这足以说明心肾相通、相连，肾为心之源，冠心病的源头就在这里。斑块如此的坚实，今天就大胆的放开双手，放宽心的使气沉下来，使劲地导引，仍然没有什么鲜明的效果，没有办法，只有慢慢解决，慢慢地站桩。

日常生活中感觉心脏空了，胸部有空空如也的感觉，是中空，和竹管一样。全身轻松，每个细胞都是空的，奇迹就在当下。在化瘀的过程中，双手导引是化瘀的关键所在，只要掌握好，才会加速化瘀，所以要有节奏，要掌握一个度。

所谓的节奏，就是静动，动静互相配合，其中的动就是导引之法。所谓的度，就是要根据病灶的情况，视瘀血软硬、活动情况，掌握导引的力度，或慢或快。但是，导引之法，站桩如果没有站到一定的程度，是没有任何功效和效果的，更谈不上化掉瘀血。所以，如果站三两个月就想导引，这样没有任何效果，我也是站了五个月以后，并且每天不低于2个小时，才有初步的效果。因此，只有坚持长期站桩，并且使得真气穿越皮下肌肉层，到达内脏，并且要到达内脏病灶，再运用导引之法，会起到立竿见影的作用，功效非同一般。

导引之法，站桩姿势不变，双手抱球的前提下，手指相对，并且有一定的间距，如此站桩10～15分钟后。待全身气感较强时，两手十指微微岔开、相对，然后开始缓缓拉气，速度越慢越好。向内压气时要体会内气相斥的感觉，向外拉气时要体会内气相吸的感觉。拉气不可超越与肩同宽，压气压到两手相合时，手指不可有重叠或接触。此法是充分利用人体气场的妙法，当双臂揽成环形时，这就是一个极好的气场。这个气场即能把天地自然的浑元之气调集过来，也能促进人体经络的气血流动，达到疏通经络、集聚内气的目的。通过拉气既能激发内气，又能练习聚合外气。导引时，可以感觉到全身的气血几乎涌动病灶处，甚至几乎笼罩整个病灶，热烘烘一片。

但是，核心问题是，必须掌握一个度，要有节制，尤其是心脑血管疾病危重患者，只有度过危重排病时期之后，导引方可尝试利用，不可强为，不到一定的时期，如果用反了、用错了，可能会酿成大错。

化瘀之症状

◎ 2012年3月13日

今天早上，桩中的效果不错，感觉昨天晚上的瘀块小了许多，并且变得鲜明而柔和，几个月以来早晨很少有这种感觉。晚上桩中没有发现这块小瘀血，应该是被吸收了，同样20分钟后进入状态，仍然没有找到早晨的小瘀血，该瘀块被吸收得到了证实。但是，感觉到下方和血管连为一体的大斑块，纹丝不动，顽固不化，死死地咬在血管上，就好像许多的蚂蚁军团死死地咬住血管不放松。这是导引之气促动的感受，还好功夫不负有心人，大概一刻钟后终于有了促动的感觉，瘀血有了鲜明的、硬硬的感觉，撕咬之痛降为次之。

以病灶为核心的动，无所不用其极，身体以导引为核心的转动、前后、左右、上下的“动”，只要能够使病灶显露，就会大胆的尝试，但是不管何种动，何种尝试，仅仅是几个动作而已，或是连续几个动作，之后马上恢复标准体位，也是担心动作过大，反而发生危险。最后时刻，大斑块分裂成为4～5块小瘀块，但是感觉只有右侧一块还是紧紧地咬在血管上，分裂后的瘀块硬硬的感觉变得比较柔和，撕咬之痛也逐渐淡化。

◎ 3 月 16 日

桩中感觉几块分裂的瘀块和血管之间的疼痛小多了，估计再有几天左右，这种病痛即将消失。然而右侧这块瘀血没有任何消减的迹象，就是拉疼，并且拉疼得非常严重，好像有东西咬在血管上一样。也许，近来肌体进入良性循环以后，化瘀化得太快了，以至于下面的这些瘀血没有跟上化瘀的节奏和步伐，影响化瘀的进程。但是，当站桩进入到大概 90 分钟以后，整个病灶血管火辣辣的疼，并不是整截血管，而是在这些不同的淤积之处，由不同的基点带动该处淤积血管发生的火辣辣的疼，接下来的最后十几分钟又转变成了热痛、胀疼，一直持续到站桩结束，收功后仍然持续了 5 分钟左右。

◎ 3 月 18 日

今天站的非常艰苦，因为，感觉病灶处好像被一团气所包围，和去年七八月份一样。站桩的鼓荡之气无法穿透它，大概 45 分钟左右才有一点点的效果，一小时后感觉如常了，但是仍然感觉有一团东西挡在那里，因此，今天站的并不轻松。

◎ 3 月 19 日

今天早晨的站桩改为打坐，比较一下打坐和站桩哪一个效果会更好，晚上依然两个小时的站桩。桩中右侧斑块紧紧地和血管长在一起，疼点似乎有所减轻，但是发现血管正面有一块瘀血同样和血管紧紧地连在一起，面积没有右侧瘀块大，好像蘑菇的根基一样，紧紧地吸在上面，隐隐地疼。

◎ 3 月 20 日

今天生活中，心脏病灶处有一种热辣辣的疼，这种疼持续了一天，这是好事情，说明这块瘀血被气血撬动，正在吸收和融化。这是积累的化瘀经验，是日日所盼的症状。晚上桩中感觉也是如此，热辣辣的根源，源自处于正中的一块瘀血，而右侧顽固的瘀块没有任何变化，但是今天又有很多新的发现，发现很多的斑块瘀血，它们同样和血管紧紧地连为一体，又同样似疼非疼，这截血管和上一截血管明显的不一样，看来这里可能是疾病的发源地，应该是老病灶，慢慢地化吧，需要极大的耐心。上一段血管化瘀从去年 11 月至今年 2 月，用了 4 个月，看看此处大概用多久。

◎ 3 月 21 日

书房中的钟表撤掉了，前几天的桩中，因为经常看表而心生浮躁。以观察钟表的时间来确定桩中进入状态的时间，以及病灶表现症状的时间，但是，仅仅看了两天，心中浮躁之气开始浮动。没有办法，一切与时间有关的东西，统统撤掉，以彻底清除心中的浮躁之气。

今天桩中，感觉右侧瘀血的疼点面积愈来愈小，并且附近区域的瘀血出现非常柔和的特征，这是即将加速化瘀的典型特征。总体而言，本截血管化瘀比以前顽固。今天收功后，右侧斑块疼点辐射身体右侧肋骨下方隐隐作痛，大概有好几次，没有规律。

“胆囊炎” 之谜终于揭晓

◎ 2012 年 3 月 22 日

早晨桩中（放弃打坐了，因为打坐实在是没有什么效果，还是站桩的效果好）感觉正面的疼点没了、空了，可喜可贺，又是一大成果。并且右侧的瘀块也越来越小，仅仅疼了 2～3 次，很难再找到它，即使有疼的感觉，但是和以前相比，已经非常柔和，似乎感觉到导引之气可以穿透它，感觉疼点位置，仅仅有细细的连接点再连接着血管。

今天工作中，右侧肋骨下侧，偶尔有几次隐隐的，似痛非痛、似胀非胀的感觉，没有规律，这种感觉和昨天收功后的感觉一样。不过，也使我蓦然想起了，困扰十几年的病痛，大概 1998 年左右开始，右侧肋骨下方隐隐作痛，也是似痛非痛、似胀非胀，一直持续到 2009 年。右侧肋骨后面的疼痛谜团今天终于露出了它本来的面目，都是心脏的问题导致的，因此 1998 年至 2009 年一直作为胆囊炎来治疗，却没有什么结果；最后又作为神经性疼痛治疗，但是，仍然没有效果；最终就听之任之了。今天，终于大白于天下，这些神秘症状，西医是没有办法知道这种“胆囊炎”实相的。

晚上导引之气，终于可以穿透右侧的斑块，这块坚硬、顽如石块的瘀血今天投降了。感觉斑块的底部凸凹不平，疙疙瘩瘩，当气体穿透时，又感觉似硬非硬、似绵软非绵软，而又似不平整，不好形容。这个地方应该是瘀块的底部，就是底部已经柔合了，离全部吸收越来越近。大概十五分钟后进入状态，站的比较辛苦，发现了瘀血的根基，成果巨大，很久以来没有如此了。导引之气触动瘀血时，感觉鼓荡之气把整个病灶包围，以前大的瘀血化瘀就是如此，同时又发现附近的两个小疼点，不知是未来的瘀血显现还是即将消灭的瘀血。

◎ 3 月 23 日

今天站的仍然不轻松，20 分钟左右方才清晰，昨日的疼点再继续疼，昨天发现的斑块也越来越明显清晰。和它的前辈一样，犹如一个疙瘩，紧紧地咬在血管上，已经和血管成为一体，你中有我，我中有你，形成肌肉组织。没有办法，慢慢来吧，着急也没有办法，看来化瘀是一块块的来，就和排队一样。反之瘀血的累积应该和盖房子一样，好像一块砖、一块砖垒起来的，所以化瘀也必须排队，那么也就是耐心累积起来的，所以也必须耐心地化瘀。

◎ 3 月 25 日

桩中瘀血的疼痛仍然亦复如是，具体是哪块斑块引起的，已经无法确定，说不清楚，继续站下去就是第一要务。虽然辛苦，但是希望犹在。今天的导引导致病灶犹如一只虫子死死的咬住血管，这种感觉犹如 2003 年突发的胰腺炎，疼痛一模一样，部位也一模一样，迷案也终于揭开了，都是心脏的根源。除了桩中有病灶的感觉外，生活中比常人还健康，现在开车时，已经感觉不到瘀血，目前只有睡觉前，静静的平躺在床上，细细地体会，才会有感觉。以前，把康复的计划定在 3 月份，看来已经不现实了，那么 5 月能彻底吗？还是 7 月份？因为，马上就到站桩 2 周年了。

化瘀胜利的标志与浮躁

◎ 2012 年 3 月 27 日

早晨站桩，大概一个小时后，感觉心脏隐隐作痛，痛的很明显，犹如很多的小虫子围住病灶再慢慢地撕咬，持续时间比较长。这种疼痛辐射到双肾，引发双肾隐隐发胀，反反复复、一阵阵的，收功后，双肾胀痛得非常厉害，但是没有以前那么硬了。19 号第一次打坐时，感觉双肾坚硬如石，说明肾的排病开始了。今天终于感觉到了右侧的疼点，桩中感觉似痛非痛、似麻非麻、似痒非痒，仍然在重复以前的感受，没有什么特别，前天感觉又厚、又重、又实的斑块，今天就像一个小珠子一样附在血管上，其根基的疼痛开始表现为一个点。但是，大约 45 分钟以后扩大成为一片，疼、胀交替出现，而又非常坚硬，死死地咬在血管上，有一点是好的现象，没有像以前那样鲜明的疼。

生活中，仅仅是开车时偶尔感觉心脏比较重，或是似胀非胀的隐隐作痛，稍不留心，一闪而过。晚上休息平躺时也有感觉，胀胀的，今天桩中双肾也是隐隐作痛，昨天也如此，但是没有今天明显，尤其是右肾，感觉腰带不能太紧，否则腰部不舒适，生活中没有其他的现象，就连上火也消失得无影无终。

◎ 3 月28 日

今天桩中没有发现右侧的瘀血，心中窃喜，但是感觉病灶处有一小片和树叶一样的东西，顺着气感来回晃动，甚是疑惑。大概半个小时后，感觉树叶下面有异物，硬硬的，甚是不舒服，双手不停地导引，希望把它找出来。果不其然，大概十几分钟以后，又是一块瘀血，症状和它的前辈一样，同样硬硬的，死死地和血管结为一体，双手导引时，没有那么疼，或是稍微轻一些，感觉这块瘀血小多了，应该是它前辈的末端或是遗留下来的。目前对于化瘀还没有经验，其实，只要发现一块新的瘀血，也就意味着以前的瘀血已经化为乌有，被吸收了，这是胜利的标志，但是对于这些现象，现在却是未知者。

◎ 4 月2 日

今天桩中，病灶处瘀血很满，堆满了整个血管，没有那么硬，但软软的。

◎ 4 月3 日

桩中感觉病灶处，好像被一团气体包住，站的比较辛苦。

◎ 4 月6 日

这几日站的同样辛苦，瘀血斑块又硬、又重、又厚，坚硬异常。没有办法，很多的时候真的不想站了，但是，瘀血化不完，绝不能半途而废，所以，仅仅想一想而已，这说明站得很不轻松。同时如果停止站桩，哪怕只有两天，瘀血处将重新凝结，即使第三天，重新开始再站，至少需要 3 天左右的时间才可以感觉到鲜明的瘀血，以及瘀血的确切位置。所以，站桩一天也不能停止。

◎ 4 月 9 日

今天终于感觉到病灶瘀血有了松动的感觉，生活中也终于有一定的反应。生活中有症状，说明又硬又重瘀血开始融化，是正在被吸收的体现。昨天早晨起床时，感觉上腹部有一块石头一样的硬物，下坠感非常大，今天心脏仍然下坠感以及异物感非常明显，午休时，有丝丝的痛感，化瘀又有效果了。桩中感觉围绕瘀血四周有丝丝的痛点，很久没有这种感觉了。

◎ 4 月 11 日

最近，站的比较浮躁，主要是期盼康复的心切，也是目前站桩辛苦的主因。快到 5 月份了，也就是站桩两周年了，希望能够在这个时间康复，这仅仅是主观愿望而已。目前看，不可能 5 月份彻底康复，欲速则不达，还是要把心放下来吧，不可以期盼，更不可以设定目标，这是浮躁的主因。

化瘀之动与静

◎ 2012 年 4 月 12 日

今天动静结合，静中有动，动中有静，又恢复了以前的安详状态，一切慢慢地站，慢中出功夫。感觉安静之中体现了一种愉悦，但是只要静中微微一动，好像全身之气都涌向了病灶斑块，使得病灶显得异常的沉重，好像全身的体重都挂到瘀血斑块之上。

◎ 4 月 13 日

今天静与动之中，瘀血斑块显得比较明显，生活中症状不断，有时是丝丝发疼，有时是病灶发重，有时是下坠感。因此，每当出现这种症状时，就会细细地体会，静静地等待，促使这种症状能够不断地继续下去。因为，这是体内气血在吸收和促动多余物质的结果。

已经总结了很多的化瘀经验与实证，症状的不断出现，说明瘀血在向良性的方向发展，这是逐渐被吸收和融化的结果，这是好的趋向。但是，只要生活中没有任何症状，并不是什么好事情，说明瘀血斑块仍然顽固，已经和血管组织融合为一体，乃至一个部分，形成一个整体的肌肉组织，与肌体结为一个部分。或远远没有达到化瘀或吸收的迹象。因此，晚上桩中瘀血斑块没有那么重、没有那么硬，收功之前，感觉好像导引之气穿透了病灶斑块，在担心、顾虑中闹钟响了。

◎ 4 月 17 日

今天站的煞是辛苦，五味杂陈，心情复杂，不好形容，效果不好。瘀血斑块硬得不能再硬，坚硬的无法形容，常常是纹丝不动，有时如树根，有时如坚石。这几天站的很艰难，心生浮躁，难道这种“动”桩是浮躁的根源，还是力求化瘀的速度促使心生燥意。

最近几天，生活中的症状没有了。上周还不时地出现不同的症状，但是这几天却神秘地消失，说明化瘀的进度停止。其实已经把日常生活中的症状作为衡量化瘀的标尺，原因出在哪里，难道和停止喝三七粉有关系吗？去年年底化瘀明显时，突然想起来三七也许是辅助化瘀的催化剂，效果有所明显。但是上周三七粉没有了，喝完了，三七活血化瘀，或许是三七的问题，上周停喝三七，也正是停喝以后，生活中的症状消失。既然是三七的问题，应该尽快解决，如果今天不去买，晚上九点以后药店就下班，今天也就吃不上，只有到明天晚上才可以喝到三七粉。此时的站桩心态发生了变化，思来想去，决定停止站桩，去买三七，这是站桩以来，第二次中途停桩。

马上联系同仁堂，三下五除二，用了一个半小时才办理妥当，但是一年多没有买三七了，三七的价格很吓人，2010 年当时是 600 多元 500 克，但是现在涨价到 1700 多元 500 克，真是价格暴涨呀。以前是早晚服用，现在是每天服用一次，每次大约 1 克，均在早晨站桩前服用，吃多了对肝、肺有副作用。

◎ 4 月 18 日

桩中没有明显的变化，但是日常生活中症状恢复了，有了明显的压榨感受。

◎ 4 月 19 日

和 17 日相比较，瘀血的硬度有所缓和，日常生活中病灶感觉比较重，伏案写字时，感觉病灶好像有一个小肉头似的，第一次有这样的感觉。

瘀血之重与无畏

◎ 2012 年 4 月 20 日

今天早晨，站桩不久，感觉病灶瘀血发硬，但是，很快被一种根状的东西所取代。缓和了几次以后，静静地站桩，再去发现根状的东西却没有了，稍后发现两个小斑块，但是，大约收功前，去触动小斑块时，感觉空空如也，什么东西都没有了。日常感觉，今天伏案写文稿时，感觉心脏比前几日轻松了很多，症状已经很轻了。

今天晚上和 17 号比较也有了很大的进步，并且始终没有找到早晨的斑块以及根状物质，说明又吸收清理一块瘀血，又是一点点的胜利。化瘀就是由一点点的胜利开始的。大概 40 分钟以后，发现一条上下条状疼痛线，丝丝地疼，有一种轻轻撕裂感，并且在这个线状的下部，发现一个新的斑块，和以前不同。最后半小时，已经感觉到新发现斑块的根基，凸凹不平，疙疙瘩瘩，这是快速化瘀的特点。并且今天最伟大的发现，就是有了丝丝的疼痛，这是最了不起的，只要有疼点，说明已经在吸收或是在慢慢地撕裂斑块瘀血，气血导入，活血化瘀。

◎ 4 月 21 日

情况再向好的方向发展，前 70 分钟基本在和瘀血奋战，只是没有那么硬了，后面的 50 分钟，硬块慢慢地不见了，伴随着一丝丝的、隐隐地疼点。因此，后面“动”的幅度没有那么大，比较轻缓，动静结合。今日新发现，不知道从什么时候开始，原来的中低桩变成了高桩，哈哈，管它呢，只要效果好、能化瘀，是什么桩已经无所谓了。日常中，常常出现隐隐地疼痛，午休平躺时，感觉比较重，但是开车途中不明显，缓慢的化瘀仍然再继续，一切均在耐心之中。

◎ 4 月 23 日

今天这块瘀血表现得相当了得，搞得身体极不舒服，这块瘀血虽然没有那么硬，但是日常症状很有特点，这个特点就是，好像具有 2010 年五六月份 10% 的特征，下坠、沉重、感觉胃部有异物，影响到食欲，故今天中午没有吃午餐，身体好像怕冷又怕热。但是，又有一种不怕冷不怕热的感觉，很矛盾，且本斑块连带着后背左侧疼痛，并且脊椎骨有胀疼感。日常中，心脏有丝丝的、隐隐地疼重感，但是没有什么大碍，这是日常生活中比较典型的症状。桩中感觉比较柔和一些，仅仅是原来又重又坚硬的斑块根基好像小了很多，变成了带状条形形态，没有以前的那么硬。

◎ 4 月 27 日

早晨站桩过程中感觉有一个球囊的东西在病灶处，自始至终就是一个球状的状态，有时仅仅是在接近收功时，才有一片的感觉。晚上桩中恰恰是一片的感觉，整个病灶显露无异，且有丝丝的疼点，感觉到凸凹不平的底部根基。比前几日有了进步，或者说是缓慢的进步。

日常中还是有丝丝的疼点，因此，整天的感觉就好像点线面的关系。早晨站桩的效果不如晚上好，但是不能不站，因为正是早晨的站桩，才会促进日常生活中的全面吸收和融化。如果没有早晨的站桩，那么，日常中的化瘀吸收就会大打折扣，这是实证，所以才会有晚上加速化瘀、促进吸收、促动瘀血、活动瘀血根基，就会有了晚上良好地吸收与溶解，因此，早晨晚上的站桩与日常化瘀均是相辅相成的一个整体。

◎ 4 月 28 日

早晨起床时，心脏病灶有非常明显的不适症状——疼痛，有瘀血斑块被活动的迹象，甚至有要掉下来的感觉，不敢大步走路，不敢咳嗽，非常严重。说明昨天晚上站桩，对瘀血斑块促动比较深，才有这种症状。很担心，但是，这也是期盼很久的事情，只要是瘀血活动，就是化瘀前奏，没有办法，这是一个过程。

但是，今天去北戴河，身体不作美，但又不敢跟爱人说，只要说了，肯定无法成行，怎么办？思虑再三，还是不能告诉爱人。今天走路不敢快走、不敢咳嗽，唯恐瘀血脱落。又开车去北戴河，只能硬挺着去，开车时也害怕路上颠簸。颠簸也许会使斑块跌落。但是，不管怎么样必须去，因为这次活动太重要了，所以，开车行驶三个小时，总算挺过来了。开到北戴河，心脏的症状好像消失许多，很奇怪，怪异！这几天由于开会，只能是早晨站一站，晚上没有办法站，这样也好，可以缓和一下病灶的症状，看看能不能自动化瘀，这也是很久以来想试验的，正好在这里试验一下。

淤积之气和浮躁的心态

◎ 2012 年 5 月 2 日

4 月 28 号到今天，站桩没有持续，因为会议一直交流到很晚，没有办法。今天早晨站桩，病灶处被一团气包围住，这团气紧紧地围住瘀血，大概一个小时后，才感觉到病灶处的斑块瘀血组织，看来暂停或断断续续站桩，显然是不行的，如果不站，或是三天打鱼两天晒网，这团气肯定会重新统治瘀血，固定瘀血、发展瘀血、派生瘀血，用不了几年，又会重新堵塞，因此，绝不能前功尽弃。

◎ 5 月 5 日

近日，日常生活中瘀血开始有了明显的变化。以前，仅仅是上身变形或者平躺，才能感觉到瘀血的存在。但是近日，整个生活中都是如此，这块坚硬的瘀血终于开始松动。早晨起床时，感觉斑块好像小了许多，但是，是否真的如此呢，只有傍晚的站桩才可以印证。晚上桩中斑块瘀血还是一片一片的，锁定一个范围，点线面的格局没有任何改变。这几天又开始上火，可能主要是在北戴河喝三七，喝颠倒了，可能每天喝 6 克，上火应该是过量所致，由于没有看清楚装三七的小瓶的含量，本来是 3 克，结果当成了 1.5 克。每天喝 6 克，这几天口腔、喉咙上火很厉害，不得不把三七停了。

每天站桩都有一种急切的焦躁，急切的盼望之心，就是期待瘀血尽快吸收，但是现实化瘀却是很慢，看来要把这颗心降下来，去掉它，如果去不掉，会影响心态，也就会影响到化瘀。如果今天 100% 康复了，明天还要继续站桩，因为它已经成为我生活的一部分，无法分割，就和以前 8000 米跑步一样。因此，如果继续站下去，这种焦躁的心情，是没有必要的，更没有任何意义。如果以后不站了，后果是什么，这是不言而喻的。那么彻底康复成了空头支票，颐养天年、无疾而终就无法保证。看来不练功是没有任何保障的，因此必须站下去。所以，这种急切的、盼望的心态是没有必要的，它不是真正的自己，应该是一种向外攀援的体现，所以，要加以区别。

如何去掉这种焦躁呢，我发现只能在生活中，改变心态，改变态度，站桩的过程就非常愉悦。就是在生活中宽容、承让、平和、承受、包容、宽恕、爱心、牺牲、奉献……在这个过程中观心，观心的波动，如果出现上述逆反的情绪，他就不是我。那么，这样实践下去，站桩的过程中这种焦躁，就会慢慢退化，直至消失，最后就是愉悦和恬静代替焦躁，站桩成为一种享受和风景，这是实证的结果。

◎ 5 月 8 日

因为昨天下午开家长会，回家较晚，没有站桩，今天早晨桩中淤积之气又出现，病灶又被包围了，密不透风，瘀血就像上紧发条的皮带一样，紧的不能再紧，紧紧地吸在血管上。因此，再次得出结论，如果三天打鱼两天晒网，哪怕仅仅停止一次都不可以，如果半途而废，瘀血再次发展、成长、堵塞是必然的。这团气就是停止站桩导致的淤积之气，已经验证多次，只要停止站桩，哪怕仅仅一次，或者一天，都会如此。何况长期停止，因此，停止的越久，淤积之气就越重，厚重的淤积之气必然加剧瘀血的再次凝结、聚集，斑块的兄弟姐妹就会重新欢聚。到那时候，再站桩，将比现在付出更大的努力。因此，瘀血不除，站桩决不懈怠。

◎ 5 月 11 日

近日，日常生活中的症状没有了，可能和停服三七有很大的关系，应该就是停服三七的问题，上次验证此事，这次也是如此，看来三七的作用是不可怀疑的。没有办法，只能等火消下去了，再继续服用，但是，这次上火，和以前的错误收功之火相比，真是小的太多了。

“急性胰腺炎” 之谜揭晓

◎ 2012 年 5 月 12 日

近日桩中病灶变化无常，时硬、时紧、时大、时广、时宽。但是就是没有软化的感觉，并且在病灶下方又发现一块硬硬的瘀血，层出不穷，真是一层又一层，一块又一块。

◎ 5 月 14 日

昨天晚上又开始服用三七。这种斑块瘀血的症状极像老胃病，感觉胃里好像有异物，不爱吃饭，还有些胰腺炎的类似症状，如果喝水喝多了，也不舒服，就会感到胃里有“异物”的体现。其实这哪里是什么异物呀，就是瘀血斑块的辐射，同时，还时不时的拉肚子，更像胰腺炎。这就是 2003 年至 2007 年一直当做胰腺炎来治疗的根源，这都是假象，不知道有多少人被这种假象症状骗取了生命。

◎ 5 月 16 日

现在的心终于静下来，这时也忽然意识到可以静静地站桩，反正不会马上好，慢就慢慢来吧，静站也是站。但是，仅仅这样的一个转变，蓦然发现自己原来犯了一个错误，原来勇猛精进的“动、大动、转动、使劲地动、随意的动、大幅度的动”，却是心浮气躁的根源，那样站不但不会快速化瘀，反而会延缓化瘀。但是，静静地站，却可以清晰体会到瘀血的位置、症状，更加明确、细腻，效果更好，这是以前的看家本领，结果站来站去却给丢了。还好，今天终于找回来了。

前天晚上服用三七以后，昨天早上口腔就上火非常明显，并且还有一个现象，眼睛发胀，胀痛。这个现象引起了我的警觉。“肝开窍于目”，而三七又入肝，仅仅每日一次，服用一克左右的三七粉，产生了副作用，看来不能再服用了，自此以后彻底和三七拜拜了，这说明身体再也不需要三七的助力。

◎ 5 月 18 日

今天早晨起床后，感觉心脏疼痛，但是比去北戴河的时候要轻多了，这种疼痛向下传导到下腹部，使得小腹发胀。早晨桩中，静静地站，疼痛仍然没有缓解，不敢有任何的动，哪怕是微微地动，都不敢，更不敢去体会病灶，担心哪怕一个意念，也许会使它脱落，现在真的害怕它，一旦脱落，前功尽弃。

刺刺的痛，这种痛和 2003 年发生的“急性胰腺炎”一模一样，几乎就是“急性胰腺炎”，却原来是心脏的问题，今天又体现出来此类症状，记得当时的医生告之吃饭后就会缓解。试验一下，收功后，吃完早餐，今天发生的“急性胰腺炎”疼痛减轻 80%。这哪里是什么“急性胰腺炎”，又是心脏惹的祸。当年真的是花了很多的冤枉钱呀，一看就是好几年。今天才把根源找出来，惭愧呀。

下午，所有的疼痛全部消失了。晚上桩中，以静为核心，差不多半小时后，病灶有了隐隐约约的感觉，不怎么清晰，一个小时后有了清晰的感觉，但是仍然不能判断是不是原来的斑块，因为每天的变化都不一样。

目前，日常的症状感觉比较明显，今天疼痛的“急性胰腺炎”瘀块100%是被吸收了，或者是它的根基发生动摇。但是，如果是动摇的话，应该继续疼下去，因此，接下来几天可能还有这样的症状，因为今天桩后的症状告诉我，接下来可能如此。

严重的撕裂之痛

◎ 2012 年 5 月 20 日

早晨仍然是静桩，但是更多的时候身体不由自主地动，没有办法，也许这就是真正的动，也许是身体内部需求反映的体现。半小时后感觉瘀块明显，病灶处有微微的或是星星点点的微微刺痛感，对于这种刺痛，没有太在意。接着动的幅度稍微大了一些，这一动可不得了，微微刺痛的瘀块一下子有被撕裂的感觉，撕心的痛、撕心的疼，疼痛的当时挺在那里，不敢有任何的动，害怕只要一动，危险可就出大了。大概站了几十秒，不到一分钟，疼痛逐渐缓过去了，就此收功，不能再站了，这个时候，正好是 45 分钟，站了一半的时间，今天终于又体会了一次什么是撕心的痛。

早餐后，症状缓解很多，和“急性胰腺炎”症状又是一模一样，餐后减轻症状。但是，九点后有些加重的趋势，只能躺在床上休息，到下午 4 点可以下楼了，基本上没问题了。这是站桩以来的第二次，因为它影响了上班。今天的这种疼痛，和 2003 年“急性胰腺炎”如出一辙，这种痛向下腹部传导，导致不敢正常迈步，“急性胰腺炎”更是如此，当年被国内最著名大医院确定为“急性胰腺炎”，真的很可悲呀。

◎ 5 月 21 日

有了前两次的经历，接下来的站桩就显得格外小心，静静地站，仅仅是微微的动，再也不敢大动。感觉瘀块没有那么硬，也没有那么紧，变得软软的，好像一使劲，它们就要痛，或有被促动的感觉。

◎ 5 月 22 日

今天的感觉基本上验证了，大部分的瘀血好像即将成熟的桃子，软软的。因此只有静静地站，静候它们被吸收，被融化，也许离黎明越来越近。

◎ 5 月 23 日

晚上桩中，瘀血已经很小很小，比早晨的时候小多了，所以不要小看日常的化瘀效果，晚上化瘀更加明显，也许，明天早晨起来，这个小瘀点就没有了。大约 30 分钟后，又找到新的化瘀斑块，在小瘀点的下方，左右两侧各有一块瘀血组织，其实这块瘀血组织早在 4 月初就发现了，只是时隐时现。没想到今天排队化瘀才排到它，从今天开始它走到了前台，这两块瘀血中间有连接部分，只是感觉两者连接处比较小，而右侧瘀血又大、又硬、又厚。桩中瘀血似痛非痛的反应，向内脏的右侧传导，传导到右侧肋骨的下方，使得肋骨感觉也是似痛非痛的发胀，这和九十年代后的“胆囊炎”症状如出一辙，当时就当“胆囊炎”来治疗、检查，却没有任何结果，最后找到北京的高级专家，专家说是肋下神经痛，最终也不治疗了，今天终于见识了庐山真面目。

今天开车途中也是这种感觉，只是不明显，争取给这块瘀血 2 个月的时间，看看能不能消灭它，但是就怕它的下面还有。这两块瘀血好像没有老瘀血硬，老瘀血从 3 月初化到现在，用了近 3 个月的时间。看来吸收和融化是非常缓慢的一件事情，估计明天早晨起床后，老瘀血也许就没有了。

◎ 5 月 24 日

今早桩中，感觉瘀块似硬非硬，似软非软，不敢大动。晚上桩中，基本可以确认，瘀血处于似软非硬的临界点，也就是处于正在吸收的时刻，大概一刻钟以后，感觉这块老瘀血非常的软，静静地站，不敢妄动，这是非常关键的时刻。其实这个时候最好不站，等瘀血消失再站，是最安全的策略。这块瘀血好像处于左右两侧瘀血的连接部位，中午午休时感觉瘀血非常明显，杂乱的分布在血管里，有乱七八糟的感觉，好像是一块块地堆在一起。桩中约一个半小时后才感觉到左右两侧瘀血的根基，进一步印证这些瘀血即将软化。

◎ 5 月 26 日

连接左右两侧瘀血之间的软化斑块没有了，今天得到印证，化瘀不断向纵深区域发展。今天感觉到右侧瘀血越来越硬，但是还不能和它的“前辈”相比较。

◎ 5 月 29 日

瘀血由硬变紧，这几天感觉病灶逐渐向紧的状态发展，紧紧地吸附在血管壁上。

瘀血斑块之形态

◎ 2012 年 5 月 30 日

有时变紧，又有时变硬，紧硬之间来回转换，这怎么和它的“前辈”一样。这时，才意识到再重复上次化瘀的历程，也许接下来的时间都在重复，重复化瘀，直到彻底结束。

◎ 6 月 1 日

病灶一块又紧又硬的瘀血，位于病灶的中央，这几天一直以它为核心，同时感觉它的下方还要有瘀血，看来任重而道远。

◎ 6 月 2 日

今天早晨站桩，病灶未知的瘀块少了一半，这就是晚上化瘀的成绩。约 40 分钟后剩余未化完的瘀血，不知不觉地消失了，可能已经融入它的接班队伍当中，也许已经非常细微，而不能觉察。但是未过几分钟，在消失的瘀血下方，又一块大瘀血迎面而来，真是前赴后继呀！由上而下一块接一块，这也符合气血下行的规律。

◎ 6 月 3 日

今天下午桩中，感觉病灶处犹如破碎的几片树叶，分成不同的几块，右边的最大，这应该是在加速化瘀，也是在重复过去的历程。

◎ 6 月 9 日

这几天病灶犹如又干、又紧、又硬、干裂的老树皮一样，附着在血管上。每日早晨都在检验晚上化瘀的成果，是早晨必然的功课。早上的站桩是为了白天化瘀做准备，而傍晚的站桩又是为了晚上休息时吸收瘀血做准备。每天早晨起床后，都会感觉到瘀血在不断地变化，心情也比较愉悦。

◎ 6 月 13 日

感觉每天都会化一块瘀血，这样下去斑块也许很快就会化完。

◎ 6 月 15 日

今天桩中又发现新的瘀血，仍然从下方冒出来，真是一层又一层的，没完没了，层出不穷，下方瘀血大小和面积决定着化瘀的进度。

◎ 6 月 16 日

昨天的瘀血消失了，被吸收，但是又发现新大陆，用大陆形容，因为面积比较大，晚上桩中对这块瘀血感觉更加明显，左中右三块，分布十分明确。

◎ 6 月 17 日

昨天的瘀血还在，今天没有任何成果。

◎ 6 月 18 日

今天可以确认，每天化一块瘀血的日程结束了，说明又一块大面积的瘀血完全被吸收，又来了一次清晰的歼灭战。

◎ 6 月 20 日

但是，前几天的三块瘀血，却转化为硬硬的一个△△形态，这是第一次有如此明确的感觉。极硬，绝对不次于 3 ~ 4 月份的瘀块，说明化掉这块瘀血任重而道远，短时间内不可能完全吸收掉，从它的硬度就可以得出结果，这是经验和实证。

◎ 6 月 28 日

今天，还是一个△△形态，没有变化，就是一个“硬”字，没有办法形容。早晨桩中，试图细细体会、觉察这块瘀血和昨天、前天有什么不同的变化，但是无从体会，没有变化。

◎ 7 月 5 日

△△形状的瘀血，感觉有些淡化，但是不怎么明显，也许化瘀起到了作用，可能再变小，也许变薄了。仅仅是猜测。

◎ 7 月 10 日

△△形状感觉没有了，取而代之的是一块不规则的大块瘀血，硬度有所下降，演化为紧中有硬，紧的好像不能再紧的皮条，紧紧地，不能再紧了，紧的气血无法撬动。

◎ 7 月 13 日

大瘀血有变小的趋向，和前几天比较，可以确认它的下方，已经空了，起码现在用导引没有感觉到有什么东西。但是有一个最好的证明，只要小腹感觉空了，就能够 100% 的证明，化瘀历程 100% 结束。因为，化瘀以来的附带症状，这种又紧又硬的感觉，向下传导到小腹，使得小腹中间一线也是又紧又硬的感觉，所以说，只要有一天小腹空空如也，也就是彻底解放了。

◎ 7 月 16 日

大块瘀血变成极紧的一块东西，紧紧地咬在血管上，站桩中没有其他的变化，一切都是在重复。

化瘀的典型特征

◎ 2012 年 7 月 23 日

大瘀血有些变小，但是又硬又紧的状况，没有任何的改变，只能耐心的站，静静地站，瘀块仍然纹丝不动。今天看电影时，感觉右肋下部有胀疼感，还是病灶导致的假性“胆囊炎”。

◎7月29日

瘀血又硬、又紧而没有旁系或派生，应该是周围瘀血已经化尽，仅仅剩下最后的瘀血根基，这个瘀血根基硬紧的感觉向下辐射到小腹，感觉小腹中间一线又硬又紧，好像有东西堵在那里，这是最明显的感觉。

◎7月30日

最近的站桩几乎以静桩为主，动桩和导引几乎没有任何功效，已经失去意义，但是今天病灶有下坠的感觉，比较重。晚上收功后，这种重重的下坠感更加厉害。这说明开始吸收瘀血，是吸收瘀血的典型特征，下一步就是开裂、分割、软化、吸收、消失的过程。

◎7月31日

今天早晨起床后，感觉心脏又硬又紧的瘀血有一种开裂式的疼，应该算是微裂吧，不好形容，又好像是一种被吸收似的疼。对，确切地说，就是被东西紧紧地吸收的裂疼，吸收似的疼，是干疼，但是没有影响站桩。早晨桩中15分钟开始裂疼明显，大约20分钟后裂疼消失了。今天日常中，好像早晨9点前有感觉，也许由于忙于一些事物，这种感觉被忘记了，没有管它，晚上桩中几乎没有什么感觉，还是又硬又紧以及重重的下坠感。

◎8月2日

吸收似的干裂疼消失，除了又硬又紧以及重重的下坠感，感觉病灶瘀血有缩小的感觉。

◎8月3日

今天坐在书房的椅子上，明显感觉到病灶有一种开裂，但是，仅仅是一种微微的感觉，就像极细微、极细微的细如游丝的感觉，却没有疼痛，很奇怪。

◎8月4日

近日日常中，心脏除了重重的下坠感，又在下坠感的基础上多了一种隐隐的、微微的、凉丝丝的疼，这又是化瘀的特征，这种情况比较缓慢，可能持续的时间比较长。

◎ 8 月 9 日

生活中病灶隐隐的发疼，越来越明显，这是吸收瘀血的显著特征，桩中体现为硬块，硬的无法促动，所以不能急，一切均在自然变化之中。

◎ 8 月 11 日

今日出差，意味着站桩的规律将被打破，但是早晨应该是没有问题的，所以早晨站桩是化瘀的保障。

◎ 8 月 16 日

这几日，站桩没有规律，因为出差在外地，晚上交流到很晚，所以没有办法。日常中，心脏开始有了丝丝的、隐隐的、微微的疼痛，不易觉察，这是加速化瘀的信号。桩中这种信号更加明显，因此，静动结合，缓和化瘀的频率，其实，缓和动作，缓和动静的结合，其实质的问题是加速化瘀。

◎ 8 月 20 日

桩中感觉病灶慢慢地，堆满了杂七杂八的东西，软软的杂物，这又是一大块瘀血软化和吸收的标志，是好事情。

◎ 8 月 23 日

出差回到家，站桩也复归正常，今天病灶的杂物少了很多，但是还有大概 20%，估计每天在被吸收，一切静观其变。

◎ 8 月 26 日

病灶又复归平静，软软的杂物消失了，一切都没有了，仅仅剩下又硬、又紧瘀血斑块，所以，剩下的工作，还是慢慢站。（朋友，你知道这意味着什么吗？说明又一段血管被清理，又一段血管复归原状，化瘀在向下方继续深入，再接再厉。）

脚部排毒与化瘀之痛

今年，脚的变化反应非常大，超过了去年，并且完好如初的右脚也不断地出现小水泡了。开始时比较痒，但是可以耐受。如果不挑破，就会发展为黄色的水泡，慢慢地被吸收，变成黄色的硬瘢，慢慢干硬，之后开始脱皮、再蜕皮，层层的蜕皮。如果把小水泡挑破了，就是清清的水，如果等小水泡老了再挑破，就出黄水。但是不管什么样的水，挑破以后，该位置慢慢就会硬结，脱皮、层层脱皮。左脚外侧最厉害，层出不穷，密密麻麻，其次是脚心，再者脚的前部，几乎整个左脚均出现这种现象。但是 8 月以后有些好转，也许是天气有些转凉的原因。而右脚，6 月份以前没有什么问题，但是 6 月底以后，右脚内侧、脚心、前脚掌陆续出现同样的水泡，脚内侧最严重。奇怪的是，同时在双脚的内侧各出现一个很大的水泡，大水泡周围出现密密麻麻的小水泡，挑破以后是层出不穷的黄水，第二天又排出了黄色的物质，几乎影响到正常的行走，两天以后，该处开始硬结、脱落、脱皮、层层脱皮，双脚几乎同时出现同样的症状，很奇怪。据考证脚是人的第二心脏，在这个位置，实在不知道代表的什么脏器。

去年和 2011 年，仅仅是左脚出现这种情况，可以用爆发来形容，左脚在疾病之前仅仅是零星的几个小水泡，右脚是出奇的风平浪静。但是，自从 2010 年开始，一年比一年厉害，左脚脚后跟是不断地脱落皮屑，就和头皮屑一样，一层一层，层出不穷，并且左脚就连脚趾甲也在脱皮，脚趾甲变形，仅仅是左脚。右脚仍然完好如初，没有任何的风吹草动。但是右脚在今年的情况却变了，终于有了排毒。目前站桩过程中，双脚奇热，不单单奇热，就像千年的松树一样，深深扎根地似的站在那里。可以用泰然、稳健、安逸、祥和来形容。

◎ 2012 年 8 月 29 日

今天桩中，瘀血仍然是硬石一块，但是日常中有一种不易觉察的丝疼，一闪而过，不留痕迹，这是在偷偷地化瘀。因此，还是要慢慢地坚持。

◎ 8 月 30 日

今天早晨桩中，感觉瘀块消失一半，就剩下右侧半边，但是在它的下方，又发现一个细长的瘀血条状斑块，曾上下排列，今天吸收、化掉的仅仅是它头部左侧的一半而已。

◎ 8 月 31 日

早晨桩中，发现瘀血条状斑块右侧消失了，一块瘀血被吸收，仅仅剩下孤单的条状斑块，又硬、又紧、又重。

◎ 9 月 1 日

生活中有隐隐作痛的感受，在化瘀吸收，只是非常缓慢而已。剩下的就是耐心。

◎ 9 月 2 日

今日早晨站桩结束后，打扫一下客厅的卫生，可能由于蹲的时间比较长，或许是心脏瘀血斑块比较薄的缘故，心脏发生撕裂的一阵疼。开始没有在意，站起来活动了一会，继续打扫卫生，但是这种疼痛越来越厉害，感觉不对劲，没有办法只有躺在床上休息。开始之初，躺在那里不敢翻身，因为身体一动，心脏病灶必然随之疼痛加重，慢慢地不知不觉睡了一觉。看看表一个半小时左右，这个时候，可以小心翼翼地翻身，继续休息，早午餐都免了。下午 3 点左右，基本可以下床活动，4 点左右站桩没有问题了。下午桩中没有什么变化，病灶就是重重的而又隐隐地疼。

◎ 9 月 3 日

上班时，坐在那里能够感觉到隐隐的、重重的疼，这种疼和以前相比较发生了明显的变化。以前日常中，仅仅是不易觉察的隐隐地疼，而现在却是明显的在隐隐的基础上增加了重重的疼，并且不再是不易觉察，而是常常如此，应该是化瘀的步伐加快了，拭目以待。

◎ 9 月 5 日

今日桩中病灶隐隐的、重重的疼，收功时变得很鲜明，日常中隐隐的、重重的感觉没有改变。

化瘀的进度在加快

◎ 9月7日

经过撕裂之痛，化瘀再向下推进，具有非常明显的感觉。最重要的特点，就是瘀血的特征发生变化——瘀血的硬、紧、软的周期在缩短，每天都有不同的变化。比如，第一天比较硬，当第二天早晨站桩时，就是紧的感觉。这在以往是不可能的，硬化的周期转换过程至少要有3~4周的时间，但是现在是每天一个样，自现在到第三天就会软化，第四天早晨醒来老瘀血不见了。现在是三天一个化瘀的周期，看来化瘀的过程在加速。

◎ 9月8日

日常生活中的症状开始频繁出现，这在以前也是极少出现的事情，以前几乎和常人一样，甚至比正常人还要阳光。就是在上周开始出现隐隐的、重重的感觉，并且有下坠感。这是现在化瘀的进步，斑块更加明显，感觉到心脏里面有一小片纸屑，但又不像，好像似有似无的东西。生活中好像是凉凉的，似有下坠，而又似像非像，却好像是一只蚂蚁在隐隐的、慢慢地咬动，似胀非胀、似疼非疼，而又比较鲜明的或隐隐约约的疼，而这种疼却又凉凉的。走路的时候也是如此，在日常生活中是持续性的。

在工作中，写字或打字的时候，心脏的这种感觉更加明显，如一窝蚂蚁在撕咬，凉凉的、似胀非胀、似疼非疼。但是有时候也会有明显的疼痛，但是这种明显的感受，仅仅几秒钟一闪而过，这是在加速化瘀的典型特征。加速化瘀提上快速的进程，日常生活中的这种现象足以证明。能够感觉到如此清晰，太难得了，真的是不可思议。以前仅仅在站桩的过程中才可以如此体验，然而现在不用站桩，非站桩的过程中就开始具有化瘀的效果，太不可思议。说明整个身体的气血已经非常融通，奇经八脉通畅无比、经络运行无阻。

忽然一个念头一闪，难道化瘀进入倒计时吗？难道真的就是最后的一块瘀血吗？或者即使不是最后一块瘀血，但是如此快速的化瘀，就是有几段瘀血，按照这种速度，也用不了一周或几周就可以结束了，拭目以待吧！

◎ 9 月 10 日

这几日，日常中的瘀血继续明显显现，丝丝的感觉，没有规律。但是，桩中的体现，比较硬或是比较紧，和以前的化瘀不在一个层次。今天病灶有一个球囊似的肉球，是它引发的丝痛，比较奇怪。以前仅仅是桩中可以体现的才如此清晰，现在生活中却比桩中清晰了，完全颠倒了以前的变化。能够感觉到这个肉球似的瘀血斑块，说明病灶的气血与肌体在融为一体的过程中，在吸收分离。应该是最后仅仅剩下这么一个小块块，或是一个基点，就是这块瘀血的根基，否则，不会感觉得如此清晰。而桩中是比较紧或者有一点软软的感觉，早晨或晚上均是这种感觉，而收功后的日常中，却又开始还原到丝丝的感觉，和以前颠倒了。

受前 9 月 2 日的影响，产生了辟谷的打算，因为，9 月 2 日受撕裂之痛的影响，当时一天几乎没有吃饭，但是，却没有感觉到饥饿，而化瘀却好像有加速趋势。受它的启发，所以今天早晨早餐后想起了辟谷。对，今天就辟谷吧，试试看可以几天不吃饭。仅仅这样的一个念头，看看能不能挑战一下饥饿或美食的考验或诱惑。就这么简单，中午、晚上没有进餐，辟谷开始了。

辟谷加速化瘀

◎ 2012 年 9 月 11 日

早晨，昨天的小肉球不见了。有一种非常明显的感觉，就是瘀块在向下移动，每天都会向下移动，今天感觉最为明显，这说明每天都在明显的化瘀，每天化掉至少一块或是一点瘀血，否则，不会有这种感觉。但是剩余的瘀血，仍然比较紧，午休时感觉病灶处犹如一窝蚂蚁在撕咬病灶瘀血，丝丝的疼痛，夹杂着凉凉的感觉，可以承受。有时候感觉比较明显、鲜明，有时候介于似疼非疼之间，持续时间比较长，侧一下身体就会消失或是大幅减轻，平躺又会出现。

晚上桩中感觉比较软、软软的，心里一阵窃喜，明天早晨这块瘀血就消失了。大概一个小时以后，站着站着这块瘀血却消失了，感觉到在它的下方，又出现一块大瘀血，但是和刚消失的瘀血没有任何的连接，中间有间距，下方瘀血比较大。那么，在这块大瘀血的下方是否还有瘀血，无法体会和感觉，只有继续站下去。过了一会儿，刚才消失的瘀血又出现了，变得非常的软，好像又小了许多。化瘀化得真快，桩中就能体会得到，这仅仅是站桩两年多以来第二次出现，第一次是在三月份出现过一次。化瘀再继续加速。瘀块下移也在加速，期待小腹空荡荡的时候，就是化瘀彻底结束的时刻。

今天是辟谷第二天，中午有一种要吃饭的感觉，但是却不饿。找到内心深处，却发现是一种习惯和惯性条件反射，去除掉这种习惯和惯性，什么感觉都没有。今天仅仅是喝了一杯淡淡的盐水，好像下午吃了一个非常小的苹果。但是，中午一点左右，好像有些头晕，仅仅一点点，是不是血糖低，吃一块巧克力吧，就算今日的餐饮，头晕的感觉基本上消失了。

◎ 9月12日

昨天软软的瘀血不见了，又开始新的化瘀行程。早晨桩中，开始时瘀血比较紧，仅仅是比较紧，大约40分钟以后瘀血软化。在它软化的同时，它下面的瘀血，逐渐替代了本斑块瘀血的症状，下面的瘀血仍然很紧，但是又处于紧硬之间，随着站桩的推进，二者的症状合二为一。晚上大概一刻钟左右，再寻找早晨的瘀块却不见了，消失了，仅仅剩下下面的瘀血斑块，太快了，每天化掉两块瘀血，太神奇了。这几天的化瘀速度，在站桩的历史上还是第一次，如果这样化下去，没有几天就会彻底化完了，太神奇了。

剩下的瘀血，是一个点，比较紧也比较硬，仅仅是比较，没有以前的瘀血顽固。大约一个小时以后，这个瘀血点，扩散了，扩散为一片，瘀血的范围扩大、面积扩大了，可能是气血穿透它的根基，软化的结果，所以整个瘀血暴露出来。感觉到它的下面已经空了，但是在它的右侧好像还有连带的瘀血，连接的面积比较大，不规则。此时仍然不能高兴，因为，以前就是感觉下面空了，结果当这块瘀血化完之际，下面的“接班人”就出来了，因此，不可盲目高兴。只有当小腹空了，才能证明瘀血的完结。因为，不管瘀血多么大，这种瘀血的硬、紧、软都会传导到小腹，使得小腹也是硬、紧、软，小腹的硬、紧、软的感觉，就像一个硬块、紧紧的东西或是即将软化的东西，附在小腹的下部，在小腹丹田以下的位置，所以心脏病会导致腹部或小腹的一些错觉，使得很多人认为自己的胃、大肠、小肠、关元、前列腺、肾部等等有问题，其实不是，这些问题的根源都是心脏惹的祸。

今天是辟谷第三天，没有吃任何东西，仍然不饿。早晨一杯水、中午一杯水，下午吃了一个桃，一天的餐饮结束。但是身体的感觉比较大，感觉肾部不舒服，发硬，能感觉到肾的存在，说明肾有问题。心脏病灶更是感觉明显。记得今年春天，在房山半辟谷，当天晚上就饿得投降了，并且当时饿得受不了。但是，这次，真正的辟谷很奇怪，没有饿的感觉，每日早晨的习惯，仍然是一杯水，今天午后也喝了一杯水，淡盐水，晚上做饭并且看着家人吃饭，没有诱惑，一切均在平淡中度过。

辟谷会促使潜在的、隐藏的病灶快速暴露，是发现疾病的最佳途径之一。

◎ 9 月 13 日

辟谷第四天，今天头重，如果蹲着、坐着不能猛起，猛起会头晕，所以比较注意。早上中午仍然各喝了一杯水，下午开车外出办事，害怕头晕出现意外，为了避免血糖过低的风险，吃了一块巧克力。晚上九点左右有一些疲劳的感觉，嗜睡感很重。

今日桩中，感觉瘀血特别大，又硬又紧，大概 40 分钟左右，这块大瘀血好像裂开，右下方裂开了一块，又好像继续慢慢开裂，因为表现出来的症状，在它的右下方分出来一个硬块，比较紧，大概 80 分钟左右，上部大瘀血也分裂了，分裂的瘀块有微痛感。共分裂为三个部分，这三个部分干干的，发干，就和晒干的东西一样。

◎ 9 月 14 日

早晨桩中，只剩下一块又硬又紧的斑块大瘀血，它的形态呈上下分布，块头不小，短时期不可能化掉，慢慢来吧。通过前几天以及以往的化瘀经验证得：每当一块瘀血即将化完或者结束时，剩余的残留瘀血将会化得很快；同理，运用以前的体验，如果这个区域的全部瘀血行将化完之际，那么，剩余最后的瘀血也化的非常快。所以，目前看不像最后的瘀血，心情有所不悦，这都是记忆造成的后果，记忆是正确的吗？如果根据这个记忆化瘀，可能站桩的持续性，就会成为问题，所以站桩千万不要被记忆蒙蔽。

晚上桩中，这块大瘀血极硬，开始是一个点发硬，就是这个极硬的感觉由一个点辐射出来。可是，慢慢地这个硬点越来越大，面积在扩散，这种硬感向下传导到小腹，犹如小腹有一块硬硬的东西。弯下腰的时候，如一块多余的硬物搁在肚腹之间，大概 50 分钟左右，在肚脐两侧各有一块硬物，贴在那里。病灶大瘀血分裂，如果恢复正常站姿，确实也感到瘀血开裂，恢复静桩，大概一个小时左右，它下方也有一个附着之硬块，弯腰体验一下确实如此，它们连接在一起，犹如一个面向左侧，立式的凹字形，位于血管右侧面，仍然比较硬。今天的化瘀有时感觉是自上而下，有时有感觉是自右向左。

晚上，坐在沙发上，由于是蜷缩着身体，感觉到瘀血有开裂的丝痛，一阵一阵的，没有规律，这种坐姿是检验瘀血化瘀的最佳坐姿，期待加速化瘀。

今天是辟谷第五天，可是，今天却感觉非常的清爽，从来没有过的清爽与朝气，还没有饥饿感，只是感觉腹内空空如也，蹲着时仍然不能猛起。今天孩子感冒，去医院忙碌了一上午，担心体力消耗太大，吃了一块巧克力。前三天感觉肾部有微微凉凉的感觉，不过今天没有，生活中心脏干干的感觉也没有了。

◎ 9 月 15 日

今天辟谷第六天，早晨起来清爽无比，比昨天还有精神，一扫昨日下午萎靡不振，以及嗜睡的感觉。这种萎靡不振想睡觉的感觉自昨天下午 2 点左右开始，这种现象 2009 年下半年至 2010 年 3 月 30 日之前经常出现，症状一模一样。但是，当时是一日三餐，每餐必不可少，可以看出当时的身体状态之差和现在 5 日不吃饭的状态是一样的。昨天下午萎靡不振时，爱人极力反对继续辟谷下去，害怕出意外。本来今天要结束辟谷，但是这么好的精神状态，如果停止辟谷很可惜，要按照原计划执行下去，七天一个周期，努力、争取七天结束。六天了没有吃饭，而精神状态却越来越好，太神奇了，这说明我们的祖先太伟大了，如果没有这场疾病，我怎么认识到，民族文化的灿烂伟大。

早晨起来，心脏附着物的感觉非常明显，桩中昨晚瘀血仍在，但是已经分裂为三块，上面这块很鲜明，软软的、有丝痛感。20 分钟以后，该瘀血处于似有似无的状态，基本上快消失了，几乎被最下面的大面积斑块所取代。当弯下腰时，中间的硬斑块开始显露，非常紧，能够感觉到整体轮廓，紧紧地传导到腰际之间，只要弯腰就可以找到它。最下面的瘀血，模模糊糊，由于化瘀自上而下，可能还没有排到它，所以感觉不清晰。现在唯一的感觉就是右侧的面积较大（新），站桩结束时，最上面的瘀块彻底消失。

晚上桩中，再次验证上面的瘀血没有了，仅剩下腰际间和最下面的大瘀血。瘀血仍然又硬又紧，非三两日可以解决，所以，要耐心下去。大约一小时后，中间的瘀血呈横向分布，比较大，并且引发几次丝丝的穿刺性的疼痛。像是气血在穿透瘀血的底部，感觉瘀血形态凸凹不平而又鲜明，以及硬硬的底部，穿刺之痛大概持续了一刻钟左右。不过这种痛，可以承受，不是撕裂之痛。

◎ 9 月 16 日

辟谷第七天，今天比昨天还有精神，神清气爽，真奇怪，中国古老的生命科学太伟大了，这种现象如何解释呢？难道这不是科学吗？可是今年我 40 岁了，因为重病求生的机缘，才知道这些宝贝，如果没有这场疾病，可能此生都不会知道。现在的人们，只要听说外国人都在用什么东西，大家就会蜂拥而上，争先恐后，认为外国的月亮是圆的。古老的文化不再诱人，而西方的快捷生活方式，成了国人追逐的目标，回回头吧，古老的厚土才有养身立命之术。

今天要逐步吃饭，内心深处却非常依恋，有些极不情愿的结束辟谷。感觉刚刚有效果，却马上就结束了，目的达到了，效果也达到了。以后还有机会，再尝试更长时间的辟谷。

早晨桩中，昨日瘀血还在，附着感清晰，并且，可以非常清晰感觉到它的存在，所以桩中不敢妄动，不敢导引，害怕出现脱落。其实这种担心是多余的，一小时左右，感觉安全了。双手导引，发现它仍然很紧，块头不小，看来要耐心站下去，并且，还可以感觉到它周围跃跃欲试的衍生瘀块。

晚上桩中，瘀血仍然硬硬的，并且可以感觉到尖尖的头部，也是顶部。内心不敢轻举妄动，害怕脱落，只能静静地站。一小时后，似乎感觉安全，才可动静结合，导引扫描，发现这块瘀血呈横向分布，比较大、又比较长。弯下腰，感觉更清晰，但是大约收功前一刻钟左右，在它下方的大块瘀血，也越来越清晰，有时候分不清楚谁是谁。

晚上感觉很疲劳，就像大病初愈一样，有气无力，全身不舒服，可能和辟谷有关系。也许是全身气血复苏的缘故，并且，感觉非常的饥饿和非常的渴，可不是一般的饥饿和渴，但是吃饭的时候却没有任何饥饿感。早晨中午逐步地吃了一点东西，只不过清淡而已，为什么晚上无缘无故的饥饿了呢？其实，当细细体会，寻找的时候，发现这种饥饿却是一种欲望，而非真正的饥饿，是由内心的一种习气所引发。确确实实是习气所致，是习气被饿坏了，却不是真正的饥饿。

总体化瘀比较而言，辟谷化瘀的效果要比正常的化瘀速度明显加快，症状明显，瘀血感觉更加清晰，辟谷效果不言而喻！

化瘀心法与化瘀流程

◎ 2012 年 9 月 17 日

早晨桩中，腰际之间的瘀血还是硬硬的、紧紧的，横向分布更加明显。早晨一个半小时没有什么变化，这样的大块瘀血没有 2 ~ 3 周的时间，化不掉的，这是以前的化瘀经验。晚上桩中依然如此，没有变化。约 40 分钟以后，可以清晰感觉到下方的瘀血位置，比较靠右侧，同样是大块瘀血，并且在它的左侧还有一个瘀点。站着站着，这几块瘀血全部都体现出来，根本分不出谁是谁，颠覆以往自上而下的排队化瘀特征。这些瘀血比较特殊，都挤在一起化瘀，并且，又硬又紧的特点辐射到小腹，使得小腹有一种满满的感觉。这种辐射有传导性，一直传导到小腹的底部。并且，还有一种特点，一旦吃饱，心脏就不舒服、难受。附着物的感觉很强烈，这个感觉从昨天又开始。其实哪里是什么胀肚子，而是心脏受到胃的压迫，供血出现了问题，所以才出现此类症状。

◎ 9 月 18 日

今早起床后，感觉到有一种不易觉察的丝痛，仅仅是细微感觉，却一闪而过。早桩中，第一个明显感觉，就是昨日的大斑块变小，并且有一种隐隐的痛，比较细微。桩中一小时后，细细体察，该块瘀血和昨天相比较，变细了不少，横在那里。这个斑块很特殊，自从化瘀以来，从来没有瘀血斑块是横着的，都是上下排列，要么是独立的分布在那里。看来这个横着的大斑块，可能是 75% 堵塞区域的主力瘀血，不可小视。

晚上桩中，瘀血仍然发紧，约半个小时后，它和下方瘀血合二为一，显得愈加发紧，已经分不清谁是主力，剩余的时间一直如此。不过，晚餐的时候，明显比昨天强多了，可以吃饱，吃饱后心脏附着感以及堵塞感已经降低很多，应该说是大幅度改善，说明这块瘀血在无形中被融化吸收。

◎ 9 月 19 日

早晨桩中瘀块感觉比昨日变小，弯下腰感觉犹如一个横向的小蝌蚪，右边比较大而又较紧，且左边比较细小。晚上桩中，感觉斑块非常紧，日常生活中却又恢复了平静，说明化瘀慢了下来，如果日常生活中，出现丝痛或者隐隐的痛，说明再加速化瘀。

◎ 9月20日

今日，桩中病灶仍然非常紧，紧如皮条，又如紧紧的发条，只有慢慢地站下去，没有其它办法。晚上利用晃海试验一下，没有发现大片瘀堵症状，晃海可以在一定的时期，检验瘀血状况，或具有一定的辅助化瘀。但是，晃海和站桩比较，纵深化瘀以及治疗疾病，晃海就失去了效力。

晃海具体姿势如：①轻松坐在地上，先将手掌轻放膝盖；②身体慢慢向前倾，此时臀部要保持贴地，不要翘起来；③身体倾向前，先以逆时钟的方向，身体慢慢以臀部触地的会阴穴为中心点画圆（逆时转身体）；④逆时钟晃动9次之后，再以顺时针向相反方向画圆9次（顺时转身体）。当画圆到后面时，身体尽量向内缩，下巴也尽量向内含；⑤最后身体回复到正直坐式，并做几次深呼吸。

◎ 9月21日

今日桩中，老瘀血下方的瘀块，蠢蠢欲动，凸显了一些症状，感觉是一块比较大的斑块。

◎ 9月22日

早晨老瘀血没有多大的变化，紧如发条就是它的特点。但是晚上桩中，大概20分钟以后，感觉老瘀血的下方，出现了犹如石头一样的硬物，传导至小腹极不舒服，显得非常的硬，硬如小石块。直到一个小时后，这种感觉才缓慢地缓和消失，也许是下方的大斑块发生分裂所致。大约30分钟以后，老瘀血右侧慢慢地出现一块紧紧的瘀血，症状非常紧，紧如皮条是目前三块瘀血共有的特征。这在以前化瘀的历史中从来没有出现过，以前是一块一块的自上而下排队化瘀，从来不会出现，上面的瘀血没有化完，下面或两侧的瘀血接着出现，并同时化瘀，这是最近才发生的事情。并且，这几块瘀血，在前几天就开始崭露头角，今天终于跑到前台，三块瘀血同时化瘀，这说明了什么情况呢？

◎ 9月23日

本块瘀血没有发现什么明显的变化，大约20分钟以后下方的瘀血（简称下瘀血）又出现了，几乎和本块瘀血（简称原瘀血）同时化瘀，分不清谁是谁。一起化瘀，此起彼伏，互相牵制，大概一个小时后，右瘀血也出来了，这三块瘀血仍然同舟共济。

由于快速化瘀一下子停止步伐，心情有些躁动，躁动的原因就是化瘀太慢，心里不适应，为什么不适应，不适应的根据是什么？其实，仔细分析根源，仍然是心里的记忆，“心”对于快速化瘀的记忆，仍然停留在原来的印象。所以，一旦化瘀的节奏停下来，“心”的节奏却没有停下来，这颗心仍然对于“快速”有着深刻的记忆，这是浮躁、烦躁的根源。只要找到这个根源，就可以剔除、摆脱烦躁的控制，因为烦躁、浮躁是一种习气，所以，它不是我们。这样就可以轻而易举地摆脱习气控制。那么，追本溯源，“心”所产生的一切因素，是靠记忆完成的，尤其是站桩者应该有最深的体会。所以，不要被记忆所欺骗，也就是不要被“心”所蒙蔽，不要被习气所带动。这颗“心”本来就不是我们，是习气的化现，一定要记住，要注意观心站桩！

◎ 9 月 24 日

今天感觉原瘀血变薄，仅仅比纸片厚一些，但是弯下腰去，却发现没有缩小到那里去。由于站桩化瘀进程突然慢下来，每天感觉到瘀血没有什么变化，因此，只能静静地站，导引也失去催化瘀血的功效，失效了、没用了，没有办法，必须适应瘀血的变化。体验之中，瘀血虽然没有变化，但是静态中的变化，是无法感觉的，这种看似缓慢的化瘀，或者没有任何变化的化瘀，其实在为下一次快速化瘀打基础。今天大约 40 分钟以后，感觉全身燥热，好像有一种燥热之气由脚底发出，笼罩全身，双脚滚烫，非常非常的烫热，小腿也是热热的，向上传导，这可能是站桩的自然效果。

化瘀每每发展到一个新的区域，发展到冠状动脉新的位置，新的化瘀初始阶段，开始的时候，就是一个缓慢的过程，非常缓慢。度过这个过程就是化瘀加速，这个区域瘀血即将化完之际，就是非常之快速的化瘀，化瘀完结。接着再向下方动脉纵深发展，这就是冠状动脉的化瘀流程。

整体化瘀之中，有一天你会发现化瘀停止了，导引失效了，动静结合也无奈。化瘀愈加艰难，站到这里很不容易，也最易放弃。因为这里到达了最狭窄之处，这里是斑块坚固的堡垒，这里是瘀血的家园，这里是生与死的闸门。在这里要极富耐心和毅力，直到有一天瘀堵被气血融化，你发现2～3周能够化掉一块瘀血，几乎成为一种规律。瘀血在一块块的消失、吸收、融化，此时，心态起伏很大，所以，我们千万不要被这个起伏、波动的“心”所欺骗……这里到康复还很远。站到这里，化瘀不断的重复、不断地重复、不断地再重复。我们一定要记住，站桩就是在修心，千万千万，很多人在这里可能就放弃了，实在是太可惜。

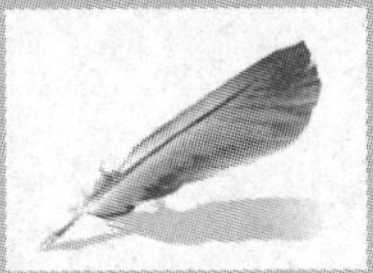

第八章

最狭窄区域及末端化瘀

75% 区域的主要障碍

◎ 2012 年 9 月 25 日

今天终于感觉到原瘀血缩小，起码有了小的感觉，这就是进步。但是，有时候它却消失，被下瘀血取而代之，有时感觉到的是原瘀血，有时感觉到的是下瘀血，双方互有调节，只有到最后收功时，右瘀血才姗姗来迟。

◎ 9 月 26 日

今天好像没有感觉到原瘀血，大概站到半个小时后，原瘀血又好像出现了，确实变得很小，可喜可贺呀！这是最顽固的瘀血，应该这么说，这是快速化瘀过程中的顽固斑块，如果和 2011 年相比较，这已经算是快的了，真的不容易。所以化瘀是一个艰苦的过程，所谓的艰苦在哪里？艰苦在于“心”，只要心不被站桩记忆所蒙蔽，不被站桩记忆所带动，站桩化瘀就不会艰苦。

今天是原瘀血化瘀的第 13 天，从发现到今天是第 13 天，这样一块又厚又重又硬又紧的瘀血，用 13 天才消融掉，应该说很了不起，要是在以前，至少一个月以上才可以吸收掉。早餐后，感觉“胃”不舒服，胃不舒服一定是假象，真实的问题应该是心脏不舒服，一定如此。坐在椅子上，这种不舒服加重，但是，和以前原瘀血的饭后症状相比较，这个不舒服已经太渺小了；午餐后，症状稍微改善一些；晚餐后又有加重的趋势，说明新的一块瘀血又出现。因为，新的瘀血出现到消失、吸收，有一个过程，这个过程就是：①第一顽固、开始肿大，浮肿；②外围收缩；③分裂，分而歼之；④再浮肿，再被吸收，就是这样的一个过程和规律。所以，大瘀血浮肿的过程，必然引发症状，这个症状，几乎就是以前没有发现心脏病时，所误诊为其他器官的症状，所以这个时候就是发现庐山真面目的时候。

晚上桩中，几乎就是下瘀血在活动，极少感觉到原瘀血，但是原瘀血应该还有残留，最终结果，明天早晨就会揭晓。

◎ 9 月 27 日

原瘀血真的消失了、不见了，被下瘀血和右瘀血取而代之，今天两次桩中再也没有发现原瘀血。剩余的下瘀血和右瘀血好像结为连理，共同浮动，胀胀的、紧紧的仍然是它们的特点，早晨，感觉下瘀血位置向下移动一大截，说明被吸收很大一部分。

◎ 9 月 28 日

早桩中，下瘀血、右瘀血的位置已经沉积（辐射）到小腹的底部，最最的底部，用手导引难以触动，直到十几分钟以后，才真正地体现出来。以上的情况说明，原瘀血、右瘀血、下瘀血的形态比较大，否则不会延伸到小腹的底部，所以，这是化瘀缓慢的直接原因。导引撬动底部瘀血的同时，却突然感觉到，在原瘀血位置的附近，好像有东西。大概半个小时以后，这个东西慢慢地显现出来，是一个细长型的、上下细长的细细的瘀血带。原瘀血没有了，怎么在它附近又冒出来这样的瘀血，原瘀血是横向分布，并且比较粗大，不像是原瘀血的残留或者变异，因为这个新发现的瘀血，是细细的纵向分布，因此，绝不是原瘀血，而是一个新的发现。

新瘀血很有特点，开始之初是细长。但是，大约一个小时以后情况变了，直接变成一个宽带型的，上下分布的瘀血带。这时，如果挺腰，感觉它紧紧地贴在器官上，很重很重，非常鲜明，使用导引，对它起不到什么效果。再活动一下腰，这种“重”就会越来越厉害，几乎堵住整个胸部的核心，极像危重时期一座大山压在胸部一样，又像一块巨石的根基，更像一个硬拳头和石块的基点。现在又重新体现危重时期的感觉，仅仅是原来感觉的一种症状或者说是症状体现的10%。这块瘀血肯定是堵塞75%最狭窄区域的元凶，肯定是75%区域的主要障碍，今天终于找到危重时期的发源地。同时也进一步说明，现在的化瘀，就是堵塞最严重的区域，也就是75%的堵塞区域，所以，体现了一些非常时期的症状，依据这些症状，可以判定，目前化瘀的位置就是75%的地方。

当转动尾椎骨时，所体现出来的堵塞感和危重时期的症状如出一辙，但是，此时的症状仅仅是当时一个轻微的复制而已，甚至达不到当时的10%，如山、如石、如拳堵在那里，紧紧的又如上足了弦的皮条。此时，发现它的具体位置处于血管的内侧，既是胸内侧，而不是靠背的一侧，呈上下分布，这时，下瘀血和右瘀血已经退而求其次。

今天，自上而下的化瘀没有改变，应该是从背部一侧开始自上而下的化瘀，最后是胸部一侧。今天得出的结论皆是如此。晚上桩中，危重瘀血细长的上部消失，只剩下又重又厚的下半部分。目前的瘀血有一个特点，就是以前的硬或者极硬不见了，现在的特质就是紧、极紧，如上紧发条的弦条，或者称之为皮条。桩中转动尾椎骨已经没什么效果，即使一个小时后同样再利用尾椎骨转动去寻找瘀血，仍然无济于事，从这个动作来说，瘀血化瘀还是比较快的。因此，又回到利用导引驱动瘀血的正轨，晚上桩中下瘀血和右瘀血不见了。日常生活中，晚餐后又出现病灶发胀、胀胀的、热热的，可能又是加速的症状。

◎ 9 月 29 日

早桩中，十几分钟以后才找到危重瘀血，看来这块瘀血善于潜伏。半个小时左右，下瘀血和右瘀血也体现出来，仍然传导在小腹底部，紧紧的固定在那里。危重瘀血的特点也是如此，没有变化，但是，今天呈现出来的形态，是左右分布，和昨天不一样，它的长度没有了，也许说明它的面积不小。比较疑惑，为什么瘀血如此的隐匿，而不好感觉或是体验。下午日常中，感觉瘀血越来越重，慢慢地既胀又热，又辣又重，持续了一个下午，直到傍晚时才结束。日常中这是再加速化瘀、加速吸收、加速消融的特征。但是晚上桩中，本块瘀血没有大的变化。

◎ 9 月 30 日

早桩一刻钟左右，危重瘀血好像消失、没有了，很难找到它，但是半个小时左右才姗姗来迟，感觉比昨天晚上薄了许多，又厚又重的特点没有了。

两天晒网贻误化瘀

◎ 2012 年 10 月 1 日

今日病灶瘀血仍然非常紧，没有任何软化的迹象。但有一种感觉，就是这块瘀血非常大，呈上下分布，一般情况，根据以往化瘀的经验，这种瘀血至少要有 2 个月时间才可以化掉。

◎ 10 月 2 日

早桩临近收功时，瘀血才体现出来似紧非软的状态。晚上桩中，大约半个小时左右，这块瘀血开始分化开裂，但是分化和以前不一样。以前是在非常软化的前提下开裂，但是今天不是，斑块仍然处于比较紧的状态就开裂了，一个小时以后，分化得到确认和明确，大约分化为 4 ~ 5 块小斑块。

◎ 10 月 3 日

早桩中，第一件事就是寻找，昨晚分化的瘀血斑块，直到 20 分钟以后，才感觉到有一点点根基，大概有 2、3 个点状的痛点，可能是昨晚斑块的残留，现在的化瘀和以前相比较有所不同。

◎ 10 月 4 日

今日，腰际间的瘀血非紧非软。晚上桩中，早晨的瘀血不见了，只剩下化瘀残留的根基，反而是下面的大瘀血开始唱主角。新瘀血的特点仍然紧如皮条，大约一个小时后，可以体验到它的轮廓，临近收功时，可以感觉到具体细节。太快了，这在以前是不可想象的，紧紧的，如皮条一样，如果能够软下来，这样的一个过程至少要有 2 周左右的时间。但是现在，一切都在变化中，拭目以待，看看这块大瘀血怎样化掉。

◎ 10 月 5 日

早桩中，明显地感觉到大瘀血的位置向下移动了，斑块缩小了很大一部分。

◎ 10 月 6 日

桩中瘀块缩小，但是紧中有硬，硬中有紧，气血无法促动。晚上桩中，感觉病灶塞满了薄薄的瘀片，均附着在血管壁上。有时感觉本块瘀血下方的根基硬如小石头，同时却又紧如皮条，上方犹如紧紧的、干裂的老树皮。所以，这种状况使得心脏病灶非常不舒服，尤其是晚上站桩结束后，附着物感非常明显，并且发干，干干的、紧紧的。日常生活中也是如此，不是一般的明显，并且有时候隐隐的发痛，有一定的下坠感。

◎ 10 月 10 日

今日，病灶之紧之硬好像比以前严重，无法清晰感觉瘀血的具体位置，很混沌。虽然没有包裹的气体，但是这种混沌模糊，无法感觉斑块的轮廓，站的很艰苦。直到临近收功，似乎可以感觉到病灶的大概位置和轮廓。造成这种原因的主要因素，昨天出差，早上走得早，晚上和朋友聊到很晚，所以，9日一天没有站，这是化瘀效果大打折扣的原因。因此，日常生活中，千万不要耽误站桩，更不能三天打鱼两天晒网，否则贻误康复进程。

◎ 10月12日

近几日的站桩几乎没有办法，按照原来的日程持续，站的断断续续，因为，所有的日程，全部打乱了，几乎要按照美国的日程来执行。但是日常中，病灶硬物附着感比较明显，就好像心脏病灶挂着附着物，硬硬的，这种情况第一次出现。

管壁上的老树皮与绳子

◎ 2012年10月14日

今日生活中，病灶出现像钉子一样的感觉，紧紧的、硬硬的，断断续续持续大约一个多小时。难道日常中也在硬中化瘀吗？因为，以往这种现象只在桩中出现，日常生活中，没有出现过此类状况。

◎ 10月16日

生活中，感觉病灶犹如老树皮，紧紧地挂在病灶处，每天的变化都不一样，这种情况均发生在下午，桩中的现象又出现在日常生活中，难道不也是在化瘀吗，因此，只能这样解释。

◎ 10月20日

今天站桩，以前的混沌模糊感没有了，10分钟以后即进入病灶清晰的状态。因此，足以印证这是生活中化瘀的功效，剩余的瘀血仍然极紧、极硬，硬如老树皮、紧如皮条，紧紧地贴在管壁上。

◎ 10月22日

虽然，生活中也在化瘀，但是目前的化瘀仍然很慢。一周以来，瘀血斑块的位置几乎没有显著的变化，老树皮仍然是老树皮，依然如故。

◎ 10 月 25 日

生活中的老树皮不见了，桩中老树皮仍然健在。站桩一刻钟左右几乎就是老树皮在彰显，硬的非常厉害，隔得不舒服，大概半个小时以后，有所缓和。50 分钟以后老树皮不见了，被紧紧的瘀血斑块取而代之，这是今天的成绩，由硬化紧，终于有了一点成绩。

◎ 10 月 28 日

今天，病灶以下仍然满满的，从体验来说，目前瘀血没有大的变化，吸收的很慢，以至于无法感觉到，没有办法去发现，只有静静地站桩，把心态平复下来，避免被这种缓慢化瘀浮躁的情绪所带动。现在的瘀血就如老树皮一样附着在管壁的左右两侧，目前有一种变化，就是当老树皮消失，取而代之的是病灶区域的模糊、混沌，只能感觉到它的外围，这种老树皮退化为模糊，或者退化为紧紧的态势，到底是进步还是倒退呢？无从得知。

◎ 10 月 29 日

今天仍然延续昨天感觉，延续昨天的形态、延续昨天的位置，一切的一切均是很缓慢，慢到没有任何变化，慢得要极富耐心。所以，这个时候如果化瘀快速，心情愉悦，那么愉悦的根源就是这颗心，浮躁得到了满足，浮躁得到了解放，这是源头。那么，化瘀好像停止了，又是这颗心的记忆，对于浮躁的记忆又来了，因为，它不喜欢静，所以这颗心愈来愈浮躁。心浮气躁，这是记忆促使的习气，千万不要被带动，因为它不是你，那个不动的、清净的才是真正的自己，所以要静静地站下去。

这个阶段的站桩，每天都在和心博弈，只要化瘀的节奏停下来，这颗心就受不了，就开始浮躁，就想罢工，就不想站了。因此，每一个阶段的化瘀，不如说是这颗心的博弈。只有生活中，不断地消减自我，不断地奉献付出、无我利他，不断地割舍欲望，那么站桩状态中，你就会融入禅定的寂静，才会明辨浮躁，分离浮躁，不被浮躁带动，站桩就会如鱼得水。

◎ 10 月 30 日

今日感觉瘀血好像略有缩小，瘀血位置，有下降的趋势。但是，瘀血斑块仍然很紧，较硬，和上周初相比较，进展缓慢，无法体验和感觉。

◎ 10 月 31 日

今日利用晃海，希望能够促动病灶，加速化瘀，5 分钟以后才感觉到瘀血，好像附着在前面管壁上，不是那么明显。半小时以后，病灶才出现沉重感觉。桩中仍然没有起色，只能站静桩。

◎ 11 月 1 日

早上起床后，病灶有微痛感，应该和昨天晚上晃海有关，这是化瘀的特征，很长时间以来生活中没有这种症状。桩中依然如故。

◎ 11 月 3 日

这几天的日记，写无可写，因为每天都一样，没有什么变化，唯一变化的就是心里巨大起伏。再者，依然不变的还是继续站桩。这几天寻求晃海和站桩的结合，以实现有效化瘀，从上月 30 日开始，每天除了正常站桩外，晚上九点以后开始半个小时晃海。今天晃海的效果还不错，似乎可以感觉到血管里附着的瘀血，好像树根一样杂乱分布，硬硬地、紧紧地附着在管壁上。晃海过程中有隐隐的丝痛，只要有痛感，就非常的欣慰，因为这是化瘀的特征。

站桩中，瘀血如树根呈现向四周扩散分布状态，一个小时后，又如一块断开而衔接在一起的左右两个硬块。90 分钟以后，又如牛筋一般紧紧地吸附在管壁上，目前的化瘀，最典型特征就是硬中化瘀、紧中化瘀，颠覆了以前由硬变紧，由紧变软，再吸收消失的过程。这样的化瘀流程没有了，一切都在变化中，这种化瘀开始逐渐呈现效果。

◎ 11 月 5 日

今日，病灶犹如绳子系在一起的结，紧的无法解开。站桩结束后，大约一个小时左右，这个结仍然和站桩中的状态一样。开车时症状也是如此。但是，此时的紧或者硬不在向小腹传导，仅仅在肚脐上方一带辐射，并且这个结形成的疙瘩时大时小。

站桩化瘀的比较

◎ 2012 年 11 月 6 日

桩中发现昨晚又硬又紧的疙瘩消失了，仅仅剩下一层薄薄的非硬非紧的皮层，附着在管壁上。早上桩中大约 40 分钟左右，被下面新的又硬又紧瘀血疙瘩替代。目前，化瘀仍然在紧硬之中进行，打破以前的常规，让心理很难适应，打破硬——紧——软——分化——吸收这样的规律，目前吸收的很慢，不能用每天的变化衡量，要用每周的感觉衡量，但是，今天是个例外。

◎ 11 月 7 日

今天瘀血的位置好像向下收缩一点，也就是说昨天晚上，新瘀血好像变小而又好像消失了，仅仅是好像。因为早上桩中感觉病灶凸凹不平，似有下降趋势，难道昨日瘀疙瘩换成了另外一个，一切均在猜测之中。当然，今日瘀血仍然又硬又紧、又紧又硬。

◎ 11 月 9 日

仍然延续硬中有紧，这是无法攻克的难关。今天感觉到瘀血的一点根基，这是 9 月份以来的首次，也是本次化瘀的第一次，这种现象在以前出现过，难道接下来的化瘀会有改变吗？

◎ 11 月 10 日

今天早晨的站桩改为晃海和打坐，换一种方式看看是否可以加速化瘀；晚上桩中，以前的硬感没了，变成非紧非软。一个小时后，又分化为不同的三个部分，右侧最大，难道预示着化瘀要加速吗？或者是最后的瘀血？

◎ 11 月 12 日

早晨打坐的效果不如站桩，晃海难说好到哪里去，只能辅助站桩，但是这种情况一天两天却没有什么效果，只有试验才知道，还是站桩效果最直接。桩中瘀血分化明显，和以前相比较有所区别，硬硬的、紧紧的，开始时是一个整体，但是一个小时后，终于感觉到它们的具体位置和分布情况，左侧最大，右侧次之，下方还有两个小块块。下方的小块块，是不是真的，只能等上面的瘀血化完才能知晓，因为，雏形的瘀血斑点，往往是新瘀血的一个微小的头部。

◎ 11 月 13 日

早上继续站桩，还是站桩效果好，比打坐直接，比晃海明显具体。早晨的瘀血有一个特点，只要吃得过饱，就会影响到这块瘀血，反映的症状就是拉肚子，已经发生多次，今天也是如此，这种瘀血往往比较硬。中午十点左右病灶出现一阵无法形容的痛，隐隐的、似有似无、无规律，又好像开裂一样的丝痛，持续约一个小时左右。生活中很久没有出现如此的症状，已经很久了，非常的期待。因为，只有生活中出现这样的症状，才是加速化瘀的特征，不过今天是典型特征，如果没有任何症状，说明化瘀的进程停止或者非常缓慢。因此，站桩治病期间，如果生活中没有任何症状，不是什么好事。

晚上桩中感觉右侧瘀血不见，从而凸显出来左侧的瘀血，感觉又厚又大，向下分布，大约 40 分钟以后，适才感觉到右侧还有两小块残留。以前的化瘀均以右侧为主，又好像和左侧连为一体，今天右侧空了，左侧仍然又厚又硬又坚。一个半小时以后，右侧残留瘀血和左侧瘀血合二为一。

衡量化瘀与艰苦的时刻

◎ 2012 年 11 月 14 日

今天早晨又打了一次坐，对病灶没有任何感觉，但是，对双肾有一定的影响，双肾没有前几天打坐之初的那么胀疼，也没有那么硬了，仅仅是稍硬中有刺痛，而又有凉凉的感觉。这种凉凉的包裹可能是气血也可能是一种真气，记得以前，初次站桩 3 小时的时候也是如此。

晚上桩中，瘀血向下收缩一大截，是明显吸收瘀血的效果。左侧残留还在，又厚又坚又硬，半个小时以后，有穿刺的丝痛，一直持续到 90 分钟左右，并且能够感觉到瘀血的根基，这是加速化瘀的症状。

◎ 11 月 15 日

昨天晚上收功后，病灶一直重重的，有下坠感，灼热感很强烈。今天早晨起床后，感觉上腹部非常轻松。早上桩中，昨日的病灶向下部收缩一半，但是剩余的瘀血仍然比较大，由昨日又厚又重，变成了今日的较大斑块。晚上桩中，右侧较大斑块没有什么变化，仅仅是灼热感很强，感觉到左侧的残留还没有消失。

◎ 11 月 18 日

早桩中，站桩之初感觉有气体包裹着病灶，大约一刻钟以后，才逐渐清晰体验到瘀血。病灶瘀血又缩小一多半，仅仅剩下很细的一条残余。约 40 分钟以后，右侧残余和以前尚未化完的左侧残余，好像合二为一，成为一个整体，剩余的时间皆是如此。但是，以前左侧残留瘀血，我认为很可能是潜伏瘀块的一小部分。还有待观察。

傍晚，开始站桩时，却发现早晨的瘀血不见了，左右侧残余也没有。仅仅几个小时的时间，它们都消失，太不可思议，化瘀真的加速了。接着又发现新的瘀血，是原来左右侧瘀血中间的下方部位。这块瘀血比较大，它们没有原来左右侧瘀血又硬又紧的特征，也没有软化的特点，仅仅是一块瘀血堆在病灶处，显得该处满满的。临近收功时，瘀血好像有放大的趋势，这种症状应该是气血促使发胀的因素使然。

◎ 11 月 19 日

晚上桩中，大概 20 分钟以后，这块瘀血好像裂开，分裂为左右两块。右侧最大，化瘀的气血偏向右侧，左侧退而求其次，若隐若现。

◎ 11 月 21 日

桩中，这块瘀血向下缩小了很多，如果能够感觉到缩小，说明化瘀的速度在加快。其实最近，每天的桩中没有化多少瘀血，基本上是以本周在和上周比较。第二个衡量标准就是，今天和昨天比较，消失的程度是多少。如果 2～3 天没有什么变化，只能用每周的变化衡量。

◎ 11 月 22 日

今日瘀血极硬、极紧、极重，并且面积比较大，向下分布，这种极度的硬、紧、重的特征，大约一个小时后，有所缓解，但是其中紧的状况没有什么改变。

◎ 11 月 24 日

早上桩中，瘀血还是非常厚重，并没有化去多少，一切都是老样子。而下午的桩中，瘀血反而显得又重、又老、又深，就像是老树根一样，深深地扎在那里，纹丝不动。这种特点，显然和早晨的瘀血发生了根本性的变化，但是却没有感觉到早晨的瘀血消失，一切均在未知之中。老树根瘀血厚重、紧、深，整个桩中没有什么变化。

站桩已经进入非常艰苦的时刻，从来没有遇到过如此坚硬、如此厚重的瘀血斑块组织，所以耐心、再耐心、继续站下去，战胜浮躁就是胜利。现在战胜的不是瘀血，而是浮躁的“心”，剥离这颗“心”，你发现它不是真正的自己，就胜利了。其实瘀血紧硬、化瘀快慢，已经无所谓了。

这颗心随着站桩动态的变化而变化，它是你吗？如果是你，应该是不会变化的！它应该听我们的话呀？为什么，事实却不是。反而，我们要听它的话，如果不听它的话，你就很难受！所以，这颗心，它原本就不是我们，千万记住，不要被它所带动，被它带动了，你就成了它的俘虏。严重的结果，不是站桩无法持续，而是被它带入死亡苦痛陷阱。

就好像，我们在美国买了一套房子，那么这套资产，永远属于你，你可以送给别人，你可以遗赠子女，你更可以自由买卖，因为它永远属于你，属于你支配。同样你买了一套房子，只有 50 年的产权，未来是否属于你，都是未知数。就和这颗心一样，如果这颗心，属于你，那么你站桩的时候，化瘀和不化瘀都应该是一样的，不应该有任何变化才对。不单单有任何变化，并且他应该属于你支配。但是，事实却并非如此，因为，这颗心有喜好、有欲望、有好恶。你如果逆反了这个特点，他就会带动你，他就会支配你，而不是你支配它，你成了这颗心的工具。

所以，站桩的过程中一定要明辨身心的波动，不要被这颗心带动，唯有生活中无我利他，割舍欲望、消除嗔恨，站桩才会清净自如。

◎ 11 月 25 日

早晨，没有感觉到瘀血有减少的迹象，桩中瘀血似软非硬不好描述。

◎ 11 月 26 日

今日桩中，能够感觉到，该处瘀血的整体形态，比较大而不规则，厚薄不

一、凸凹不平，似乎好像有些圆形。20分钟以后这种感觉消失，瘀血变得非常硬，而软的成分极少。一个小时后，又被一种似软非紧的感觉所替代，这几天均是如此。

◎ 11月27日

桩中，感觉瘀血好像向下收缩一点，在整块瘀血的上方，有一个细长细长的尖部，而它的下面则是比较粗的瘀块——根状物质，根状瘀血是由整体瘀血派生出来的，似紧非软，没有其他的变化。

化瘀再次加速

◎ 2012年11月28日

早晨瘀血明显缩小，昨晚根状物瘀血消失，细长尖尖的顶部也被吸收，仅仅剩下整体不规则、凸凹不平、似方非圆，又似圆非方的大面积瘀块。20分钟以后，大瘀血好像有分化的倾向，因为，最后表现出左右两个重重的硬点。傍晚，该瘀血的具体情况得到确认，大约一小时后确认本范围的瘀血分化为两个部分，一是右上侧和右下侧。右上侧的瘀血更清晰，而右下侧若隐若现，这和自上而下的化瘀有着重要的关系。

◎ 11月29日

早晨没有发现瘀血有任何的变化，唯一的不同，就是右上侧瘀血和下侧瘀血共同体现，共同出现化瘀的特征，即似紧非软，胀胀的。这种发胀的特征，使得两块瘀血几乎合二为一。今天生活中瘀血有丝痛的感觉，这种情况近来很少见，可能又是加速化瘀的特征。

晚上桩中得到验证，半小时之内，几乎没有感觉到瘀血，内心非常的欣喜，但是，高兴之余也很怀疑，早晨还是胀胀的、面积很大的瘀血，而下午这么快不见了，是真的吗？而事实被下面胀胀的、紧紧的、硬硬的瘀血所替代。40分钟以后，右上侧的瘀血残留才姗姗来迟，变成一小片薄薄的残留，估计明天就会彻底消失，下方瘀血胀得非常厉害，新的化瘀又开始。

◎ 11 月 30 日

今日桩中，右上侧的瘀血彻底消失，只剩下面的硬硬的瘀块，非常硬，一个小时以后开始发胀，硬中有胀，胀中有硬。我也在猜测，在它的下面不知道还有没有瘀血，但是不好感觉，因为目前的瘀血症状比较强烈，只有当瘀血的症状稳定下来，才会对下面的瘀血有所感觉。弯下腰去，腰际间的硬块不多了，再向下延伸。

◎ 12 月 1 日

早桩中，下面的瘀血开始以胀为主，硬、紧为辅，那么在它的下面，似有似无，还不能确定是否还有瘀血。晚上桩中，仅仅一开始，几乎所有的瘀血全部到齐，好像开会一样，硬硬的胀胀的，可以确定下侧瘀血之下还有瘀血。5 分钟后，这种情况消失，仅仅剩余上面的老瘀血体现症状，胀胀的、紧紧的、以紧为主、以胀为辅，有时候感觉瘀血的形态有所变化，好像是左右长长的，弯下腰感觉有块状物。和前天相比较，位置确实向下移动很多，但是，有时候感觉是一片，有时候感觉是一个点，有时候又好像呈现一个条状形态。弯下腰去，瘀血辐射在肚腹和腰际之间。所以，这样感觉最明显，那么桩中体现在小腹的上部，所以感觉不明显。一个小时后，下面的瘀血也开始活跃起来，排列非常散乱、更像是乱七八糟块状物质，分布不均、大小不一，这种状态体现了 20 多分钟。收功时，老瘀血紧紧的状态松懈很多，被胀胀的丝痛和满满的感觉所替代，这又是快速化瘀的特征，期待明天的好消息。

◎ 12 月 2 日

今日桩中，一开始就是一片硬硬的、重重的大片瘀血代替昨天的老瘀血，桩中久久不见老瘀血出现，真正的彻底消失了，一块又老又硬的顽固瘀血被吸收，又一次的胜利，不过这块老瘀血经历的化瘀时间比较长。新的瘀血好像是一个完整的整体，和昨天的感觉相反，散乱的现象没有了，看来那些散兵游勇的瘀块一起被吸收了。

◎ 12 月 3 日

早晨感觉瘀血呈上下条状分布，比较模糊，晚上站桩，得到证实。是一块条状瘀血，好像是细细的，长长的，薄薄的犹如老树皮。细长的老树皮的上部感觉比较大，而又干干的丝痛，导引的时候，却是非常的和缓，没有任何效果，因此，只有站静桩。

◎ 12 月 4 日

今天心脏病灶有丝痛感，桩中发现昨日细长的老树皮不见了，被一块新的又厚又重的瘀块所代替。每一块瘀血的特点都不一样，就如每个人的个性均不同，现在可以证实，化瘀加速了。新瘀血又厚又重，从今天算起，看看几天能够化掉它，这一段瘀堵的、狭窄的血管，恢复健康柔软的常态之时，最后的附着瘀血都会加速，但是，目前的硬紧化瘀还是打破了以前的规律。

为什么最近出现又老又厚的老树皮，为什么最近的瘀血极硬、极紧、极坚，而犹如石头，和上一段化瘀明显的不同。原因就在于这一段血管是狭窄、瘀堵最严重 75% 的一段。因为，2010 年站桩开始之初的排病反应就是这里；原因是，气血首先要打开堵塞最严重的区域，满足供血需求是第一要务，所以当时出现撕裂之痛，以及首先要把这个地方瘀堵的、坚固的、不通的、多余的瘀血组织冲开一个细细的通道，继而慢慢吸收掉。所以剩下瘀血的根基，显得又老、又硬、又坚的老树皮，这就是显现老树皮的原因。

◎ 12 月 5 日

早晨桩中，瘀血没有什么明显的变化，仍然又厚又重。一小时后，重中又紧的状态开始出现。晚上桩中，这块瘀血似乎有所缩小，但是，厚重的态势没有改变，如果和早晨相比较，那么现在胀胀的感觉逐渐体现出来。一小时后瘀血的轮廓更加清晰，不规则，但是，瘀血有连带的旁系亲戚，块头比较大，在它的下面，有一起共同化瘀的趋向。最近以来，站桩一小时后均有这种情况出现，就是下面的瘀血越级犯上，想超越上面的瘀血而竞争化瘀。

◎ 12 月 6 日

早晨，昨日的瘀血向下收缩的很多，又厚又重的瘀血变薄、变轻，化瘀加速。这是区域化瘀结束的典型特征，不可高兴、不用加油、不用期待，理性地面对这些，一切都在按部就班的向康复发展。傍晚桩中，本块瘀血胀胀的、满满的，并且伴有明显的丝痛，今天的丝痛不同于往日，非常明显，不是往日的微痛，以至于不敢导引，只能静静地站着，并且身体不敢妄动。大约一刻钟后，明显的胀感和丝痛慢慢消失，十几分钟以后，大瘀块发胀，胀胀的、胀得很厉害，就好像要蹦出来一样，这种胀一直持续到站桩结束都是如此。一小时后，本块瘀血的轮廓越来越清晰、明显，感觉它和下面瘀块连接在一起，但是，不是很长，比较短，有些向下延展。

漂浮着的树叶与高效化瘀

◎ 2012 年 12 月 7 日

早晨桩中，瘀血极硬，同时又被一团气包裹着，很不舒服；40 分钟以后，才逐步感觉到它的轮廓——是一块瘀疙瘩。一小时后开始胀胀的，一直到收功前后，都是硬胀结合。和昨天比较具有很大的区别，昨天的瘀血就像一个较粗而短短的蚯蚓一样，向下方延展。傍晚开始时，瘀血是一个瘀点，但是半小时后，又由硬点变成一个硬疙瘩，一个半小时后，又发展成为一片硬瘀血，凸凹不平，瘀血一直在气血的促使下调整转换。

◎ 12 月 8 日

今天早晨，没有感觉到瘀血包裹的气体，因为这种气体很神秘，它会大大的无限延伸化瘀的进程，所以不可小视，并且瘀血是具有生命气息的物质，尤其是这种神秘的气体，生命气息特征非常神秘。化瘀继续进行，一刻钟后，比较清晰地感觉到瘀血，好像是新瘀块，轮廓比较复杂，或者是昨天化瘀剩余的下部瘀血，可是，却并没有发现昨日化瘀的残留。

生活中，这几天均有不同的感觉，前天站完桩以后，心脏病灶有辣辣的痛，昨天是热辣辣的感觉，今天是胀胀的胀痛，所有这些现象，均说明化瘀在不断地前进。不单单是站桩过程中，才具有化瘀的效果，站桩是为了生活中瘀血更加安全地被吸收、被消融做铺垫。

晚上，瘀血大小位置有些变化莫测，不好形容，有时大有时小。收功后，一直到晚上休息，病灶有一种隐隐的痛。因为心脏没有神经，所以心脏所引发的痛，不好形容，很多时候感觉不出来，或者是另外一种感觉，比如辣辣的、热热的、丝丝的、凉凉的，这都是心脏化瘀的表现。

◎ 12月9日

早上起床后，心脏隐隐的痛，比昨天晚上明显一点。桩中瘀块明显，比昨天缩小很多，但是随着站桩时间的推移，瘀块好像水中漂浮着的树叶。树叶的四周，都是一些柔柔的、软软的和水一样的，柔软物质，和以前感觉截然相反；半小时后，这个瘀点变成瘀块；一小时后又发展成为瘀疙瘩，但是，四周仍然是软软的、柔柔的。也许该部位的斑块是最后的瘀血，也许，它的四周已经没有瘀血斑块，是不是血管即将复原，它的四周都是软化了的肌肉组织。对，应该是，只有硬化或是僵化的肌肉组织软化了、吸收了，才会出现这种现象，这种推断需要继续得到印证。

傍晚桩中，瘀血仍然像水中的浮萍一样，有些漂浮不定，不好感觉。导引也失去了功效，因为瘀血漂浮，所以导引无法进行，只能站静桩，一个小时后，才发现它的真面目，是一个大大的斑块瘀血。

不过今天的感觉，可能不一般，因为这种和水一样的感觉，可能说明化瘀又进入了新的阶段，是最后的化瘀了吗？也许，75%的严重堵塞、狭窄区域马上就要结束了，但是却仍然没有体现全部康复的迹象。因为还有瘀血，如果还有瘀血，那么，这些瘀血处于什么位置，难道75%的下方还有瘀血吗？75%的下方没有瘀堵呀，怎么会有瘀血呢，如果有，这些瘀血怎么来的？拭目以待吧。

◎ 12月10日

今日桩中瘀血如常，大约40分钟后，瘀血向右下方延伸，延伸比较长，好像具有放射态势。并且，感觉最长的瘀血呈横向分布排列，今日瘀血所呈现出来的新状态，可能是75%以下血管的局部斑块，看来整个左前降支，可能都有瘀血，非常恐怖。要是安装支架，真的就是彻底完了，今生最多活到50岁都是奢望。因为，装了支架，剩余的整个左前降支都会继续瘀堵，未来的结果一定就是如此。因为瘀血是不断发展的，不断生长的，瘀血具有旺盛的生命力，瘀血具有旺盛的生命气息，瘀血是有来源的，瘀血是有源头的，以后的站桩会验证这个结果。

傍晚桩中，瘀血的周围仍然软软的，再次证明瘀血化瘀发展到一个新的区域。现在新的瘀血坚硬、紧紧的程度不能和前不久75%区域比较，因为，那是无法形容的艰苦，但是艰苦的过程终于过来了。那么，目前和今年春天3～4月份比较，当时是化瘀55%的瘀堵区域，站桩中的感觉，它们坚硬的质地不一样，就好像树木的根基深浅不一样，或者树木年轮的粗细不一样。不是一个层次，不能同相比较。

所以，我们拭目以待75%的下方区域，也许这个下方仅仅是有限的瘀血，也许很快都融化，这是当时的一个想法。心情愉悦，因为，快彻底康复了，心里对彻底康复非常期待。最重要的原因，因为心里只知道75%以上是瘀堵的，如果这个地方化瘀都结束了，那么理所当然，接下来就是彻底的康复。这是高兴的源泉。

这个心理变化，又被化瘀预期带动，“心”开始欣欣然、飘飘然，又和快速化瘀以及慢速化瘀形成了截然不同的心理效应和期待。其实这都是假的，心理预期是假的，一定要认清“心”的面目。因为，这颗心完全被化瘀的特征带动了，如果不随心走，你就脱离了这颗心。如果随心的兴奋和浮躁，你就是这颗心，这颗心就是你。

◎ 12月11日

早上站桩，仍然维持昨日的瘀血，感觉瘀血可能是这个区域最硬的瘀块，试看大约几天可以吸收掉，这样就能预测剩余的瘀血，掌握化瘀的进度。晚上桩中瘀块依然如硬如紧。

◎ 12月12日

早上瘀血仍然硬硬的板结，紧紧地无法形容。傍晚桩中，开始时非常硬，但是十分钟以后好像裂开，感觉裂为左右两块，半小时后硬紧的状态没有改变，而又发胀，两块分裂的瘀血，交替一起一伏。但是，一个小时以后，两块瘀血继续分裂，已经分不清到底是几块，非常散乱，且瘀血的特点非硬、非紧、非胀。今天生活中，心脏病灶附着物的感觉，非常明显而清晰。

◎ 12月13日

早桩中，昨天的瘀血没了，可喜可贺，好像还残留一点，当用导引促动残留物时，显得非常硬。十分钟以后，硬度有所变化，变得非紧非胀，形态比较长一些。这个时候，才知道它是一块新的瘀血，位于原来瘀血的对面，即腹部的一面而非背部一侧。20分钟以后，这块瘀血消失，或者是隐退，被下面一块大瘀血替代，比较大也比较硬，核心很紧。那么今天早晨消失的瘀血应该用了3天时间才得以吸收完毕，也是这个区域又老又硬的斑块。可以推理，接下来的瘀血最多和这块瘀血平行，不会超越这个时间，拭目以待，彻底康复的希望又加速，一切都在希望之中。

新发现的瘀血还是比较硬，但是也有紧的成分，大概一刻钟后该瘀血似紧非硬，并且开始发胀，由内向外的发胀，鼓鼓的，又具有软的成分。几分钟后分裂为两个部分，它的上部非软非硬非紧非胀，可是，却慢慢地隐退了，被下半部分，开裂的瘀血所取代。走向前台的瘀血，却又开始重复它兄弟的过程。看了看表，一个小时十分钟它也隐退消失，被右侧大瘀血代替，右侧大瘀血由硬发展到紧非常快。紧紧的，到收功时，可以感觉到，它凸凹不平的根基底部，并且已经开始发胀。如果再站一刻钟或半个小时，估计它也退休了，恋恋不舍收功。

今天太快了，效率太高了，如此之快，从来没有过，简直是奇迹。如果这样下去月底就可以彻底康复，太伟大了，心里做着康复和创造奇迹的幻梦。

75%之下还有瘀血

◎ 2012 年 12 月 14 日

早晨站桩开始，发现昨日瘀血消失殆尽，没有留下任何残留，新的瘀血也就诞生了。但是，内心升起很大的疑问，昨天的情况，预示着新的起点，也是75%区域堵塞、狭窄的终结，血管复原了，但是为什么它的下边又出来这么多瘀血呢？这个下方也是瘀堵的吗？当时做的冠状动脉 CT 没有说明这个区域也是瘀堵的呀！当时的造影，也没有告诉我这个区域是瘀堵的，仅仅告诉我 75% 的上方，还有危险的瘀点斑块，是很危险的，仅仅这些而已，医嘱报告也没有注明。因此，内心的疑问很大。难道 75% 的下方还有瘀血？或者是最后的瘀血？应该像最后的瘀血，对，最后的瘀血，因为化瘀之快，完全具备最后化瘀的特征，对，绝对是！内心欢欣鼓舞！准备迎接胜利的到来！

欢欣鼓舞更应该站下去，直到把所有的瘀血消失殆尽。新的瘀血仍然很硬，只能导引一会儿，再站静桩，最近一直如此，站静桩十几分钟后，再利用导引扫描或是促动几次，该瘀血几分钟后开裂，裂为几个块块，半小时后由硬变紧，又由紧变胀。50 分钟左右，慢慢地消失，第二块大瘀血接班，接近收功时，尚未化完，但是，已经进入非紧似胀的状态。

傍晚，直接显现的是一块很大的新瘀血，早晨的瘀血，生活中已经被吸收，没有任何残留。今天的这块新瘀血，面积很大，几乎就是几个月以来最大的一块斑块，好像由几片斑块组合而成，紧密地连接在一起。特点极硬，一直到半个小时后，仍然没有任何变化。一个小时后，大块瘀血的旁系组合斑块消失，仅剩下硬硬的核心部分。但是，剩余的斑块好像比较特别，就是硬中有胀，好像省略了紧的环节，直到收功时也没有全部消失，但是，已经明显地感觉到收缩很多，并且觉察到在它的以下方还有硬块。

◎ 12 月 15 日

早上站桩时，发现还有昨日一块残留，但是，在残留的周围还有若隐若现的附着物。20 分钟后残留消失，它旁边一块硬硬的东西接班了，极硬，还是无法形容。虽然极硬，这个极硬的寿命却很短，和以往的斑块没法比，这种极硬如果放在 3 月份左右，至少需要 1 ~ 2 周的时间融化吸收，如果在 9、10 月份至少要用几天的时间才能消融。现在仅仅 20 分钟后，就被紧紧的特点替代，紧的寿命同样很短，半小时后转化为似紧非紧、似胀非胀，并且胀的寿命也被大大地缩短，但是到了收功的时间，没办法，恋恋不舍的收功。

傍晚桩中，早晨的瘀血消失，太快了，真的太快了，如此的速度，再多的瘀血也不成问题，但是，傍晚的化瘀确实比较缓慢，是最近几天以来最缓慢的一次，因为一块瘀血都没有化完。新瘀血直到接近两个小时左右，临近收功时，才被气血分裂，分裂为几个硬块块。

神奇的快速化瘀

◎ 2012 年 12 月 16 日

早上起床后，感觉小腹空了，这是不是瘀血即将化完的征兆呢？因为，瘀血辐射到小腹，如果小腹空了，肯定是瘀血马上就要化完的征兆。虽然小腹空了，心脏还有很明显鲜明的丝痛，桩中才发现这是一块新瘀血，是它最顶端的小尖尖，似裂非裂的痛。10 分钟后这种丝痛才逐渐消失，确认是新瘀血，形态细长，上方大、下方细长的似硬非硬，似胀非胀，省略了紧的环节。一刻钟后瘀血消失。在它位置的右后侧出现一个细长块，和第一块瘀血一样，不知不觉之间就消失了，再去导引的时候，没有了。这几天化瘀太快，有时候静静地站桩，有时候导引，都是在不知不觉中体现。因此，瘀血也就在不知不觉中消失，一小时左右一块新的瘀血出现，收功结束时，可以感觉到它的根基，估计下午也许找不到它了。

现在，化瘀太快了，在以往化掉一块瘀血至少要3～5天的时间，大瘀血甚至也要几周的时间，前不久最快的也要2～3天的时间，但是，现在一切都颠覆了，难道真的是即将化完全部瘀血，这是最后的化瘀区域吗？

今天周日，下午三点开始站，早晨的瘀血被吸收掉，彻底消失，被一块长长的瘀血带接替。这个瘀血带很长，向腹部右下侧放射，非常紧，犹如紧紧的皮条，紧的无法形容，站的非常吃力，导引失去效力而没有效果。难道又到一个堵塞区域的起始地带吗？起始地带的开始部分通常很顽固，也比较坚硬。50分钟左右，紧紧的瘀血好像有所分化，仅仅是好像。但是，好像被一团气体包裹着，很模糊，而瘀血仍然是紧紧的，没有快速见效的征兆。眼看两个小时快要到了，这时候，紧紧的瘀血已经收缩到很小的范围，模糊的气体消失后，紧紧的状态也消失，瘀血也没有了，好像同时消失，太神奇了，130分钟，瘀血消失。

一片非胀非软的瘀血又出现，非常散乱，在这片散乱的瘀血右下方，好像还有瘀血斑块。180分钟时，比较模糊，感觉到右下方后侧还有非常细细的线条状瘀血分布，看来瘀血还没有化完，今天下午站了两个半小时。

◎ 12月17日

早晨，心脏有一种隐隐的痛，而又若有若无。桩中5分钟后，感觉到昨天剩余的瘀血，变成一个长方形的瘀块，仍然紧紧的，但是，它周围那些散乱的物质没有了。这块瘀血仅用一个小时才逐步隐退。同时，在其下侧又是一块和它差不多的瘀块，瘀血的特点没有改变，半个小时后没有什么变动，同时也到了收功的时间。下午桩中化掉了两块瘀血，效果非凡。

弯道里的瘀血

◎ 2012年12月18日

早晨起床后，再次感觉小腹空了，以前总认为，只要小腹空了，就是彻底康复了，可是目前的现象却颠覆了我的预测。因为桩中还有瘀血，瘀血仍然没有结束的迹象，没有任何办法，必须坚持下去。

早晨站的比较辛苦，因为新瘀血非常之紧，无法形容，有软化的迹象，感觉快差不多了；收功前，已经分裂为几个硬块块，只是它的核心比较顽固。

中午 11 点左右，不知为啥，小腹似胀非胀，很难受，持续一个小时，接着就是拉肚子。可能早晨的瘀血，或是新瘀血向小腹辐射，造成如此的感觉，因为每块瘀血各有各的特点，并且向下辐射制约小腹的脏器，从而带来不同的症状。

傍晚的桩中，早晨的瘀血确实一扫而光，感觉心脏病灶空了。这个时候，兴奋而喜悦的我，高兴的、大声地向爱人报告好消息，因为小腹空了、心脏也空了，那么不就是彻底康复了吗？心情非常的高兴。但是高兴之余，却又感觉到似有似无，好像有瘀血又好像没有。又像似一层薄薄的薄膜附着在附近的管壁，又好像即将瘀堵似得，但是又没有以前的瘀血感觉。大概 20 分钟以后，在原来病灶的后方，似乎好像又有硬块，这个位置，就好像在原来的地方拐了一个弯似得，半个小时的时候基本上可以确认，是有瘀块，但是，它处于隐藏的状态，45 分钟后才露出庐山真面目，紧的特质没有变化，很顽固，开始感觉到的一层薄薄的薄膜不见了，收功时没有任何可以促动的效果。

今天傍晚站桩，化瘀和以前有所不同，前几天是向下化瘀，在之前也是至左向右化瘀，再早以前也是自上而下的化瘀。而今天倒过来了，是自右向左化瘀，像一个弯道似的，并且一个小时后这块瘀血呈现出约 5 ~ 6 厘米长的范围和长度，难道这个地方是血管的弯道，这个位置的血管是弯曲的吗？可以肯定，目前的化瘀进入一个新的区域，这个区域是左前降支弯曲的底部吗？

小腹空、心脏空这个过程怎么如此短暂，瘀血怎么还有？彻底康复不是那么容易的？也不是那么轻而易举的？也许还有更大的艰苦和努力，要做好思想准备。

◎ 12 月 19 日

早晨延续昨日瘀血，比昨天更清晰，可以感觉到它的边缘，但是，比昨天硬了许多。经过一个半小时的努力，感觉仅仅是缩小一些，也许今天晚上还要继续努力化瘀，当然，也要看看生活中的变化与吸收。

傍晚桩中，早上的瘀血没了，真是谢天谢地，心脏又空了，但是，又好像有头发丝样的异物。如果真的空了，不应有任何异物的感觉，哪怕最最细微的感觉都不应该有，应该什么感觉都没有了，才是真正的空。就连血管或者心脏都不应该感觉到，就是什么都没有，彻底空了，才是真正的康复，所以这不是真正的

“空”。10 分钟后，似有似无的薄片出现，20 分钟以后整个的瘀血完整的呈现出来，至密至紧的斑块。一小时后本块瘀血有所分裂，两小时后附近有所缩小。

不要做心的俘虏

◎ 2012 年 12 月 20 日

今早由于闹钟罢工，起得比较晚，只站了一个小时，感觉到一个不是很大的瘀血疙瘩，轮廓不清晰，比较模糊，可以确定是一块新来报到的瘀血斑块。如果是老斑块，应该鲜明，轮廓清晰，大小感觉明显。所以是非残留瘀血，这个瘀血疙瘩更硬、致密的紧，一个小时之中几乎没有任何变化，送孩子上学回来，又站了半个小时。临结束时，瘀血疙瘩好像有所分裂，有胀的成分，但是在它下方右后侧（弯道）又有一条长长的条状瘀血。

傍晚站桩，没有感觉到瘀血有实质性的缩小，而且，大约 20 分钟后在它的周围，反而所有的瘀血斑块都一起爆发出来。原来是一片大区域瘀血斑块，极硬的特点，导引根本没有任何效果，只能静静地站。

这个时候的心理，很不适应，快速化瘀的速度戛然而止，突然慢下来。而最重要的因素，好像对于彻底康复的希望终止了，期望值没有了，一切都要从零开始，未来何时化瘀结束，结束的终点在哪里？对于这一切的一切，一无所知。心理的期望降至冰点，心理和情绪极不适应。

为什么不适应？不适应的原因在哪里？不适应的根结在哪里？不适应的起点在哪里？不适应的因素是谁导致的？追根揭底就是这一颗不实的心，不适应的是这颗心，却并不是我。不适应的原因，是这颗心设计的结果发生了变化，设计的预期没有了，不适应的根还是在“心”里，不适应的起点是心的快速化瘀记忆消失了，不适应的因素是这颗心对于设计的结果，没有达到预期，心的欲望和需求没有满足，所以是“心”不适应了，不高兴了、不舒服了、不满意了。这是一颗不实的“心”，所以它不是我，而真正的我直至站到心脏没有了，丢失了、小腹彻底没有任何感觉了，心脏病灶没有了，那才是真正的我！真正的我就是不被这颗心带动，真正的我就是分析、明辨、辨别这颗心的情绪，这颗心背后的屹立不动就是我。

◎ 12 月 21 日

早晨桩中，没有明显感觉到瘀血缩小的迹象，瘀血仍然极硬，没有一点缓和，心灵对于快速化瘀，突然慢下来的这种变化极不适应，极不情愿、极不舒服。因为，心理的体验没有了，这种极不情愿，由缓慢化瘀转变为快速化瘀而带来的心理愉悦没有了。只不过这颗心，更喜欢愉悦而已，那么愉悦和极不舒服（浮躁），其实都是情感和情绪的产物，习气的反应，绝不可以被它带动，如果被它带动了，桩就站不下去了。

上午生活中，心脏有重重的下坠、热、辣的感觉，看来生活中缓慢地吸收没有停止，这颗心总算有了一点安慰。傍晚桩中，刚开始站，就吓了一跳，好像所有的瘀血都出来了，病灶堆满了杂物。满满的、到处都是附着物，硬硬的，左侧上下方有一个很长的瘀血带，右侧也是如此，很硬很紧，其他的地方就是硬硬的、紧紧的。那么，早晨瘀血还有吗？已经无法感知。不过，这些瘀血都很清晰，尤其是右侧的斑块最清晰，可以感觉到它的根基，但是左侧的斑块太紧。化瘀在不停地变化，还要继续观察，现在，真的不敢再预测什么时候彻底康复。

◎ 12 月 22 日

早晨，右侧条状瘀血带总算没有了，但是它的底部似乎有东西，感觉不清晰，似有似无，左侧瘀血好像缩小一半，可以清晰地感觉到，在它的下部还有较大的瘀块。虽然还有瘀块，但是今天的心情，被早晨的化瘀结果带来了愉悦，所以，彻底康复的希望又燃烧起来，这颗心，就像一个宠物，就好像你给它好吃的，或者它爱吃的东西，它就高兴愉悦、欢欣鼓舞。

左侧瘀块逐渐退居二线，被下面的大瘀块超越，接近收功时，可以清晰地感觉到，它的底部凸凹不平的根基，虽然，这个部位的瘀血众多，但是，这种快速化瘀已经把心理的压力化解。

虽然这里的瘀血太多，但是又进入化瘀的快车道。虽然这里的瘀血硬，仍然不能和九十月相比较。虽然这里的瘀血紧，和春天相比，仍然望尘莫及。希望彻底康复的列车在快速前进。

晚上站桩，没有大的变化，依然如故，极硬又紧，大概 40 分钟以后，该块瘀血分裂为左右两块。

不管这颗心，如何变化，一定要内观这颗心的起、用、妙、变，你发现它的情绪一会就消失了，被念头和思维所代替。静静地站下去，站到不知何时，心的情绪又来了，但是，此时你只要想一想，这只是一个新阶段化瘀的必然过程，这颗心又彻底平静了。深观其心，它就像一个孩子，一个带有各种情绪的孩子，用事实平复这个孩子，不被虚幻带动，就是修心。因此，一切的心理的变化与体验都是不实的、虚妄的、带有欺骗性质，你如果做了他的俘虏，未来的结果注定了悲哀。

U 形血管化瘀

◎ 2012 年 12 月 23 日

早上右侧的瘀血已经消失，左侧还有三分之一的残留。但是五分钟以后退居二线，继而被下面的瘀血所代替，新瘀血依然硬紧。十分钟后根基清晰呈现，一刻钟以后悄然隐退，下面的瘀血好像紧如红酒的木塞，紧紧的堵在那里，纹丝不动，很顽固。虽然顽固，可是一刻钟后，转化为非紧非胀的根基呈现。又五分钟后，退休了。下面的瘀血面积很大，紧硬结合，持续到收功，没有出现变化。傍晚，早晨的瘀血硬如板纸，但是，十分钟后板纸变紧，至 30 分钟后转化为软软的特征。站桩至 45 分钟大瘀血消失，新瘀血特点出现：很大、很满，剩余的一个多小时没有什么变化。

◎ 12 月 24 日

早上未发现昨日瘀血有什么变化，心里浮躁的现象马上涌现，不适应这种现象，不实的心被这种情绪所带动，被这种强烈的记忆所挟持。因此，一旦化瘀慢下来，心情就躁动，这种躁动是习气，不是真正的我，真实的我是屹立不动的。

傍晚，瘀血就像老树根一样，杂乱而向四周延伸，又如绞缠在一起的钢丝，伸向四方，一个小时后，面积有所缩小。两个小时后仅仅有一点变化，但是晚上收功后，感觉到它的根基比较清晰，附着感很强，且发胀，也许明天或许有好消息。

◎ 12 月 25 日

早晨，昨日的瘀血没有了，老树根消失，这是最近以来最顽固的瘀血斑块，终于消灭这个障碍，与其说是瘀血障碍，不如说是化掉了心中的障碍。心里的愉悦又开始泛滥，又开始高兴，又被兴奋的情绪所带动，这时候必须理性，否则真的被带动，一旦化瘀慢下来，如果自己被心带动被心俘虏，站桩就会半途而废。理性是站桩的核心。

新瘀血非硬非紧，半小时后斑块仅剩余核心部分，但是，核心瘀血好像飘在水中的树叶，斑块的周围都是柔柔的、软软的和水一样的物质，在这些柔软物质的下部，感觉到有非紧非硬的附着物，桩中没有什么变化。

今天生活中附着感非常明显，以至于感觉隔得比较厉害，也是化瘀的特征。傍晚，是一块新的瘀血，但是，不如说是一团气，飘忽不定的气体，很久没有出现此种状态，化瘀就怕这种状态，导引或者动桩对此种状态均无效。今天，还比较幸运，努力半小时后，才逐渐感觉到瘀血的雏形，只有静静地站，才能够慢慢地消减这种气，这团神秘气体在 40 分钟以后慢慢消失，这是一片很大的瘀血，即使导引仍然无法一感全貌。这时候，早晨的瘀血也出来了，还没有化完，但是已经退居次要位置，位于新瘀血上方，仅仅变成一个小块块，站至 70 分钟左右，早晨的瘀血消失，新瘀血很复杂，纵深比较宽泛，直到收功变化不大。

◎ 12 月 26 日

早桩中，感觉到昨日瘀血，似乎向下方缩小一部分，十分钟后该瘀血分化为不同的块块，似胀非胀、似紧非紧。45 分钟以后只剩余最下端老树根，但是老树根非常顽固，硬紧之极无法形容。傍晚站桩，一开始就是新瘀血，非硬非紧面积较大，一刻钟以后，早晨的瘀血在新瘀血的上方，才姗姗来迟，但是，因为体形比较小，所以，时隐时现。新瘀血很复杂，不好形容，随着时间的推进，却越来越紧，紧如上紧弦的发条，无法形容。一个小时后，早晨的残余彻底消失，而两个小时的桩中新瘀血几乎没有什么变化。只能站静桩，静静地站，只能如此，因为，小的斑块瘀血可以导引，但是，一旦瘀血斑块比较大以后，导引很难有功效。因此，站静桩是最好的选择。傍晚收功后，生活中心脏附着感非常明显，以至于感觉心脏隔得比较厉害。

◎ 12 月 27 日

早晨桩中，第一个感觉，就是昨日瘀血明显的缩小很大一部分，看来晚上对于瘀血的吸收功效非凡，剩余的老瘀血仍然很紧。但是，它的形态已发生很大的改变，变为一个长条状的瘀条。十五分钟后，在它的右下方新发现一个非常细的瘀血带，很奇怪，好像和老瘀血不是一个血管。五分钟后，在它的下方又出现一部分瘀血，硬硬的，很细，这个很细的瘀血却好像和右下方的新瘀血连在了一起，形成了一个U形。疑问越来越大，好像两个血管，而又连在一起，好像U形，是不是左前降支弯曲的底部呢？只有弯曲的底部才有这种感觉。又十分钟后，老瘀血出现，没有什么变化，特点依旧，而新瘀血悄然隐退。傍晚，桩中瘀血没有发生本质性的变化，紧如皮条依然如故。一个小时后，老瘀血发生分裂，但是，分裂的下方瘀血还有很大的延伸，看来，它们是最近以来最顽固的斑块，只能寄希望于明天。

◎ 12 月 28 日

早桩中，昨日瘀血还在，却无法感觉老瘀血的变化，心情马上十分沮丧，情绪骤然低落。太慢了，怎么如此之慢，心理的这种躁动又泛滥，对快速化瘀记忆又带动了不实之心，假心作祟，不可被带动。

但是，大约一刻钟左右，老瘀血慢慢地由紧变胀、又变软，逐渐消失隐退，这个不实的心，终于舒了一口气，又开始高兴了。哈哈，真是，一切由心而化，一切由心而始。下方瘀血，硬如板纸一样；但是，十几分钟后，硬度转化为紧，半小时后紧中有胀，胀中有紧，在这块瘀血的右上侧有一个新发现，好像一个硬点，时隐时现，不明显，可能是隐藏的一个斑块。但是，同时还有一个感觉，这个硬点好像离这里比较远，像是相邻血管的异物。并且感觉这个异物向右后方延伸辐射，就好像它有小尾巴一样，只能这么形容，只能这么描述，这样的感觉实在不好表达。十几分钟后，右上侧的瘀点又神秘的隐藏。

最近所化瘀血，化瘀的位置和布局，感觉很复杂，不如以前那么清晰，而现在的瘀血形态好像沟渠纵横。傍晚站桩，站至半个小时左右，老瘀血消失，取而代之的是右上侧的瘀血斑块，紧硬结合，而又隐匿，但是，它却有一个向右后侧弯曲纵深延伸的尾巴，这个尾巴非软非胀。十几分钟后便消失了，仅剩余右上侧厚重的紧紧的瘀血疙瘩，只能静静地站，因为导引无能为力。

一个小时后，小腹空了心脏也空了，心脏柔软似水，没有以前的那么紧、那么硬了，仅仅剩下右侧的瘀疙瘩没有化完。心中甚喜，难道这是最后的瘀血，是真的吗？这个时候我是真的不敢相信。过了一会儿，弯下腰检查一下，发现心脏底部还有两个硬块瘀血，并且折射到小腹的底部，而恢复正常站桩姿态，对于瘀块的觉察消失。哎，怎么会这样，难道右侧瘀血不化，他们就不会出山，很奇怪。随着右侧瘀血的化瘀进度，90 分钟后右侧瘀血有所软化和缩小，底部瘀血有所显现，130 分钟时露出庐山真面目，好像横向排列，紧紧的，慢慢来吧，急不得。

静桩的效果非同凡响

◎ 2012 年 12 月 29 日

昨晚收功后，心脏感到隐隐的丝痛，但又是似痛非痛，似热非热、似胀非胀、似辣非辣的痛感，不好形容，就是这么一种状况。同时又有很强的附着感，沉积在小腹的底部，使得小腹的最底部胀胀的，非常不舒服。

早桩中，昨日瘀血还有，但是，半小时后消失了，接着下面的瘀血冒上来，而右侧瘀血则退到次要地位。新瘀血又紧如板纸，因此，只能静静地站，适时地导引几次而已，早晨桩中瘀血仅仅有所缩小。晚上桩中，仍然如此，一个小时后瘀血分裂，分裂后的小块块成了散兵游勇，下面的新瘀血成了接班人。在这种过程中，有了新的发现，就是每次静静地站，这么静静地站，睁开眼就是 20 多分钟，其实内在感觉也就十分钟左右。但是，每次静桩后，瘀血都有不同程度的变化，这是新发现，静桩的效果确实非同凡响。目前感觉，瘀血斑块之间的距离越来越大，并且左右排列，上下化瘀，很远的距离才有一块瘀血斑块，周围空了。所以，有时候出现如水之柔的感觉。同时这些瘀血都辐射到小腹的底部，也就说明这些瘀血均是心脏底部沉积斑块。

◎ 12 月 30 日

早桩中，昨日瘀血还在继续向下延伸，未见实质性的改变，晚上亦是如此。好像一切都停止，一切均慢了下来，瘀血又硬又老，老如树根向四周攀附，且感觉右下方仍然有异物感，很神秘。

◎ 12 月 31 日

早晨桩中，昨日瘀血终于消失，老树根不见了，心理的压力得到释放，亦是轻松。但是新的瘀血硬如板纸，丝毫没有胀软的迹象。晚上，板纸瘀血依然如故，更多的时间是静静地站，站静桩来打发时间，否则无计可施。但是每次静桩后，几乎都会有新的发现，既是瘀血有所胀软，或者由紧变胀，或者轮廓鲜明，或者有所缩小。隐隐有一种感觉，化瘀可能要慢下了来，因为，前几日是每次静桩后，必然化掉至少一块瘀血，然而，现在必须隔夜化掉一块瘀血。

◎ 2013 年 1 月 1 日

今天早晨，终于感到瘀血有明显的缩小和减少，与昨晚相比较，瘀血缩小很大一部分，但是残留斑块，变成了极硬的硬疙瘩，不好处理。傍晚桩中，硬疙瘩变成紧疙瘩，其后，紧疙瘩慢慢地胀裂，分开为左右两块，但是，它在分裂的同时，下方的硬块也泛了上来。满满的一片瘀血，这种情况，只能静静地站，没有其他的办法。

◎ 2013 年 1 月 2 日

早桩中，终于感觉到昨日瘀血几乎消失殆尽，但是，还有残留，留有一点小小的硬疙瘩。十分钟后，被它下面的斑块所取代，小疙瘩也消失了。而新斑块在十几分钟后软化下来，至半小时左右隐退。右下方神秘的瘀血终于出现，非硬非紧非胀。站桩动静结合，今天化瘀吸收的很快，心里又荡漾起期待彻底康复的烈火。

傍晚，早晨的瘀血还有一点点残留，十几分钟后彻底消失。但是，这个时候病灶下方犹如万丈深渊，空了，什么都没有了，以前从没有出现过这种体验。出现下面空空感觉的同时，在早晨瘀血的对面却出现很大一片硬瘀血，非常硬，属于极硬状态，也许就是因为它的原因彰显出来下方万丈深渊，也许下面真的没有瘀血了。其后几天会验证的，一天的结果不可能作为化瘀的凭据，新瘀血化瘀速度还说得过去，一个小时后其上部裂开，同时也感觉到它的整体布局，至右上方向下方倾斜，轮廓清晰，剩余的时间，未见瘀血有多大的变化。

犹如最后的瘀血

◎ 2013 年 1 月 3 日

早桩中，首先发现昨晚瘀血的左上角没有了，其它的没有变化；十几分钟以后，瘀血的头部也消失，剩余的瘀血很硬，且向下延伸至右下方；大概 40 分钟左右瘀血分裂，分裂为两块：中部和右下方部分，中部瘀血又大又紧，但是，硬度好像降低很多。仍然以静桩为主，导引辅助，收功时，中部瘀血的上部区域好像缩小一部分。晚上瘀血依然如故，每次静桩后，瘀血都会有所变化，而导引好像失去功效，收功时，瘀血有所缩小。

◎1月4日

早晨，无法分辨是老瘀血还是新瘀血，混沌模糊，无法清晰感觉。约十五分钟后，才能微微感觉到瘀血的轮廓，好像是新瘀血，非常硬，导引功效无法施展，静静地站吧，心急不得。半个小时左右，感觉到右下方有一个微微的点。一个小时左右又发现左侧好像还有瘀血，仅仅是微微的感觉，好像一个微微的羽毛附着的感觉。但是，不要小看羽毛状态的微小感觉，很可能是大瘀血，今天发现，每次静桩后，再次导引，感觉瘀血的变化，虽然不大，但是累积起来，就会化掉瘀血。早晨收功前，70 分钟时，新的瘀血仅仅剩余一点残留，在体现这个残留的同时，右下侧的瘀血横切面彻底清晰地体现出来，是一块大瘀血。但是，在它的下方仍然淤积着附着物，而左侧尚未发现，但是所有的这些体现，都辐射到小腹，犹如小腹在化瘀。

傍晚桩中，早晨残留的瘀血没有了，而是一块新的瘀血，硬硬的、紧紧的，呈上下分布，右侧未发现异物，仅仅是右下侧，似有似无的微微附着，且它的横切面，未再出现，也许化掉也许隐藏了。两个小时中，化瘀未见起色，效果不理想。

◎1月5日

早晨桩中，仍然在延续昨晚瘀血，仅仅有所缩小。早晨收功时未见明显改变，感觉到它的底部和右下侧的瘀血是连在一起，而左侧也好像也有附着物。中午午休时，感觉心脏空了，但是几分钟后又出现附着感，应该是这块瘀血映照出心脏的“空”，也许是最后瘀血的代表。但是，如果没有瘀血，不是心脏空，而是心脏没有了，这才是正确的判断。

晚上桩中，早晨瘀血还在，仅仅有所收缩，特点仍然非常硬、非常紧。一刻钟后，该瘀血又好像老树皮，凸凹不平。至半小时左右又似老树根，老树根和右下侧瘀血连在一起，向右下后侧延伸，又同时向下方及左侧延伸。静站至一小时后，老树根终于有了变化，非硬非紧非胀，至一个半小时附近，已经消融一半。收功时，仅仅剩余向右下侧连接处的瘀血，剩余部分特点未变。这个地方的血管非常复杂，不像直上直下的血管，不好形容，却又好像一个联通管道的衔接接口。

◎ 1 月 6 日

早桩中，昨日瘀血变化不明显，非硬非紧，左右侧瘀血以及右下侧瘀血，好像连成一个整体。收功时，左右侧瘀血好像裂开似得，但是感觉不明显。傍晚，瘀血却变成了老树根，团成一个疙瘩，一动不动，这样的瘀血，唯有静站，没有其它的办法。再者，就是留到生活中去，慢慢地吸收，但是这样很慢，好在，收功时，瘀血有所缩小，仅仅剩余右侧和右下侧连带的瘀血，是它们的剩余物资，但依然坚硬，只能期待明天。

冠心病康复了，但是瘀血没有化完

◎ 2013 年 1 月 7 日

早晨，感觉在原来瘀血位置的上方左右两侧，各有一个小薄片，又硬又薄，而它们的下方右侧，则是很模糊的瘀血组织，分不清楚是不是昨晚的残留。20 分钟后右侧薄片消失，而左侧依然顽固，下方瘀血仍然不明。大约 50 分钟后左侧瘀血逐渐软化，被吸收掉。我认为，这个薄片应该是昨日未化完的瘀血残留，否则不会出现在上面。下面的瘀血露出庐山真面目，是一块非常模糊，被一团气体围裹着，一大片瘀血，无法感觉是硬是紧，混沌模糊。

傍晚桩中，瘀血仍然混沌一片，无法清晰体验，两个小时均是如此，只能静静地站。但是，好像静站也没有什么效果，即使没有效果，也必须依然站下去。

◎ 1 月 8 日

今天一开始站桩，立马感觉到大片又硬又紧的瘀血，轮廓清晰，模糊之气终于没有了，看来晚上吸收和消融起到了作用。也许化瘀慢了下来，一切慢慢地来，只要不被浮躁带动，随遇而安，自然而然吧。傍晚桩中，感觉瘀血有了变化，整体感不复存在，演化为四分五裂。临近收功时，仅仅感觉有所缩小，但是，也同时发觉到，它的下方是满满的瘀血，仅仅是微微触觉。

◎ 1 月 11 日

昨天下午到晚上，一直断断续续的拉肚子，根据最近以来的经验，是典型的瘀血化瘀所致。除了拉肚子，身体无任何不适，肚子在咕咕地叫，而瘀血则更鲜明的附着，附着感就如杂物一样挂在小腹器官上，不像在腹壁上。

早晨瘀血硬如往常，和昨天早晨相比较有所缩小，站桩中瘀血是典型的硬中化瘀，只是缩小的速度很缓慢。但是，下面大片的新的瘀血却接踵而来，硬紧如石，犹如一片地图一样，凸凹不平无规则地附着在那里，一动不动。

晚上，桩中静动结合，几乎是以静为主，不动，却静中似动。而每次静静的站一段时间后，去发现瘀血有逐步减小、收缩、消失的迹象，但是收缩减少后的感觉，仍然是层出不穷，大面积或是大块头的新瘀血接踵而来，目前仍然是整体面积的化瘀。

◎ 1 月 12 日

早晨桩中，昨晚的瘀血仍在，坚硬如常、连接不断，感觉在它的下面还有杂物，犹如板块或是版纸一样的东西。晚上桩中，开始的瘀血好像是新瘀血又好像不是，不好分辨，混沌不清的一片，不规则、无整体，撮合成一片四分五裂的瘀血分布，一刻钟后，其间好像有丝痛感，又好像不是，感觉不清。大概半个小时后，才能够准确觉察到鲜明的丝痛，来自于四分五裂上方瘀血，上方的位置就是早晨站桩感觉到的地方，残留瘀血根基辐射出的微痛感。一个小时后丝痛消失，下方瘀血更加清晰，可以判断是新的瘀血组织。

◎ 1 月 13 日

早晨静动皆有，化瘀缓缓行进，老瘀血不断消失，新瘀血层出不穷，桩中瘀血越顽固。生活中病灶就会有感觉，通常是发热、发胀、附着硬硬的块状感觉，就好像这个器官已经硬化，犹如硬硬的一个壳。这是好的现象，说明生活中化瘀进度在慢慢地进行，对生活没有任何影响，有时候是热热的、有时是辣辣的、有时是胀胀的，有时候是凉凉的。很多时候都在想，为什么不痛快地疼得重一些，这样化瘀会更快，这种想法，仅仅是一厢情愿。

◎ 1 月 14 日

昨晚的瘀血还有部分残留，同样十几分钟以后，下面的接班者悄然而现，依然如故的硬，但是不管如何硬，如何紧，也许桩中根本不能奈何它。但是，只要静静的站，生活中的化瘀就会大显神通。胀、重、热、辣是一贯的化瘀通知，只要桩中硬的越厉害越顽固，生活中的化瘀特点就会更加明显，最近以来均是如此！

今天利用午休时间，站了45分钟，仍然是静中化瘀。老瘀血消失后，新瘀血的特点依然如故，但是今天比较混沌，这种混沌感，在桩中很难解决。却有一个现象，当你收功后，这种混沌感会很快变成发热、发胀、热辣、沉重感觉，这是在加速消融的症状，当然这种混沌感也被化解。晚上桩中，能够立马感觉到瘀血的清晰轮廓，混沌感消失，轮廓清晰意味着这块瘀血将很快被吸收消融，而新的瘀血虽然混沌，但是两个小时中，它会有限的变薄或缩小，缩小的仅仅是边缘区域。

◎1月15日

昨晚的瘀血又消失了，最近化瘀太快，一片接一片，新瘀血厚重而轻微混沌。十几分钟以后，该瘀血好像分裂为四五块块状瘀血。而半个小时以后，却突然感觉到化瘀的进程，发生了很大的转变。延续到一个空间里面，在这个不大的空间中，空间四壁上均沾满了附着物，感觉右侧为重，前侧为轻，左侧次之。大概10分钟以后，这个空间的感觉消失。一个小时左右又感觉到，这儿的瘀血犹如空间的圆锥体，向下发展，而下面的瘀血逐渐变细，却又很混沌。

疑惑，很大的疑惑，太大的疑惑了，站桩越来越神秘，其实不是站桩的神秘，而是化瘀的进程充满了神秘和未知。冠状动脉血管化瘀怎么又发展到一个空间呢？内心疑惑甚大。这是到了哪里呢，难道站桩化瘀还会迷路吗？左前降支冠状动脉没有分支，那么这个空间在哪里呢？

晚上桩中，瘀血的外延好像消失，早晨的混沌变成非常明显、硬硬的附着物，这种附着很强、很硬。大概二十分钟以后，缓解很多，这是典型的化瘀，又延续十几分钟，感觉瘀血变小。至一个小时左右，再去寻找这块瘀血时，已经荡然无存。但是感觉到，该瘀血在心脏的底部，因为，该处瘀血化瘀向小腹辐射，直接辐射到小腹的底部，小腹底部化瘀的方向又好像自右向左化瘀。

在这期间，又有几分钟和早晨的感觉一样，化瘀在一个空间进行，瘀血好像是这个空间的沉淀，又像是底部的杂质。一个小时后，本处清晰的瘀块消失，只剩下混沌的症状，但是这个混沌，却可以分裂，大大出乎我的意外，颠覆以前的化瘀特点，分裂为四至五块瘀血，硬硬的，但是这个硬硬的感觉，在临近收功的时候，又消失了，仅剩下了混沌。

注：这个化瘀阶段，在当时来看，我没有意识到，站桩治病——冠心病的康复已经悄然转向，也就是说冠心病已经悄然康复，但是瘀血却没有化完。冠状动

脉的瘀血斑块没有了，彻底的没有了，这就是站桩的奇迹，但是，这个空间的感觉，意味着化瘀进程，在向冠心病的源头进发。这个空间就是心室，因为在左侧是左心室，并且是上下两个空间，左侧化完以后就是右侧心室，心脏内部空间是导致冠心病的源头，也是动脉硬化的源头，又是脑梗、脑动脉硬化的源头。那么，接下来就是心脏化瘀，心脏化瘀又颠覆了以前化瘀的特点，心脏内部瘀堵、外部结垢（钙化）导致心脏一系列的疾病和衰竭，因此心脏的瘀堵积垢是动脉硬化的元凶，那么动脉硬化又导致了心脑疾病，这一切疾病的源头在哪里呢?

空间化瘀，彻彻底底颠覆冠状动脉化瘀的特点。这个空间地形复杂，上下左右纵横不同方向的瘀积物，这个空间的瘀血还没有化完，上面还有一个小空间，上下两个空间一起化瘀，这两个空间行将结束之际，右边又出来两个空间，这里是右心室。空间的底部犹如丝瓜或者南瓜里面的瓜瓤，在这个瓜瓤上一层层布满了瘀积物。可是心脏内部化瘀结束了，然而心脏外面却又布满了硬硬的破渔网，你想融化这些破渔网，却是难上加难。这颗心行驶到这里真的受不了，因为这些硬硬的物质，几个星期都没有任何变化……

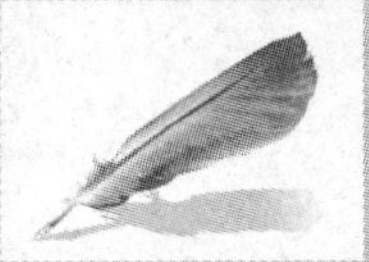

第九章

一切心脏疾病的源头

开始空间化瘀

◎ 2013 年 1 月 16 日

今早站桩，昨日瘀血犹如一支干干的、枯死的树干，轮廓清晰，枝杈分散，紧紧地贴在空间的腔壁上。站桩动静结合，静桩后老树干的枝杈瘀血消失融化，化瘀的速度没有变，仍然很快，是典型的硬中化瘀，硬得很清晰，硬中有胀，但是以前“紧”的状态特点消失了，这是一个最大的变化。此时，感觉小腹中好像有异物，正身沉气，沉至丹田，腹中的异物感很清晰，并且附着在肚皮上。有丝丝的、隐隐的、微微的似痛非痛、似胀非胀，似凉非凉感觉，而恢复正常状态，利用导引，希望查清楚这是什么物质，导引后，上述症状消失，只剩下了硬硬的附着物，在下腹的中间丹田、气海、小腹底部上下一线，这个条线全部淤积。难道是任脉也瘀堵了，任脉可是生命之要脉，如果任脉不通，身体确实要出大问题。或者还是心脏瘀血的辐射呢，如果是辐射，气沉丹田，或是导引，就应该没有任何阻碍，但是为什么附着物感如此清晰呢？难道小腹真的也有瘀血？如果没有瘀血，就不应该有似痛非痛的感觉，那么，根据这种清晰、明确的情况断定，一定是下腹或者小腹的脏器上也附着物质。收功时，老树干仅仅剩下片状物质。

生活中，剩余瘀血胀、热、附着物感比较强烈。中午午休，改为 45 分钟站桩，早晨剩余的三分之一的瘀血消失，但是，在这个瘀血左右两侧的空间上侧，新瘀血出现，左侧靠上位置瘀血面积较小，右下侧较大，45 分钟站桩结束时右侧有所缩小。

晚上，桩中，左侧瘀血还有一小部分，而右侧没有变化。20 分钟后左侧瘀血消融，而右侧瘀血特点愈发明确，硬胀异常。一个小时后，感觉剩余一小部分，在这个时候，还没有发现新的瘀血出现，难道，这是最后一块瘀血吗？又开始幻想了。下面没有新的瘀血突出，导引一下，似有似无，无法明确，十几分钟以后，仍然没有明确的感觉。但是，好像有一团气，飘突不定，根据以往的经验，这是典型的新瘀血发现之前的前奏。

◎ 1 月 17 日

早晨桩中，感觉到一片片的瘀血，不规则。十分钟后在它的上方有一点微微的丝痛，是昨天化瘀的残留，半小时后残留瘀血消失，而新发现的瘀血也很快发生分化，开裂为左右两块。一个小时后仅剩余右侧瘀血，但是，两个小时后，它也消失了。又有新的瘀血出现，好像一层薄薄的薄膜一样覆盖在腔壁上，紧紧地，像一团气覆盖在上面。

这时，猛然醒悟，2010 年，刚开始站桩的时候，就是这样的气，不过要比现在强烈、厚重、凝重，而很难撼动。现在的这团气，是动脉硬化的延续组织，就是瘀血成长、衍生、再生物质，这种物质是有生命力的。这是伟大的发现和感悟，看来前不久发现的气体都是成长中的瘀血组织被消灭了。因为，他们形成的时间短，而容易分解吸收消融，这是快速化瘀的原因。中午 45 分钟的功效成绩也不小，左侧瘀血消失。傍晚，桩中右侧瘀血继续向下纵深，不断地向下，根基很深，这块瘀血太大，以至于 2 个小时没有化完。

◎ 1 月 18 日

今早，站桩初始，昨晚残余还有，但半个小时后终于消失。其后继承者也随之而来，如影随形、络绎不绝，一切的一切都在重复，但是在重复的当下，每一片瘀血都好像是最后一片瘀血，因为这些瘀血都相对独立，如果没有接踵而来，他们都是最后一片瘀血。

◎ 1 月 19 日

昨日瘀血消失已尽，新的瘀血仍然姗姗而来，又同样是左右各一块，左侧用了半个小时吸收消融，而右侧非常缓慢。临近收功时，剩余很小的一点点，感觉有一点圆润的感觉，但是它的下面或者附近，好像有异物，却没有凸现出来。晚上一开始站桩，新瘀血就冒出来了，极硬，站桩导引根本不起作用，只能静静地站。

空间化瘀“地形”复杂

◎ 2013 年 1 月 20 日

一切都在重复，重复化瘀过程，目前化瘀确实很快，超越冠状动脉（冠心病）化瘀的速度，现在的特点是硬中化瘀。晚上的睡姿是检验化瘀最有效的方式，因为脏器越来越柔软，淤积物就愈加明显，而愈加明显就愈加体现，所以感觉鲜明。

◎ 1 月 21 日

早晨，仍然延续的老斑块被新瘀血取而代之。但是，今天的新瘀血和以往相比，发生很大的变化，是一片整体，大片浑浊的瘀血面积，轮廓不清。晚上桩中，仍然在延续混沌，混沌的面积在向下面扩散，混沌不清，轮廓模糊，前几天是左右两侧化瘀，今天成了自上而下的延伸，说明这个空间的复杂性。弯下腰去，细细感觉，向下辐射到小腹的底部，说明它也是直通小腹底部的瘀血组织，两个小时的站桩，最后收功时有所清晰，今天化瘀慢了下来。

◎ 1 月 22 日

经过晚上的吸收和消融，早晨的瘀血轮廓终于清晰，但是这部分瘀血有一个很大的特点。坚硬，不是一般的硬，坚硬的非比寻常，说明一个整体的化瘀又开始了。桩中这种坚硬辐射到小腹最最底部，已经无法在向下，并且有小便的感觉，瘀血也直接连接到心脏的最底部。但是，这时仍然没有意识到，心脏的瘀堵必然导致小腹相关经脉气血的瘀堵，同时这种瘀堵又导致小腹脏器的瘀堵，这是一环套一环，环环相扣，才有了疾病相连，所以又会导致便秘、拉肚子、前列腺、直肠、大小肠等疾病。桩中瘀血有所缩小，仅仅是边缘有所收缩，而且有一种摊薄的感觉，核心区域仍然很坚硬，收功时瘀血分裂为若干块。

今天，生活中的附着感极强，晚上静桩的效果极好，傍晚站桩时瘀血已经消融大部分。说明生活中的吸收已经超越站桩中的效果，同时也说明，站桩为生活中快速吸收瘀血打下基础。但是这次化瘀有一个显著的特点，就是本次化瘀从瘀血周围向核心内部吸收消融，又颠覆昨天的自上而下的化瘀特点，晚上两个小时的站桩，硬块瘀血仅仅剩余一点点。

今日晚餐后感觉小腹空了，又是一次这种感觉，虽然感觉空了，但是还有附着感。莫不是化瘀真的就要彻底结束了？晚上九点左右小腹的附着物，导致痛胀，有拉肚子的感觉，却不是真正的拉肚子，是长时间的排气，排气后又是排便，最后才是拉肚子，但是拉完肚子，对身体却没有任何影响，没有体虚感，和疾病拉肚子不一样。今天的这种感觉，破解了很多年的一个谜团，每次大便前，都是肚子痛，原来是淤积物导致，莫不是大肠、直肠上面也附着瘀血？答案一定会在以后的化瘀行程中得到印证。

◎ 1月23日

早晨起床后第一感觉，又是小腹空了。哇塞！难道心腔里面的瘀血倒计时了？急不可耐地马上站桩，昨日瘀血还有小小的残块。5分钟后，下面的瘀血出现，较硬而又比较模糊；至10分钟时昨日瘀血消失，下面的瘀血愈来愈明显，面积愈来愈大，混沌而又坚硬；至20分钟左右，左侧也出现大硬块，但是，这个左侧硬块，好像离右侧的瘀血很遥远，有一种遥远的感觉。因为距离很大，好像不是一个地方，难道左侧也有一个空间？需要时间来验证，但是今天的瘀血很细长，没有宽度。在目前化瘀的症状中，右下侧却总是有羽毛状的物质，时隐时现，却从来没有真正出现过，这种感觉已经持续2~3周的时间（注：这是右侧下面的空间）。至半个小时后，左侧硬块消失。而右侧的上部也消失了一部分。至一个小时后，右侧瘀血消融的同时，剩余部分越来越模糊不清。

傍晚站桩时，瘀血变化不大，仍然是大片瘀血，但是，和早晨相比，轮廓清晰，而又厚又重。导引失去功效，还是静桩效果不错。一个半小时后，瘀血消失三分之二，随着老瘀血愈来愈小，下面新的瘀血自然而然凸现出来，又重又硬，向下辐射到小腹底部，深深的底部，并且辐射到生殖器官。

今天站桩的整体感觉，就是身体像一片薄薄的绿叶，而又非常轻柔，体内好像装满水，非常的柔软。这种感觉持续近一半的时间，也就是一个小时，非常的舒畅、清爽、愉悦，并且这种现象是自然而然发生，此前也出现过，但是时间没有这么长。好像记得前几周上半身，尤其是双肩部位莫名其妙的酸胀，酸胀一周左右，之后就开始体现这种愉悦、轻柔、柔软的快乐感觉，并且时间愈来愈长。这说明身体已经超越了健康的体征，开始上升到非常轻柔、柔然的最佳上乘康健状态。

◎ 1 月 24 日

早晨，昨日的瘀血并没有明显的化瘀体现，这块瘀血又坚又硬，同时又紧又软，实在是不好形容。开始时是一团气体包裹，早晨桩中没有任何改观。傍晚站桩时，瘀血的体征有所变化，这块瘀血好像长在断崖上一般，无法感觉、无法触碰，而又似长似宽的一片。一个小时的静桩，没有多大变化，而一个小时后，这块瘀血才有所缓慢的消融。静站十几分钟，导引几次，一个半小时以后，瘀血有了实质性的一点点变化，收功前，有一定的吸收消融，今天站的很艰苦。

◎ 1 月 25 日

早晨，昨日瘀血经过晚上的吸收，终于没有了，而在它的右侧又是一片，非坚、非硬、非紧，被一团气所包裹。经过一个半小时，仅仅是轮廓清晰一些，最近瘀血特点，均有气体包裹，这种瘀血比较顽固，需要极大的耐心化瘀。

晚上接着站桩，瘀血依然如故，似有变化而又没有什么变化。这种状态，非常影响站桩的心态，快速的化瘀戛然而止，如此的节奏突然慢下来，心态很难调整，有不想站的感觉，促使心烦意乱。细细地深察这种心态的根源，是记忆，是过去的历史体验太深刻，影响到现在的状态，过去的体验被颠覆，心理因素不适应，没有化瘀鼓励，所以心里不耐心。细察根源，心态终于慢慢稳定，继续慢慢地站。

晚上一个小时之内，瘀血没有任何变化。一个半小时后，导引一次，感觉到瘀血消失一块，静桩实在太神奇。这时“心理”受到鼓励，站得更加富有耐心，结束前，病灶的左下侧很深的地方，有一块新瘀血，辐射到小腹底部。现在，心脏中每一块瘀血都对应小腹的瘀血，化瘀几乎就是上下联动，上面化掉一块瘀血，小腹也就化掉一块瘀血，非常对应。今天站 2.5 个小时，老瘀血终于没有，新瘀血接踵而来。

40 分钟化瘀循环周期

◎ 2013 年 1 月 26 日

现在的化瘀，仍在一个空间中，现在可以确认，绝对不是在血管里面，因为是一片一片的衬托出来的空间。在一个不规则的空间中化瘀，并且打破以前血管中自上而下的化瘀特征，现在是乱七八糟的凸现。早上的瘀血不在被一团气包裹，直到一小时以后，才有所清晰。晚上，瘀血轮廓是清晰了，但是2个小时的站桩中，瘀血仅仅变薄，没有其他的什么变化。

◎1月27日

早晨的瘀血变得极不规则，缩小到很小一部分，看来昨天晚上休息时，吸收的效果功不可没。快速化瘀效果又出现了，半个小时后，新的瘀血出现在右下侧，开始时仅仅是较小一块，但是随着老瘀血的消失，新瘀血愈来愈大，和它的前辈几乎一样，整体一片。

晚上站的很艰苦，不情愿的站，没有办法，必须站下去，因为除了站桩，世界上没有其它任何办法能够化掉这种瘀血。瘀血又坚又硬，面积又大，被一团气包裹，首先要把这团气体消融掉，才能化瘀。站到40分钟后，这层包裹的气体才消失，化瘀进入第一阶段，轮廓清晰；75分钟以后瘀血有所变小，而现在的导引，却变成了检验瘀血大小的工具，静桩成了化瘀的主要角色；90分钟以后瘀血有了较大的收缩，接下来一切都在按部就班的化瘀；但是，2个小时以后，在小腹的最底部，好像又有新的瘀血出现。新瘀血出现，首先从小腹开始，还是第一次从小腹开始化瘀。

今天晚上站了2.5个小时，收功的心情和开始站桩的心情几乎是天壤之别，现在的心情被快速化瘀的体验带动，不想收功，想继续站下去，希望尽快多多地化瘀。这种心情和开始站桩时，不情愿的站，判若两人，这个“心”它是我们真正的自己吗？如果是，为什么会这样？站桩开始和收功为什么会判若两人，这是为什么原因？前后情愿与不情愿哪一个才是真正的自己呢？其实仔细体会辨别，是体验主导了习气，心理攀缘外界因缘（情愿与不情愿站桩），心理追逐外界境相，那么我们被习气带动，和六道流转是一个性质。

◎1月28日

早晨老瘀血还在，5分钟以后，下面又深、又厚，较大的新瘀血泛上来。新老一起化瘀，早晨站了2个小时。收功时老瘀血还有一点点残余，新瘀血仍然是模糊不清。

傍晚站桩，感觉又像老瘀血，又不像老瘀血，曾横向排列，又厚又重。几分钟以后，老瘀血下面又出现厚重的瘀血，这可能就是早晨的新瘀血，仍然是40

分钟以后，瘀血有所变化。80 分钟以后瘀血加速变化，至 2 个小时，老瘀血基本上消失。而又在它的旁侧出现新瘀血，新瘀血特点又紧又硬，又厚又重，深深地、低低的，好像埋藏在小腹的底部，导引根本没有办法触动，同时又好像是这个空间最低洼处的残余物质似的，今天晚上又是 2.5 个小时。

◎ 1 月 29 日

早晨没有感觉到昨日瘀血，昨晚的瘀血消失，而新瘀血贴在昨日瘀血的对面，与空间底部的瘀血贴在一起，附着在底部。而这块瘀血上部又延伸到右侧。早晨化瘀仅仅化掉右侧延伸部分，总体变化不大。今天上午病灶处热胀，行走中又是热热的感觉，周身轻柔，小腹空空、身体轻盈，下午又有瘀血胀硬的感觉。

傍晚站桩中，瘀血体现为整体一片，非硬、非紧、非软，又是紧中有硬，软中有紧，不好形容，向这个空间中下部、底部延伸。是不是和早晨的瘀血连接在一切，或是早晨的瘀血已经消失，还是新的瘀血组织，已经不好判断，地形复杂。同样又是 40 分钟后，瘀血有所缩小。但是今天的瘀血很特别，以前都是一团气包裹，紧中有软。再者就是硬硬的轮廓，最后慢慢消失，就是一个这样的化瘀流程。而今天自始至终均是软中有紧，一直如此，且被气体包裹，模糊不清，一切都在模糊不清中逐渐缩小。2 个小时附近，静中感觉瘀血空了，但是导引一下，仍然是一片瘀血，已经消融大半，而且底部根基没有化完。但是今天有一个奇怪现象，在以前，每次瘀血行将化完之际，新瘀血就会出现，但今天，还没有发现新瘀血来报道；且收功后，以前是小腹空，但是今天感觉心脏空了，空中却有一丝丝的凉意，这丝丝的凉意，也许就是未化完的瘀血，这又是一怪。以前剩余的瘀血是又硬又紧的附着，在紧硬之间才是热、辣、胀的化瘀，但是今天是小腹空、心脏空、心脏轻，而又有一丝丝的凉意。

以前冠状动脉化瘀的时候，20 分钟是一个规律。每到 20 分钟的时候，如果化瘀顺利，20 分钟就是一个变化，每次均如此，这是气血循环运行的规律。但是现在是 40 分钟一个效应，每次均是如此，每到 40 分钟必然是一个循环，每次到 40 分钟瘀血必然发生变化，除非非常顽固的瘀血，这又是一个重要的规律。规律之下必然是一个循环周期，循环周期加速了化瘀。

上下不同空间化瘀特征

◎ 2013 年 1 月 30 日

最近早晨比较愿意站桩，因为，期待检查昨晚的瘀血是否已经化完，所以没有心理障碍。今早是新瘀血，1.5 个小时就解决这块瘀血，接班者也冒出来。今天外出处理事务中，感觉小腹空，心脏也没有附着，但是还有一些热热的、辣辣的体验，说明是典型的快速化瘀，如果老是在办公室坐着，化瘀的效果就没有这么快。

最近，每日的下午极不情愿的站桩，因为，下午站的非常艰苦，化瘀缓慢而坚硬，几乎无计可施。1.5 小时后，老瘀血终于慢慢地消退，新瘀血接踵而来。但是两个小时到了，又不愿意收功，感觉继续站下去，瘀血就会被吸收，最近几周就是被这种情绪继续带动，早晨迫切站，晚上不想站，而站了又不愿意收功，想继续站下去，真是矛盾的矛盾。究其原因，被这个内在的心理情绪带动，既然被带动，说明这个心理情绪就不是我，是一种习气，因为习惯长久了，所以形成了习气，又因为内心没有定力，而被带动，这是主要原因。今天站了 2.5 个小时，恋恋不舍地收功。

◎ 1 月 31

自从心脏内部化瘀以来，40 分钟几乎就是一个重要的循环规律，每次到 40 分钟瘀血基本上被吸收融化，80 分钟彻底消失，新的瘀血显现，这是一个周期。有时候每半个小时，导引检查一下瘀血化瘀的程度，有所缩小，但是化的不彻底，有残留。今天早晨，没有把这个规律延续好，仅仅化掉大部分瘀血，而心脏底部瘀血模糊不清，没有发生大的变化。早晨 2 个小时结束时，空间里面淤积的位置有一个向左凹字形的开口，今日收功后，感觉到心脏空空的空间面积越来越大。

傍晚 3 个小时站桩，其中前 1.5 小时融化吸收上半部分瘀血，剩余的下半部分瘀血，模糊不清，在后 1.5 小时吸收融化的不完全，只能等待晚上吸收。自今天开始，站桩的活动量发生改变，由于化瘀的加速，每日早晨站 2 小时，傍晚站桩 3 小时，每日合计 5 个小时站桩，又形成新的规律。

◎ 2 月 1 日

早晨，发现昨晚的残留消失，新瘀血在空间右侧，面积很大。同时感觉到右下侧，仍有瘀血附着感，这种附着感已经好久。但是，这块瘀血始终时隐时现，很神秘，就是没有进入化瘀排队序列，早晨化掉部分瘀血，化瘀中有一点凉丝丝的微痛感，仅仅是几秒钟一掠而过，昨天好像也出现过这种现象。

晚上 3 个小时的桩中，75 分钟左右老瘀血行将消失之时，又出现一种凉丝丝的微微丝痛感，很轻微。但是，10 分钟后，这种凉丝丝的、微微的丝痛，开始慢慢地、无规律地，轻微地持续。用丝痛形容不是很到位，其实应该用“点痛”形容更准确。新瘀血又出现在右下侧，右上侧也是一大片，上下同时化瘀，但是这片瘀血和以前斑块有巨大的不同，新瘀血周围和内部出现这种丝丝的、凉凉的“点痛”。至 3 个小时收功时，下方瘀血仅剩余一小片，但是上方瘀血却模糊地隐藏了。

现在有一个疑问和怀疑，就是感觉上下方好像是在不同的空间化瘀，不如说是上下空间。仅仅是这种体验，没有办法看到，只能凭感觉猜测。

右空间化瘀

◎ 2013 年 2 月 2 日

不知道为什么，现在的瘀血变得越来越硬，站桩的时候反而担心这些瘀血是否能够化掉，纯粹是杞人忧天，再硬也硬不过 2011 年的 2012 年的瘀血。那个时候的瘀血可以彻底消融，为什么现在的瘀血不能呢，难道现在的瘀血和以前有什么不同吗？心理又在吓唬自己。早晨 2 个小时，瘀血依然如故，目前这个空间的化瘀，感觉再向右侧和右下侧发展。

晚上 3 个小时，再次验证，目前的瘀血确实和昨日之前的特征发生改变。区别就是越来越硬，基本流程就是：模糊不清——变紧——极硬——消失。瘀血继续向下发展，一大片一大片的出现，整体融化、整体出现，这个整体有时候是自下而上，有时候是由周围向中间消融，最终被吸收。

◎2月3日

今天早晨站桩，老瘀血新瘀血无法分清，只能站下去，无法分别。40分钟后瘀血开始突出，仍然向右下侧延续，但是感觉左侧不知道什么时候，又杀出来一个“程咬金”，因为以前感觉左侧没有瘀血。一个小时后，左侧一条细细的硬条和右侧相连。一个半小时后全部消融，右侧继续向下拓展，显得极硬，2个小时的时间到了。

生活中感觉小腹更空，轻松怡然，身轻体健，步履轻盈，超越一般的健康常态。今天，感觉心脏有微微的、不易觉察的“点痛”。今天下午站了3个小时，发现早晨的瘀血消失大半。至半个小时老瘀血不见了，化瘀继续向右下侧发展，很缓慢，右下侧四周皆是附着物。基本上是先化前侧（肚腹一侧），后化背部一侧，仍然很缓慢。大概站至两个小时后，适才感觉到老瘀血所剩无几，但是好像有一层薄薄的残余，在空间后侧发现新瘀血，收功时有所缩小，但不明显。

◎2月4日

昨晚外出开车时，感觉瘀血又厚又重又隐隐的胀痛，今天早上桩中基本验证瘀血厚重，融化吸收得很缓慢，且向右下侧纵深发展，并且，右侧及其右后下侧隐藏的连接附着物，这种感觉桩中时隐时现。

今日生活中瘀血隐隐胀痛，没有规律。但是晚上3小时战果卓著，开始时就如两块补丁补在心脏上，但是，在25分钟左右该硬补丁缓缓地、逐步地消失了。其后，下面接踵而来的是一层斑块，是真正的硬块。但是约半个小时左右，该层硬块被气血缓慢的分割为大小不一的小块块，慢慢地消退消失。这种现象仅仅是隐退而已，并没有真正地消失。

接着下一层的瘀血又涌现出来，又重复着前辈们的历程，按这种进度，说不定今天能够化完这个区域。但是隐退的瘀血并没有化掉，而是由于气血的复苏，他们被气血分割后，融化一部分或是大部分，被气血分开、隔离，由于面积太小或是不足以显现。所以，在收功前后他们会时隐时现。生活中它们有的被吸收，有的继续融化，有的在晚上休息时，被气血吞噬。今天的成绩太大了。

◎2月5日

仍然再延续着昨天的化瘀传奇，但是，下午却感觉有个补丁好像补在一个心脏上一样。所以再一次确认这个部位的瘀血，是心脏某个空间上的附着物，却又好像心脏外侧的附着物，这是第一次又有了新的感觉，需要慢慢地确认，是不是心脏的表面真的打上了补丁。

复杂的内外化瘀特征

◎ 2013 年 2 月 6 日

快速化瘀在延续，一切都在重复，未化完的瘀血有时快有时慢，有时要等到第二天早晨才能确认。但是这个空间的底部以异物感的情况出现，一层层的出现，出现一层消融一层，一层分解又是一层。但是这个一层层可不是上下之间的层次，而是平行之间横向的一层层，犹如晒干的丝瓜内瓤一样，里面填满一层层的附着物，这里究竟是不是底呢？且这儿的瘀血又重又厚又老又硬，期待瘀血见底？

近日，小腹又出现了空空的感觉。再次印证上述的瘀血几乎都是由心脏向小腹折射，反应出来的症状就是小腹瘀堵。除了小腹之外，心脏也有空的感觉，但是，坐在写字台前或是开车状态时，附着物的感觉仍然明显，如果真的是最后的瘀血，不应该再出现附着物的感觉啊，这是一个疑问。

◎ 2 月 7 日

早晨基本上在清理昨天的残留瘀血，而残留消除后，感觉下面还有微微的、一点点的附着物。导引几次后，而这个微小的附着物，却放大成为一片较深的瘀血，所以，化瘀仍然任重道远，千万不能盲目乐观，仍然没有到达化瘀的真正底部，也许到了真正的底部，还有其他未知的瘀血。大约一个小时左右，在新瘀血的上方位置，有一块较大的附着物，昨天前天也有同感，仅仅是隐隐约约，时隐时现，没有引起注意，一直以为是每日化瘀的残留物。但是，这个残留物，引起我的注意和怀疑，这个残留物为什么总是挥之不去，把双手抱球提到与鼻子平行的位置。仅仅这么一个小小的改变，一下子把上面大面积的瘀血组织暴露出来，这么大面积的瘀血，怎么会是残留呢。可能是最近化瘀时，双手抱球抱得太低，而把双手放在腹部一带，无法触及上部，也可能是原来的残留，把隐藏的瘀血给带了出来，各种可能皆有。新发现的上部瘀血连接面积很大，一直连接到这个空间的中部，这个空间是心脏右侧上部空间，在它下方好像也是一个小空间，同时又连接到右侧并且向右下侧延续。所以，以前感觉到的右下侧的起点也找到了，但是临近收功时上部瘀血没有化完。

傍晚3小时，瘀血又进入新的化瘀阶段，好像贴在肚皮上薄薄的皮片。那么，它们的特点正好和以前，以及早晨的瘀血形成反照，所以，说明这些瘀血是该空间阴侧（腹部一面为阴，背部一面为阳）的附着物，那么早晨以及前几日瘀血是在阳面一侧，即背部一面。站桩至一个半小时左右，右侧的薄片渐渐消失，而左侧瘀血连接到下面很大面积的附着组织，下面比较硬，接近两小时，这个瘀血部位开始有微微的痛感。至两个半小时左右，感觉此处瘀血有所缩小，有些模糊，并没有消失或被分割，同时也没有再出现新的瘀血。

◎ 2月8日

今日桩中犹如两块硬硬的，如板纸贴在肚皮上一样的瘀血，附着感非常强。

◎ 2月12日

桩中附着物犹如一条左右横向的瘀血带。一个半小时左右，瘀血带缓慢地向左右两侧收缩消融，逐渐变成左右两侧各有一个柱状的瘀条或是瘀块，直通下方底部。这种现象是一层层的出现，一层瘀血带消融，两侧必然再出现柱状瘀块，柱状瘀块非常明显，这是近期空间底部化瘀新特点。

◎ 2月13日

近日出现的现象，左右底部又出现上下柱状瘀块。今日之底部和昨日之底部，不是一个位置和概念，这个位置和昨天比较，有高低错落之感，不知为何，应该看看心脏结构图就明白了，左右两侧高低错落的柱状瘀块。在这里如果看着心脏结构图片化瘀，就会一目了然。

◎ 2月14日

仍然在延续相同的状态，所不同之处，还是底部不同，圆柱状的底部，为什么一个心脏而出现不同的化瘀底部呢？这几天基本上是早晨化掉一层，而傍晚3小时，差不多能够化掉接近两层柱状瘀块，或者化掉第二层瘀血的一半。

◎ 2月15日

今天瘀血特点又发生变化，似软似硬，带状分布，而又无法感觉到确切的位置，但是化瘀仍然在这个空间中进行。

◎ 2 月 16 日

今日的瘀血位置有所明显，一条分布在空间底部，左右排列比较细窄；另一条在左侧的呈柱状分布；上部还有一条瘀血带，呈左上侧向右下侧延续分布，同时右下侧也有瘀血，但是具体位置不清晰。今日化得非常缓慢，因为这些瘀血模糊不清，而又似软似硬，无法把握。导引最怕这样的瘀血，如果遇到这样的瘀血，导引就失去效力，只有静静地站下去，早晚桩中均是如此，也许意味着化瘀进入缓慢的状态。

◎ 2 月 17 日

今日起床时，感觉心脏好像有一层薄薄的鸡蛋皮，被鸡蛋皮包住了，不舒服，不透气，这个薄薄的壳是心脏的外部表面吗？目前无法确认。

桩中没有感觉到昨晚的瘀血能够消失多少，并且心脏仍然不舒服、不透气。大概站至一小时左右，感觉底部瘀血呈弧形形态，形成一条线，又好像是一条凸凹不平的线，其实应该像绳子更确切。接近 2 小时收功时，才发现这些非硬非软的瘀血是连接在一起的一个整体，基本上是从四周向中间消融，安全颠覆以前自上而下的化瘀规律。但是在 2 个小时桩中，感觉最上部的瘀血好像消失大半，随着站桩的结束，心脏舒适感、透气感有所好转，不良的感觉消失。

下午 3 小时还是有压力的，因为感觉到，好像整个心脏全是满满的瘀血，且硬如板砖，或又像板纸。心里非常的不安或困惑，为什么站桩站来站去，好像又走入死胡同，原因何在？好在至一小时左右，早晨剩余的上部瘀血消失，应该是包裹着的鸡蛋皮上部消融，仅仅是猜测，但是，高兴之余心里还是困惑，为什么瘀血目前是越来越复杂。

今日日常生活中，心脏硬硬的块状物质感觉明显，如果开车，如同在小腹的底部塞上鼓鼓的硬东西，很不舒服。好在接下来，终于有好的现象，可以舒展一下心情的困惑。至一个半小时左右，才真正感觉到满满的瘀血，硬如板砖的附着物的硬度消失了，变成紧紧的、犹如消失半截的瘀血分布带，分布在空间的下方。至 3 个小时站桩结束时，和站桩开始时的状态有明显的逆转性变化，这是 4 天来第一次，有了快速化瘀的变化，感觉这些瘀血在这个空间内部左侧附着，是这个空间下部，以及右后侧连带附着的瘀血，具有明显的感觉。

镶嵌在柔软中的绳子

◎ 2013 年 2 月 18 日

今早起床后，感觉心脏好像被几根绳子捆住。早晨桩中，心脏比昨天轻松了许多，或是这个空间宽敞了很多，但是心脏底部仍然有一片硬块，硬块之下还是硬块，就好像一根根粗粗的麻绳一般。早晨 2 小时仅仅消融底部的一个硬块，而粗绳子仍在。傍晚桩中，心脏底部硬块消失一层，随后凸凹不平的下一层粗绳子又继续出现，延续着的绳子慢慢地断开了，却又变成了硬块，反复交替，3 个小时就是如此。

◎ 2 月 19 日

今日凌晨感觉到心脏有微微的胀痛，可能是瘀血在消融。早晨心脏比昨天轻松许多，有了很大的进步，感觉粗绳子变细，硬块还有。今天上午感觉心脏发胀，是整体发胀，慢慢地后来的时间是轻微胀痛，开车途中不敢转身，不敢转大幅度的动作。晚上桩中，绳子没有了，变成几块块的硬硬的物质，胀痛与胀物化瘀一起存在。3 个小时中，有时有所缓解，但是晚上硬物仍然微微的胀痛。

◎ 2 月 20 日

早晨起床后，感觉到右下肋有硬块胀痛，这个胀痛不同于以往。以往是微微的，似有非无的状态，不影响行住坐卧，但是今天比较厉害，不能大转身，不能剧烈活动。在这个位置，微微的胀痛好像在 30 岁之前发生过，仅仅是朦胧的记忆。桩中胀痛慢慢地消失，感觉这个空间的左右两侧各有一块比较大的附着物，但是却无法感觉附着的具体位置，同时仍然感觉到这个空间或是心脏的底部被鸡蛋皮包住一样，应该说比上周进步了。因为上周整个空间都被鸡蛋皮包住了，目前感觉，这个鸡蛋皮在自上而下的慢慢溶解。

傍晚化瘀可以感觉到底部的瘀血，绳子的感觉好像消失，都是块状物质。但是有一个疑问，这个底部的瘀血一层层的，化了一块有一块，消失了一层有一层。这个块状物质都好像镶嵌在肉里一样，就是柔软的物质中掺杂硬块，而硬块分布在柔软的物质中，不可思议。其他的瘀血还有，这些分布在上部或是左右位置的瘀血，是非硬非软非柔，不好形容，仅仅是感觉到，而不知道确切的位置，目前的化瘀很缓慢，只能第二天早晨去感觉和体会是不是比昨天减少了，还是缩小消失了。

◎ 2 月 21 日

早晨起来，感觉心脏底部有几块硬块块，附着感明显，和昨天相比较还是有进步的，早晨和晚上化瘀缓慢，没有明显的进步，更不用说快速化瘀。但有一点比较欣慰，当无法感觉瘀血，静静站桩时，胸前双手抱球，如果把球抱在头部，效果非常明显。每每心脏瘀血没有感觉，化瘀停止，斑块隐藏，心情郁闷的时候，只要抱球抬高，瘀血或是症状必然有一个凸显，即使有快速化瘀特征，这个时候只要抬高抱球，瘀血更加显露无遗，这是在加速的基础上再提速。

详细如此：双手抱球至头部鼻子部位附近，或是和鼻子部位平行即可。但是，不可以超过眼眉或不可以高过眼眉，这样能量最大，效果最好。开始之初双臂会有酸胀，但是两至三天即可度过，新站桩者可以缓慢过渡，不可操之过急。

◎ 2 月 22 日

今天起床时，右肋下侧的胀痛轻了很多，只要站起来就消失。桩中感觉瘀血整体的面积缩小了，位置在逐步向下移动。下午桩中化瘀依然缓慢，左侧瘀血还有残留，但是隐藏了。

每日 5 小时疯狂站桩

◎ 2013 年 2 月 23 日

今日，心脏底部的瘀血放射到小腹的底部，就好像柔软的肌肉中夹杂薄薄的硬片，有时候又像石块，但是石块的感觉比较少，所以化瘀缓慢。而右侧的瘀血无法感觉具体位置，似硬非硬、似柔非柔、又似紧非紧、似软非软。这种形态附着在心脏内部组织上，这些物质有悬空的感觉，可以利用导引扫描这些瘀血，仅仅是扫描一下，但是，在这个空间导引已经失去了化瘀的功效。

◎ 2 月 24 日

今早起床时，右肋下似胀非胀、似痛非痛的症状在逐步消退，说明这是大瘀血辐射所致，该处瘀血也是在逐步地消融。今天桩中仍然以该部位化瘀为主，症状都集中在了这个位置区域。

◎ 2 月 25 日

早晨起来，右下肋仅仅似有非无的附着。桩中瘀血似乎有所加速化瘀的迹象，因为收功时，有小块瘀血消失，快速彻底创造康复奇迹的希望之火，又开始熊熊燃烧起来。前几日，因为化瘀缓慢，又把心放在遥远的未来，这样可以消灭或是降低心生浮躁。站桩者都会有这样的体会，每次化瘀，根据上次的印象记住化瘀经历，只要心记住上次不管是快速化瘀还是慢速化瘀，它就必然产生快速康复的愉悦或是遥遥无期的稳健。这些因素都是靠心灵记忆完成的，所以心之所化都是它，心之所始还是它，所以人心无常就是如此。人心无实还是它，所以这颗心给出的结论是假的。不可行、不可信，这也是生命真相。

即使有加速的迹象，但是也必然有加速后的停滞或是缓慢，都是一个概念，都是临时的现象。除非桩中心脏消失、没有了，而不是空了，导引或扫描不到东西，心脏彻底消失了，这个时候才是真正的奇迹康复，彻底的康复，而不是有限的康复。

下午右侧瘀血感觉明显，是一个陌生的大瘀块，在心脏内部，仍然是悬空的感觉。接近 80 分钟左右大瘀块消失，其实这种消失是假象，这是融化吸收后的隐退。实质真相是消融后，体积、面积变小，退居二线，继而被右侧似软非软的物质代替。至 100 分钟左右，这块瘀血时有时无，有消退的感觉。120 分钟时该处瘀血消失，化瘀加速得到确认，这个时候，底部的瘀血显现，但是右侧还有，这个方向的右侧内部不是边缘，这是目前站桩的感觉，只能以后再确认。3 个小时恋恋不舍地收功正好和以前相反，如果化瘀缓慢，接近 3 小时附近，这颗心就不愿意站了，所以心不实就在于此。

◎ 2 月 26 日

今早起床时，右肋下仍然有似胀非胀的东西，桩中感觉在心脏底部有一个圆弧形，镶嵌在肉里面一片一片而又一层一层的瘀血，这个感觉一周多了。而在它的上方有一个带状似硬非软模糊不清的瘀血带，这两个地方并行化瘀，化瘀进行的缓慢，加速的现象又好想停止了。一个小时后，没有什么效果，静桩太慢，没有办法还是要启动导引，导引扫描，感觉上面的瘀血好像是一条附着的气带。不知道它的轮廓，无法感觉它的附着位置，这个模糊的附着边缘好像和右侧某个地方的附着物有连接。

下午3小时，瘀血好像比早晨有所缩小，这是一种进步，好久没有如此了。一个小时左右，感觉上部模糊气带状瘀血，似硬非软的物质终于向下收缩。一个半小时左右向下收缩一半，接近收功时，上半部的顽固物质终于消失，但是这种消失，是不是真的，明天才能确认。因为，有时候这种瘀血不是消失而是隐藏，这个时候终于感觉到剩余部分的大体轮廓，如薄纸一样至右上方向左下方倾斜，似硬非硬，同时下方底部镶嵌在肉中的瘀血也越来越明显，硬硬的、干干的聚成一片，收功时能够感觉到它们的轮廓。

我是一个疯狂的站桩者，目前每日站桩5小时，希望能够早日消除瘀血。因此化瘀越快，站桩的时间不断再增加，那么桩中导引也是利用其极。所有的这些目的，就是只要能够发现瘀血，挤压瘀血、撬动瘀血，加快化瘀，我是无所不用其极，每十几分钟以后就快速迅猛地导引几次，然后再静静地站十几分钟。

小腹底部化瘀特征

◎ 2013年2月27日

早晨起床后，感觉空间中的瘀血微胀微痛感，桩中微胀的源头，仍然来自于似硬似软模糊不清的瘀血。和昨天相比较已经有很大的进展，向下收缩得许多，感觉这个空间的下部区域满满的，这些满满的东西和镶嵌在肉中的瘀血，好像连接混合在一起。早上化瘀效果不明显。

傍晚的桩中，瘀血鲜明的胀、满以及丝痛，就好像南瓜内瓤镶嵌上了种子一样，而这些种子就是瘀血。但是，所不同的是，这些种子开始是连接在一起，就像绳子一样，绳子分解后就是分散的斑块，斑块消融后，就是这些种子一样的瘀血。这样比喻比较贴切，桩中感觉瘀血特重，症状非常鲜明。今天日常中，外出办事，开车途中，瘀血特发胀，且重感明显，桩中时常出现丝丝、隐隐的微痛感，没有规律，热热的、胀胀的微痛，大概一个小时左右这些感受消失。但是瘀血却没有消失，它们好像包围了一个圆口，附着在圆口的四周以及下方，并且和底部镶嵌的瘀血相连，接下来的时间，这些瘀血没有隐藏，一直在气血的促动下才消融、吸收。

◎ 2 月 28 日

早晨桩中，感觉似软、似硬、似紧的瘀血缩小许多，但是，仍然不能确定具体位置。有一点可以肯定，应该是空间内部肌肉组织上的附着瘀血，早晨有所缩小。40 分钟以后隐退了，看来消化吸收需要耐心，底部镶嵌在肌肉中的瘀血层层叠叠，一排又一排的出现和消失，早晨消融两排。大约在 70 分钟左右，小腹底部有一块瘀血胀痛，辣辣的，热热的，持续近 1 分钟左右。现在的化瘀，与其说是心脏化瘀，不如说是小腹化瘀，因为心脏底部的瘀血向下辐射到小腹的底部，所以基本上就是小腹化瘀；但是心脏两侧以及中上区域的瘀血，仍然感觉在上腹部附近。所以，瘀血具有放射效果，同时还有放大效果，真实的瘀血可能只有绿豆大小，但是站桩过程中，由于气血传导因素，以及导引触动原因，桩中感觉就是很大一块大瘀血。

今天开车时的症状比昨天好多了，没有昨天那么重，傍晚桩中似软似硬的瘀血还是粗粗的斜横在那里，呈现右上向左下倾斜，和早晨相比已经有所缩短，40 分钟后又隐退了，这个时候底部镶嵌在肌肉中的瘀血浮现出来，以前是散乱，今天是很大的一个整体，曾左右弧形横在底部，收功时弧形有所缩小。

◎ 3 月 1 日

早晨起床时，感觉心脏里附着物少了，桩中第一感觉就是似硬、似软、似紧的瘀带缩短很多，仅有短短的一个头部。10 分钟后，它旁边的瘀血带出现，好像在一个口的周围似硬似紧，似软似柔，但是硬的成分增加了很多，成了化瘀的主体，底部瘀血仅仅是时隐时现。也许，似软、似硬的瘀血带快结束了。现在有一个疑问，就是口状的这个“口”，是在心脏的这个空间，应该是右心室，因为最早化瘀是左心室，是不是右心室分成了上下两个空间，而这个“口”状的东西是不是处于中间分界的一个肌肉组织，以后要详细看看心脏的解剖图，才能解开这个谜团。

傍晚桩中似软似硬的瘀血好像没有了，其实是否真正的没有，只能到明天早晨才能确认。今天在这个下部空间中，瘀血的特性好像变了，变成硬条和硬块，纵横交错杂乱分布。好在化得还是比较快，感觉出来的瘀血大概有 60% ~70% 被化掉。

小腹的底部塞满了石块

◎ 2013 年 3 月 2 日

早晨起床后，空间的附着物没有了，桩中确认似软、似硬的物质不见了，而昨天下午许多硬条条也不见了。终于取得了胜利，这是最近以来感觉最明显的成绩。但是硬条条附近，剩下来的瘀血却是模模糊糊，又有硬的成分，一个小时后，才发现它的边缘有一些线条状的硬物质。下午桩中，在阳侧（后背内侧）一面有一片淤积物质，位置确切而清晰，并且是独立存在的。这是很久以来第一次，出现清晰独立的瘀血，一小时后在它的对面也出现同样独立的瘀血，没有了纵横交错复杂的感觉，瘀血位置清晰。

◎ 3 月 3 日

早晨阳面一侧的瘀血消失，而阴侧一面，瘀血面积反而显得愈来愈大。一个小时以后，收缩为左右如“山”字形的瘀血。下午桩中，发现早晨的瘀血还在，而晚上的瘀血，是由早晨的似软、似紧的瘀血，却变成了硬块。整个站桩的过程中，瘀血没有明显的改观。

◎ 3 月4 日

今早桩中化瘀比较缓慢，经过晚上的吸收，化瘀有所残留，残留物处于底部区域较上位置。桩中十几分钟左右体现得非常清晰，似软似硬，这样的物质最难处理，只能在生活中慢慢地吸收。而底部的瘀血不是非硬非柔，和昨天的特点截然不同，昨天晚上是硬块，而今天变成了紧紧地物质，紧紧地吸在那里，桩中有所缩小。

生活中，坐在办公桌前，感觉小腹的底部有一些沙子一样的沉淀，昨天生活中是硬块，也算是一种进步。傍晚桩中，底部的瘀血时隐时现，早晨位于上部的隐藏瘀血，开始显现出来，成了化瘀的主体，似软、非软、似硬、非硬，整个过程从空间的中部开始，缓慢向下部溶解。虽然溶解的很慢，但是感觉还是非常的明显，就好像空间中一个悬空的东西，自中间上部靠右侧位置向左下侧方向化瘀。收功时，基本上快接近底部瘀血，这些瘀血越向下方消融，底部的硬块就呈现的越明显。

◎ 3 月 5 日

早晨桩中，昨日化瘀的位置有残留，仅仅去掉似软非硬的附着，而今天都变成了紧紧地依附在肌肉组织上的痕迹，只能如此形容，并且它们和底部的瘀血并没有连在一起，在向底部内则延续。而底部的瘀血却变成了似软非硬的物质，分布在底部的外侧，这样的瘀血化瘀最缓慢。可能因为生长历史悠久的缘故，所以现在只能站下去，而不能有任何的奢望，化瘀的效果，只能到第二天才能够感觉出来。

现在，最疑惑的就是中间位置的瘀血，这个地方每次、每天站桩感觉都不一样，所以，任何的感觉仅仅是猜测，仅仅靠感觉，而更加疑惑。傍晚桩中，仍然是居中的瘀血，一片凸凹不平好像延伸到下方，似紧非紧。一小时后下面的瘀血也显现出来，是一个新的瘀血条，左右连接长长的弧形，两头翘起，很奇怪。这种感觉很久没有出现，像一个凝结的绳子，两个小时左右绳子右侧开始向中间收缩。

◎ 3 月 6 日

早晨瘀血好像有所缩小，但又不明显。5 分钟以后，瘀血就像是无法形容，而呈上下分布。片状物质形态的硬块，贴在小腹肚皮内侧，非常的不舒服。40 分钟以后，此种形态的瘀血又变成似软、非硬的状态，之后底部瘀血开始活动。

晚上没有站，做个试验，如果晚上不站，看看第二天的化瘀有什么影响。今天上午、晚上均感觉小腹的底部犹如布满了石块，隐隐的痛，似有似无，无规律，均是瘀血传导。现在的化瘀几乎就是小腹的化瘀，因为，底部的瘀血全部传导到小腹，而中间的瘀血，只有在生活中才能感觉出来。

空间化瘀的形态与特点

◎ 2013 年 3 月 7 日

今早桩中，没有发现瘀血消失多少，硬块显现非常的强烈。今天是硬条状态，在20分钟以后，感觉它的头部消失，但是，还有隐隐约约的痕迹，又是底部的瘀血。开始是硬块，后面的时间变成非硬物质。傍晚桩中，依然延续早晨的觉受，一个小时后，在空间的左侧又发现一块新的瘀血，站桩结束时，该瘀血消失一半，而其他位置的瘀血组织仅仅是有所消融。

◎ 3月8日

早桩中，瘀血整体向右下侧融化缩小，整体而言，中间位置瘀血在逐步缓慢的消融，但是底部的瘀血仍然层出不穷。今早又出现一条绳子，这个绳子的右侧逐步慢慢地消融分化为横向的几个硬块块，而左侧在收功之前慢慢地消失了，本区域的瘀血总体的特征仍然是似软非硬。

◎ 3月10日

近日，这个空间的下方好像是一个变形的空间，就是这个大的空间分成了两个部分。空间下部内侧好像是一个向内凹进去的圆弧形，因为化瘀时，每条瘀块呈上下内弧形向底部区域化瘀，同时感觉这个底部好像一个椭圆形的平底。而底部的内部区域应该是蜂窝状，因为，这些附着都镶嵌在肌肉组织中。近日化瘀仍然以底部区域为主，兼顾中部的瘀疙瘩。

双手抱球时，仍然变化一个姿势，就是双手胸前抱球，把双手抱球的姿态向上移动，和鼻子平行，抱球在头部鼻子区域，这么一个小小的变化，心脏内部的瘀血无处隐藏，立刻显现。由于抱球过于宽敞，双手的间距超过双肩的宽度，效果大打折扣，而把双手放置面前，面部前侧，双手间距在30厘米左右，效果最好，能量最大。这是一个最佳的化瘀姿势，这个姿势的出现，使得中部隐匿的瘀血彻底暴露出来，是一个完整的瘀疙瘩，并且在它的上侧、右侧、左侧仍然分布着众多的瘀血，是一片瘀血。终于露出庐山真面目，同时底部瘀血也更清晰。

◎ 3月11日

今日感觉，这个空间中的瘀血均有一个特点，就是似软非硬，只有底部瘀血硬软不同。并且今晚收功之前，这个空间内剩余的瘀血，好像几根绳子互相连接在一起，把这些瘀血也集合了起来。

◎ 3月12日

早晨化的很慢，近来这段时间，均是如此的缓慢，空间中部的瘀血变成一个瘀血疙瘩，而沉积底部的瘀血硬度不同，更如如不动。

◎ 3 月 13 日

生活中，坐在写字台前，感觉心脏内部具有非常明显的满满的、胀胀的感觉，这种胀胀的特点，来源于内部又紧又硬而又非硬的一些附着物质，很明显。今天上午，心脏里面好像布满东西，又好像几根绳子捆住心脏，硬硬的紧紧地，直到 11 点左右才有所缓解。傍晚桩中，和生活中的感觉一样，下部空间中（简称“下空间”）装满硬块，这些硬块和硬片，就好像打碎的破瓶子一样，散落在四周，折射到小腹，就是小腹的下半部布满瘀血，其中在正前方有一块长方形的瘀血感觉最显著。40 分钟以后，这些瘀血逐步隐退，此时，长方形瘀血成为化瘀的主体，两个小时中其它的瘀血时隐时现，唯有长方形似软非硬，收功时有一定的缩小。

◎ 3 月 16 日

今日感觉瘀血越来越硬，和以前的似软非硬发生了质变，生活中附着感越来越明显，就好像有异物贴在肚皮上。如果坐在办公室，又像老树皮，感觉隔得很厉害，异物感非常鲜明，就好像在腹腔内放进去异物。所有的这些症状均是发生于小腹或是小腹的底部。桩中感觉硬物依旧，但是站桩 20 分钟后，又复归似软非硬的状态，接着就是底部的瘀血泛上来。此起彼伏。

◎ 3 月 17 日

今天硬物开始在肚皮上发胀，以前仅仅是附着感，今天胀感明显，发胀的主要是两个区域，上腹部的异物以及小腹底部两侧的硬物。傍晚桩中，瘀血硬物一块块胀的比较厉害，但是这种胀感在 40 分钟以后，逐步向下部传导移动。在它之上的瘀血是软软的感觉，硬感的位置向下发展，似软的位置也向下发展。两个小时均是在消融中上部的大瘀血，大瘀血向下发展，但未与底部瘀血相连。

◎ 3 月 18 日

日常生活中，尤其是开车或坐在写字台前，感觉心脏内有一个肉疙瘩，同时又像一个紧紧的皮条被拉扯着向四周扩散，而小腹的底部又像沉积沙砾，又像塞满棉花，无法言说，所以最近的站桩没有办法形容，无法言状、无法表达。

早晨感觉底部瘀血向中间收缩，因为两个边角的胀点没了，在以下部瘀血化瘀为主，两个小时变化不大。晚上桩中，以上部向下部化瘀为主，中间的瘀血不好形容，以前感觉它们好像没有了，结果今天又冒出来，看来瘀血会潜伏。今天，中间的瘀血和昨天比较，位置大幅度向下移动，同时感觉到，它又在一个小空间之中。20 分钟以后小空间的感觉消失，形成条状和片状瘀血，呈现上下条状分布，紧紧地贴在空间内侧，向下延伸，一个小时后有所分裂。90 分钟以后好像断裂，但是这些瘀块的特点就是极紧而又极硬，接着慢慢地变成似软非软，似柔非柔，很难化，非常缓慢。

◎ 3 月 19 日

现在的日记没有办法写，因为不好描述和形容，瘀血转变的特点太大。开始之初是上部的瘀血呈现，但是却无法感觉它的具体位置，模糊混沌，好像在空间内部，又好像在空间外部。大概 40 分钟以后退居二线，接着就是底部瘀血。这个底部也不纯粹，好像是底部的内侧，而又有时候，又像底部的外侧，一切均是变幻莫测。今天坐在那里，仍然感觉到心脏里有堵塞的感觉，和昨天是一个症状，是一种热胀、满满的，而又非常紧，紧如一个疙瘩。

◎ 3 月 20 日

今天和昨天相比较，没有明显的变化，但是和前天相比较，还是有一定的缩小，化瘀的速度慢下来，简直就是蜗牛的速度。感觉目前的瘀血好像在心内，而又好像在心脏的表面附着，现在无法完全确定。

坐着的时候，仍然感觉到心脏里有一个疙瘩，和前几日相比较，小了很多，有一种微微的胀痛，不易觉察。傍晚桩中，终于清晰地感觉到心内瘀血，以前无法感觉到具体位置，既不靠内也不靠外侧，无法感觉，很模糊。今天终于能够感觉到，是心内空间中附着的瘀血，心内肌肉组织也被这些瘀血占领。可以确认，化瘀从上部一条条向下开始，有时候是两个并行的空间两条瘀血带同时向下化瘀，并且这些瘀血和小腹底部瘀血是对应的，互动性非常强。有的瘀血连接小腹瘀血或者直通小腹底部，而有的仅仅到达小腹中部位置就结束，这是正常的现象，不仅仅是折射小腹，而是小腹也瘀堵，这是事实。今天晚上收功后，感觉小腹的底部，弧形的边缘好像布满了沙砾，有微微的、丝丝的胀痛感。

心脏底部外壳

◎ 2013 年 3 月 21 日

今早桩中，瘀血比较模糊、混沌，分不清楚到底是贴在腔壁上的瘀片，还是内部包裹的瘀血，有时候这些瘀片贴在腔壁上，又好像心内的瘀血，不像心脏表面外层的包裹。一个小时后，这些瘀血似柔非软、似软又非紧，似紧还有一点点似硬的成分。由于它相对柔，促使下面的瘀血泛上来，下面底部瘀血又像一根绳子，十几分钟后演变成硬块，硬块又和其他的硬块结合为一个整体，好像是心内的瘀血，出现模糊，柔而似软，不好形容。

总之，和昨天比较，最大的改变，就是可以清晰感觉瘀血的变化。收功后，气沉丹田，心脏涨起来，感觉心脏的底部好像被一个硬壳包裹，也许是等待化瘀的瘀血，可能是以前硬硬的鸡蛋皮还没有融化完，仅仅剩余了一个底部。晚上桩中，心内瘀血右侧有一种似胀、似痛、似裂的感觉，导引几次后“丝痛”有加剧和撕裂的征兆，未敢妄动，担心出现意外，静静地站至 40 分钟以后安全了，没有任何征兆，开始真正的导引，感觉瘀血比昨日薄了很多，向下收缩，瘀血似胀似紧、似软似柔，呈左右分布而又和前面的瘀血形成向后包裹的态势，只能这么形容。一小时后，伴随着柔柔的特征隐退，被右侧一个神秘的瘀血替代，无法感觉它的具体位置，很模糊。生活中，坐着的时候感觉到，心中瘀疙瘩向下收缩一点点，胀满的感觉得到了很大的改善。

◎ 3 月 22 日

早上心内瘀血向下大幅收缩，右侧有些胀紧，同时右侧神秘的瘀血露出局部的面目，好像是心脏外皮的一片淤积物，又好像心内中间带有“硬心”的淤积物，核心又像一条绳子的疙瘩勒住了心脏。仅仅能够这样形容，因为桩中瘀血的变化无法看到，只能根据感觉写，有更多的时候是无法描述。

◎ 3 月 23 日

因为朋友来访，昨天晚上和今天早晨，没有站桩，但是，却发现一个规律。

当停止一个晚上和早晨的站桩后，病灶柔柔软软的瘀血就会因为失去气血的滋润而板结，越来越硬化。这种瘀血的内部柔软、气血充盈、膨胀发展到失去气血的活力，而再次硬化，那么，再次站桩，就可以清晰感觉到它的轮廓和位置。在这种情况下，导引就会发生效果，化瘀就会加速。晚上站桩就是如此，昨天柔和软软的瘀血重现面目，轮廓清晰，硬胀的没有办法形容。现在它上面的瘀血似现似隐，又好像在心脏的外面，又好像在内侧。弯下腰去，压迫瘀血，感觉就如一根绳子横向捆住心脏，很不舒服。今天所有的瘀血都是硬硬的，看来站桩不可以耽搁，如果耽搁了，对于瘀血的恢复至少需要 2 ~ 3 天，才可以找到化瘀的感觉。

◎ 3 月 24 日

今天的瘀血和昨天相比较，瘀血明显大幅缩小，心内的瘀血好像失踪，是否真的失踪，只能等待几天验证，有时候明明隐退的瘀血，却又悄然冒出来。今天的瘀血无法确定位置，瘀血仍然胀硬，底部的瘀血时隐时现，现在的化瘀好像轮不到它们。

◎ 3 月 25 日

上部瘀血位置仍然无法确认，似内侧又似心脏的表面，胀硬依然，轮廓清晰，向下收缩，并且瘀血右侧伴有丝丝的微痛。

无法描述的化瘀日记

◎ 2013 年 3 月 30 日

这几天上部瘀血缩小变薄很多，仍然有那么一小撮瘀血，似软非软、似紧非紧，若隐若现。直到一个小时后，上述特征逐步消失，下面底部瘀血慢慢清晰显现，硬硬的，而又有独立的感觉，和右侧的瘀血似连非连，右侧瘀血具体位置不明确，无法确认是心脏表面，还是内部，就和管道一样或是硬硬的绳子一样，但是绝对不是血管，因为血管堵塞的感觉不是这样。小腹底部瘀血好像一个大大的、圆圆的块块，硬硬的无懈可击。

◎ 4 月 4 日

今日桩中，瘀血硬如树皮，又如树根，心脏底部的瘀血向下辐射到小腹的底部，形成一个弧形的瘀血带，把两侧的胯骨连接起来。中间的瘀血犹如老树皮，干干的，由小腹的关元中间向下，和底部瘀血连接，犹如一个“山”字。一小时后两侧的瘀血向中间收缩，并且底部有断开的迹象，两个小时后左侧的瘀血好像隐退消失，右侧和中间瘀血形成断断续续的硬块。

◎ 4 月 6 日

近日，生活中和站桩的感觉一样，硬硬的、胀胀的，有时是胀痛，异物附着感非常明显。以前生活中没有这种感觉，除非开车，因为坐的很低，所以会有感觉。生活中出现明显感觉，说明化瘀无时不在。

◎ 4 月 8 日

桩中瘀血仍如老树皮，干干的分布在中间区域和小腹的底部，两个部分的化瘀交替进行。

◎ 4 月 9 日

今天桩中瘀血好像减少了很多，下午桩中确实也是如此，感觉小腹底部有两条树根一样的瘀血，扎在小腹的两侧。

◎ 4 月 10 日

今天和昨天相比较，犹如两重天，小腹底部的两条老树根变成了两片老树皮，死死地贴在小腹底部，纹丝不动，两个小时中左侧老树皮略有缩小，右侧没有丝毫的改变。

◎ 4 月 11 日

下午桩中出现新的瘀血区域，好像处于小腹中间和底部之间出现一片新的瘀血，半个小时左右新瘀血上部胀痛感明显，大概持续一刻钟左右。差不多一个小时后，瘀血自上而下的开始缩小，今天是最近以来化瘀最快的一天。

◎ 4 月 12 日

昨日瘀血终于不见了，验证昨日的判断，但是化瘀又恢复平静，慢了下来。

目前感觉三个区域的瘀血，其一在小腹的底部；其二在小腹中间上部；其三就是心脏左侧好像有一个条状细长的，呈上下分布的瘀血带，但是，时隐时现，瘀血化得极慢，有时 2～3 天瘀血是纹丝不动。

◎ 4 月 14 日

今天中部的瘀血越来越大、越来越厚，厚重感比较强烈，但是，生活中感觉小腹、腹部、心脏空荡荡的，似乎一切都空了，坐着或者开车的时候，小腹的底部又现沉重感。

◎ 4 月 15 日

今天日常中，病灶有一阵胀痛，热热的、辣辣的，无规律，大约持续十几分钟。谢天谢地啊，很久没有症状，生活中的化瘀好像又再加速。

◎ 4 月 16 日

今天病灶仍然辣辣的痛，无持续性，这是化瘀之症状。

近来的日记，没有办法写，因为很多化瘀的症状、形态、状况、特征，没有办法形容，并且化瘀极慢，提笔无法描述。

心脏表面的绳子与破渔网

◎ 2013 年 4 月 17 日

今天早晨九点左右，心脏病灶有一阵似胀非胀、似辣非辣而又似麻非麻的感觉，很不舒服，大概持续了几分钟，其后一直断断续续的似痛非痛。但是，今天又有一种非常良好的感觉，小腹和心脏空了，整个的小腹和上腹部就好像空空的气球，非常的舒适清爽。难道是最后的瘀血，化瘀即将结束了吗？

◎ 4 月 18 日

今天早晨起床时，又一次感觉到心脏、腹部、小腹空了，前几天是生活中如此，这是第一次起床时有这种感觉，但是小腹底部的瘀血仍在。桩中，腹部中间上部的瘀血，仅仅有一点残留，底部还是较多，难道上部的瘀血即将全部消失？

◎ 4 月 19 日

虽然感觉小腹空，但是心脏的瘀血并没有化尽，就如老树皮一样，紧紧地附着在心脏表面。第一次如此清晰、明显的感觉，又如在心脏外侧有几道绳子紧紧地捆着，这种捆绑的感觉辐射到小腹的底部，所以感觉小腹也是瘀堵的。今天终于确认，这些绳子就是附着在心脏外侧的淤积物，心脏的淤积导致小腹气血不通，久而久之也淤积了，这是小腹瘀堵的原因，冰冻三尺，非一日之寒，没有想到冠心病化瘀，化到这个地步。既然开始了，就继续吧，也许这是一个创举。

永远没有想到，冠心病源头是心室、心房淤积，但是这里也不是根源，根源却是心脏外侧表面布满了淤积物，这里就是真正的根源。化瘀也许在这里终结，奇迹也许在这里彰显。

◎ 4 月 20 日

心脏辐射小腹的瘀血非常鲜明，心脏瘀堵辐射腹部和小腹瘀堵，小腹瘀堵也许是障碍气血下行的一个因素。总结出规律，小腹的瘀堵有两个特点，要么导致便秘，要么导致拉肚子，今天上、下午拉了几次肚子。小腹瘀血有丝丝的痛胀感觉，但是到了晚上，九点以后，拉肚子愈来愈厉害，几乎失禁，好在咬紧牙才能控制住。这块瘀血太厉害，第一次有如此厉害的体验，化瘀仍在缓慢进行，非常之缓慢。

◎ 4 月 28 日

今天，心脏瘀血犹如树根一样，目前和四月中旬相比较，似乎有进步，因为四月中旬，老树根呈现横七竖八杂乱的分布在心脏表面，犹如破渔网，罩住了心脏。今日感觉没有那么乱，仅仅呈现横陈布局，又如绳子一样。但是一个小时以后，老树根好像断裂，显现为又厚又重的斑块，根本无法触动。

生活中，小腹化瘀好像再加速，因为，每天坐在那里，小腹的底部有凉凉的似痛非胀的感觉，这种感觉导致小腹咕咕地叫，叫完后，有时候就是拉肚子。

◎ 5 月 1 日

今天感觉心脏的老树根没有那么厚重，同时小腹的老瘀血消失的同时，被它上面一条横向、模糊的瘀血所替代，一个小时后模糊转变为清晰，但是仍然很硬。生活中，心脏表面瘀血又呈现厚重的特点，厚重压抑，吃饭不能吃得太饱，否则不舒服，也许是化瘀加速所致。

◎ 5 月 4 日

近日，心脏中的瘀血，又无法具体感觉它的位置和轮廓。但是，瘀血折射到小腹，却使得小腹的瘀血清晰明确，这种明确，甚至会认为小腹瘀堵导致了心脏的瘀堵，心脏退而求其次了。有时候心脏化瘀和小腹化瘀交替进行，心脏的每一块瘀血都对应着小腹的具体部位。首先是心脏化瘀，心脏相关位置瘀血消失，接着就是小腹对应位置化瘀，这是一个流程。

自从服用印度古方，感觉瘀血没有那么厚重了，不知道是不是印度古方的作用。

◎ 5 月 6 日

今天站桩，仍然感觉到心脏犹如被绳子勒的很紧，并且折射到小腹，中间部位犹如一根粗粗的绳子吊在那里。心脏外侧的绳子一根又一根，络绎不绝。

◎ 5 月 9 日

绳子的现象是最近化瘀的主体，可以清晰感觉到它的轮廓，有松软的迹象。松软即是化瘀，这些绳子在松软中消失。

◎ 5 月 13 日

今天感觉上腹部，犹如贴着一片异物，并且折射到小腹，化瘀缓慢，不能追求以前的快速化瘀速度。现在耐心就是胜利。

◎ 5 月 15 日

昨天晚上感觉到，这条绳子有些变软，软软的有些杂七杂八的感觉，结果今天就消失了，可以确认原来绳子是软中化瘀，之后就是新的绳子诞生。接着来，一切都是重复，看来不同位置的瘀血各有不同的化瘀特点。

◎ 5 月 16 日

昨天柔和的感觉没有了，又是横向的绳子，硬硬的，是一条宽带瘀血。

◎ 5 月 18 日

今天心脏外壳硬硬的，下半部和两侧肾脏相连接，左右双肾也被这种硬硬的气体连接、带动和包裹，很不舒服，无法形容，并且心肾之间微细的三角通道也被这种硬气所包裹，经常发生这种现象，心肾相连此言不虚。

◎ 5 月 21 日

硬皮对心脏的包裹在逐渐消融，感觉心脏轻松了许多。

◎ 5 月 24 日

今天体现出来的感觉，就是心脏外层附着横向的硬带，并且连成一片，没有缓解。

站桩绽放奇迹——冠心病彻底康复

◎ 2013 年 6 月 2 日

以前的硬带今天终于软化，柔柔的一片，估计明天就没有。服用印度化瘀古方，感觉作用不明显，今天停止了。实践证明，还是站桩化瘀最直接。

◎ 6 月 3 日

今天出现新的硬带，附着在心脏左右两侧，呈现两侧各有一团硬带，而它们又连接在一起，这又是一种化瘀规律。但是，这些硬带，宽带一样的绳子，化瘀非常之缓慢，2 ~ 3 周无法感觉到消融吸收的迹象。一直到 6 月下旬，犹如两块补丁贴在了心脏左右外侧。化瘀之缓慢没有办法描述和形容，消融得太慢了，因为每天都一样，每周也没有大的区别，只能每月总结一次。

◎ 7 月

心脏左右两侧的补丁逐渐由硬化转变为紧，又由紧退化为似软非软，到此为止，第二天消失了，这个过程大概用了一个多月的时间，化瘀很缓慢。新的硬团和绳子又开始出现，但是，感觉绳子越来越少，补丁形态再也没有出现，没有以前那么复杂。这是 7 月的成绩。

◎ 8 月

现在的绳子成横向分布，紧紧地捆在心脏表面，有的绳子断裂，逐渐软化而消失，而有的绳子直接在软化中消失。横向分布的绳子越来少。但是，有时候却被一团团盘在一起而杂乱的绳子替代。化瘀尤其缓慢。

这个时候的站桩，最大的挑战，已经不再是化瘀，而是心理因素的挑战。因为从2010年5月站桩以来，站桩一直是治病的核心，虽然有时化瘀缓慢，但是不至于几个星期没有任何变化。但是现在站桩最大的挑战，几周下来病灶化瘀几乎没有任何变化，比较化瘀要按照月度来衡量病灶变化。这颗心实在是受不了，好在已经有了心性的基础，好在已经可以站桩入静，好在已经可以融入站桩状态，所有这一切都是站桩日积月累心性的成熟。

◎ 9月

心脏外表右侧的瘀斑团状物质，越来越少，但是还没有消失。到9月下旬，几乎再也没有发现右侧的斑块，右侧团状物质彻底消失了，再也没有出现，小腹底部也空了，仅仅剩余小腹中间，对应附着在脏器上的瘀血呈上下分布，这些瘀血导致的身体反应，仍然是便秘和拉肚子，但是便秘和拉肚子的频率却越来越低。

◎ 10月上旬

心脏左侧有一片硬团，硬硬的贴在心脏外侧，同时和左侧下方脏器附着的瘀血遥相呼应，各有所显，每天、每周的化瘀不明确，一切都在无形之中消融、缩小。本月只能和上个月的总体情况作比较才能感觉到化瘀面积逐渐缩小的效果。

所以这个时期，心性的磨练是核心，反而站桩化瘀退而求其次。因为，每天站桩前不愿意站，但是，站桩到了收功的时候，如果出现化瘀的效果，却又很不情愿的收功。所以，这颗心是一个矛和盾的混合体，矛和盾都不是你，而是附着在你心性上的工具。所以站桩辨认心性就是修心。

◎ 10月19号

心脏外表左侧团状物质软化，软化的很杂乱，犹如软化的杂草或是融化的树根，这种感觉太清晰了，这是心脏表面化瘀以来，第一次如此鲜明的感觉。

◎ 10月20号

昨日软化物质彻底消失，今天感觉心脏没有了，这是好事情，很可能预示着心脏的瘀血彻底消融，心脏柔软，瘀血消失，异物不在，还原一个新的心脏。因为，只要脏器没有问题，我们是感觉不到脏器的存在，当你感觉到脏器的存在，说明这个脏器已经出了大问题。因此，也许今天就是奇迹，但是，理性告诉我，目前绝不能幻想。

验证事实，胜于猜测，桩中，心脏彻底消失，腹部小腹空空如也，整个脏器都空了，不是空了，而是丢失，没有了。双手抱球空空的站在那里，导引几次，导引失去了功效，不是失去了功效，而是彻底失去了导引的意义。静静地站着……静静的……太恬静了，睁开眼睛，双手充满了气感，缓缓拉动、导引，犹如水流，舒缓、鼓荡周遍全身，舒畅之愉悦，寂静之体现，无法言喻。然而此时，以往神通广大的导引面对空空的身体，失去了应有的功效，身体只剩下一个框架，没有任何脏器、身轻如飘叶，体盈如鸿毛，没有任何东西，只能静静地站，静态之中的不动之动，荡漾于愉悦与舒适之中，没有什么东西再可以化瘀和治疗了。

◎ 10 月 22 号

桩中，身体中没有任何多余物质，空荡荡的站桩，除了闭着眼睛静静地站着，意识当中，你发现自己除了静静地站着，无事可做，无事可干。现在，终于可以寂静离念，思维停止、意融于心，微动意念既有身心，察意观心，如如不动，静静地分享站桩的愉悦与恬静。

生活中，周身轻盈、身体挺拔、开车中以前的附着感，不知道从何时起早已无影无终。最大的特点就是，在厨房做饭的时候，每每打开燃气灶做饭或炒菜，煤气之火所散发的热量，刹那间，好像可以穿透我的腹部，这种温热之能所带来的是一种非常舒适的感觉，当然这种感觉不是今天才发生的，而是春季以来就非常明显。

◎ 10 月 26 号

桩中，空空荡荡，现在是为了站桩而站桩，因为，所有的一切都消失了，安逸而恬静享用站桩的舒适。

◎ 11 月

站桩中，除了身体还有一个躯壳，所有的都消失殆尽，寂静之中，心灵深处泛起汩汩的愉悦，犹如深山里面的泉水，喷涌而出。这种泉水抒发出一种用语言无法形容的禅乐，周遍身心，滋养灵魂，站桩治病彻底完成了历史使命。

生活的行住坐卧中身体只剩下了框架，轻盈挺拔，行走中骨骼犹如中空，身轻体健，精神饱满。时入隆冬，无感寒冷，夜盖薄毯，仍觉燥热。身体达到了最佳的上乘康健，感谢站桩挽救生命、以此文字愿惠有缘。

再次回顾2010危重之时，判若天地，无法比较，不单单是身体还是精神。经过了一场疾病，更多的是精神的充实，一场疾病就是一场因缘，生命在这里改弦易辙，生命的方向发生了改变。可能你会问，无法拥有健康，你还能拥有什么呢？我认为，如果失去了生命，一切不复存在，生命的意义不在于拥有，而在于信仰！

其实，不是我诞生了奇迹，站桩自古而有，只是我们在一直向西看，忘记了我们这个民族既有的古老文化，站桩不单单可以治病，不仅仅可以治疗冠心病，不仅仅治疗五脏六腑之病，还可以救命，站桩不仅仅救命，还可以修心。

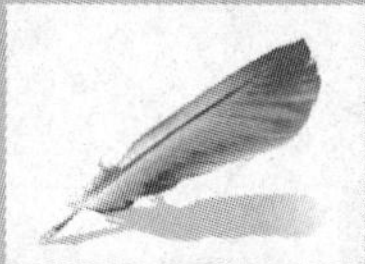

第十章

康复回顾与总结

检查结果对比

1. 2013 年 12 月 2 日彻底康复后的冠状动脉 CT：

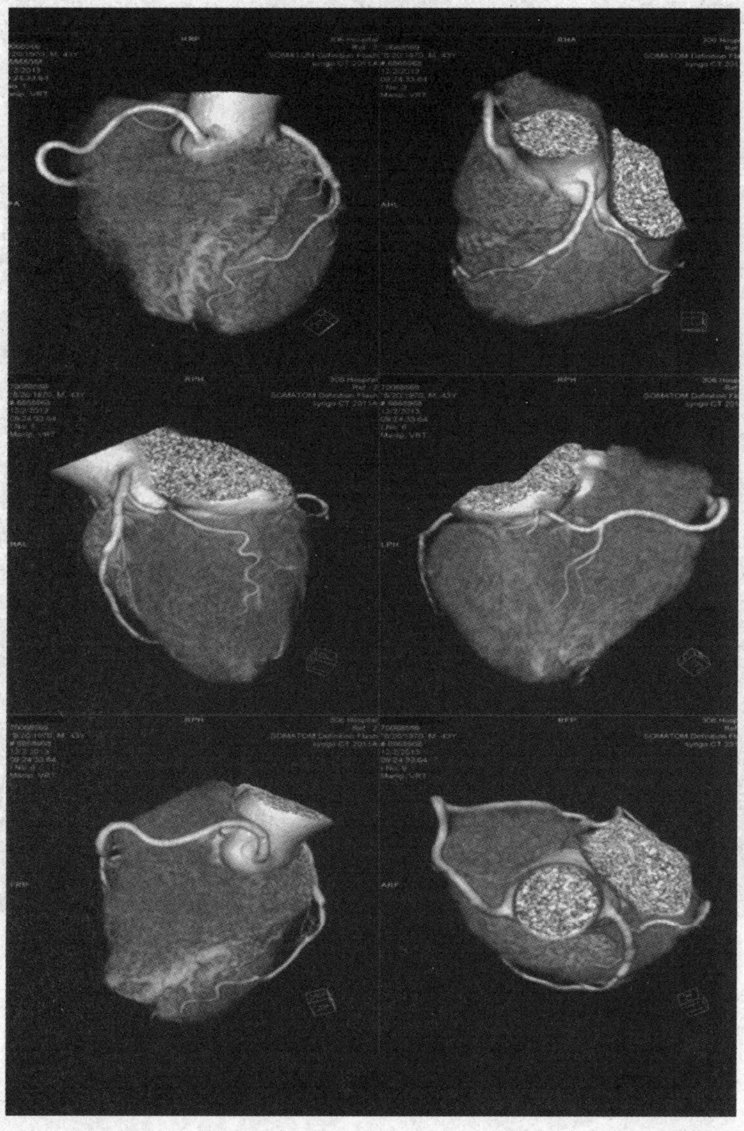

2. 站桩前 2009 年 9 月的冠状动脉 CT：

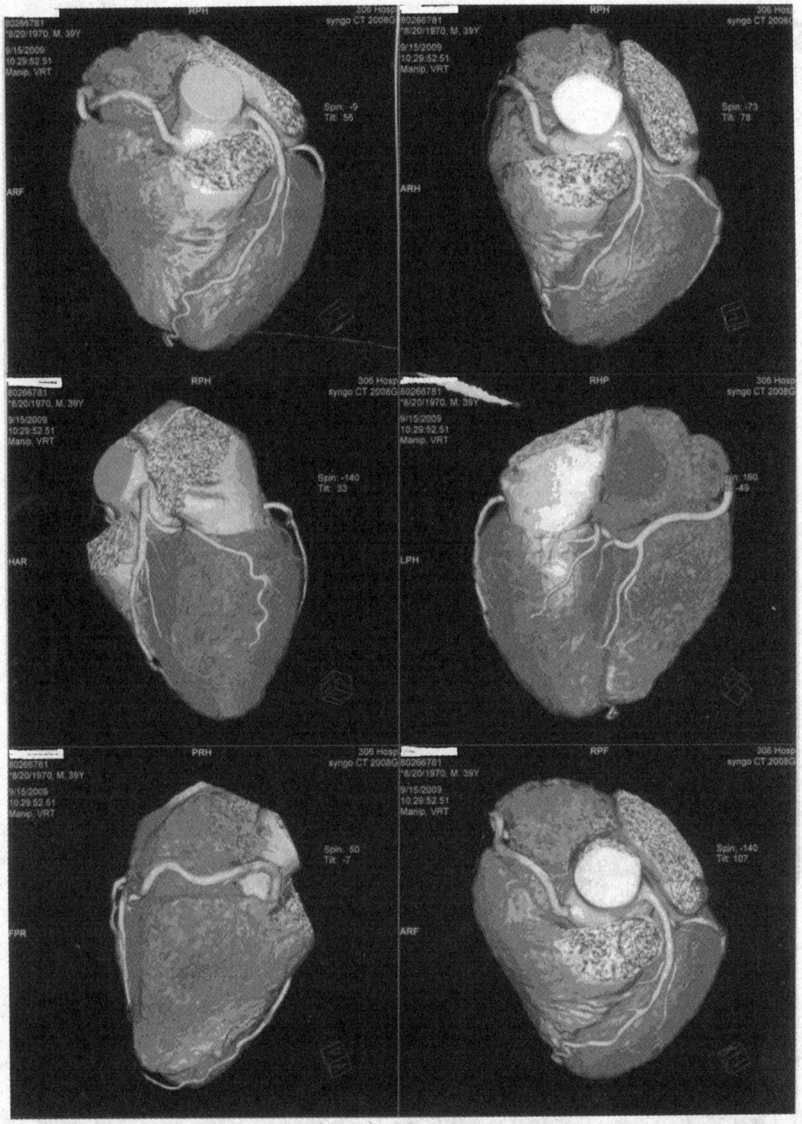

3. 2010 年 3 月站桩前心脏照影手术结果

首都医科大学附属北京安贞医院

出院记录

病案号：01431768

入院日期 2010 年 03 月 29 日　　出院日期 2010 年 3 月 31 日　　住院日数：2

姓名:	性别：男	年龄：39岁	籍贯：山东省	工作单位：　　大学	职务：教 师

入院诊断、主要检查、住院经过（包括X线、心电图、心导管、心脏造影及其它主要检查项目）：

入院诊断：胸痛原因待诊：冠心病待排

主要检查：2010.3.30 行冠脉造影示：前降支中段约 75%狭窄。

住院经过：入院后予完善相关检查，冠脉造影示前降支狭窄 75%，IVOS 示：最小管腔面积 3.28mm2，建议术，患者拒绝。给予药物治疗。

主要治疗（包括药物治疗、疗程剂量、疗效等。如进行手术应写清手术日期、手术名称、麻醉方法及手术后情况

2010-03-31

冠脉造影

拜阿斯匹灵 0.1 QD,立普妥 10mg QD ,波立维 75mg QD

出院诊断（包括主要诊断及次要诊断）：

冠状动脉粥样硬化性心脏病

出院时情况：治愈　1√好转　无改变　恶化　死亡　未治　自动出院（将是的一项 √ 出

出院医嘱：

1. 避免剧烈体力活动，低脂饮食。
2. 按时服药，病情变化及时就诊。

今后门诊（或随诊）的具体要求：

1. 定期复查血脂，肝功能，肌酶等。

注：本记录一式两份：

一份存于住院病案内：

一份存于门诊病案内：

主治医师　　经治医师　　2010年3月31日

4. 2010 年 3 月站桩前心脏造影手术结果

首都医学院附属北京安贞医院

手 术 记 录

姓名：　　性别 男　　年龄 39岁　　病房 心内2　　病案号 1431788

手术日期：2010.3.30　　手术士：[illegible]，李军，薛鸿明

术前诊断：CAD　　麻醉士：李军　　麻醉方法：局麻

术后诊断：CAD　　手术时间：15:00

手术名称：CAG+IVUS　　术中输血：　　术中输液：NS

切口及体位：右股动脉　　肝素2000u

Medtronic
LAUNCHER
(17)111118(10)0001202598
Ref. LA6EBU375　6F EBU3.75　Lot 0001202598

HI-TORQUE
BALANCE MIDDLEWEIGHT
UNIVERSAL
0.014" 190 cm
REF 1009660
LOT 9092194

患者在DSA Lab行CAG，取平卧位，常规消毒铺巾，以1%利多卡因局麻右股动脉穿刺，改良Seldinger's技术穿刺右股动脉成功，置6F动脉鞘，肝素2000u，以6F JL4.0 JR4.0 Catheter行CAG示：LM、LCX、RCA未见明显狭窄，LAD中段约75% [redacted]，余冠脉未见病变，同意IVUS检查。肝素5000u，置6F EBU3.75 Guiding Catheter在LCA开口，送BMW guide wire到LAD远端，行IVUS示：最小管腔面积3.28、3.71mm，可考虑PTCA+Stent术，患者及家属拒绝，要求药物治疗，结束手术，以Perclose MC缝合穿刺点，局部POST术后常规处理.

关闭胸（腹）腔前处理：

病员一般情况：

医师签名 [illegible]

康复后的心脏：

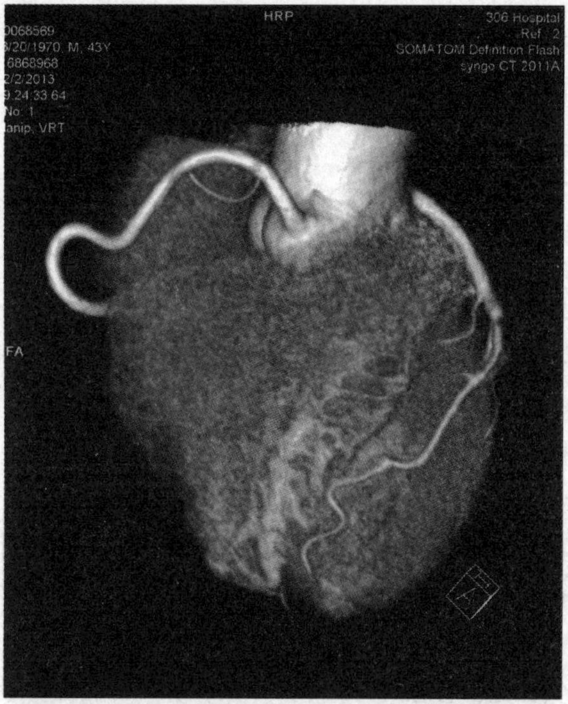
HRP
0068569
/20/1970, M, 43Y
6868968
2/2/2013
9.24:33.64
No: 1
anip, VRT
306 Hospital
Ref.: 2
SOMATOM Definition Flash
syngo CT 2011A
FA

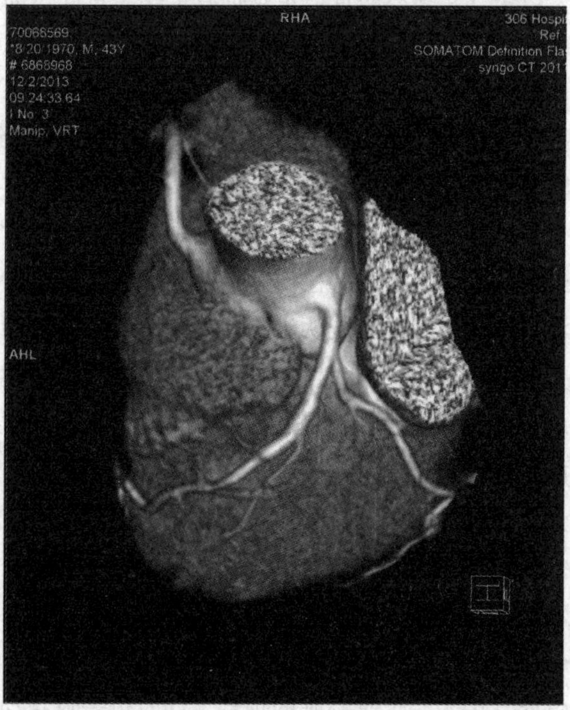
RHA
70068569
*8/20/1970, M, 43Y
6868968
12/2/2013
09:24:33.64
I No: 3
Manip, VRT
306 Hospi
Ref
SOMATOM Definition Flas
syngo CT 201
AHL

康复历程

自2010年5月正式站桩以来，到2013年10月份，包括到现在，站桩是一个持之以恒的过程。在这个过程中，从医院走出来的那一刻开始，到处寻找救命之方，但是，随着不断地寻觅、不断地寻找、不断地搜索、不断地……希望值却不断地降低，寻找的要求与标准也在不断地缩小，最后只剩下控制病情的发展，或者能够找到一个简单有效的控制病情延续的方式。无意之中，碰到站桩，在寻找救命之方越来越渺茫的情况下，越来越失望的前提下，仅仅一个豆腐块的百字文，吸引了我。“站桩可以治疗冠心病”就是仅仅这么一句话，就是这一句话，除了这一句话，再也没有其他的信息。因为站桩简单得不能再简单了，开始，没有期望它能够救命，仅仅希望能够控制住病情的发展，或者能够减缓症状，就站了下去。

没有想到，实在是没有想到，四个月以后，从死亡线上终于可以大口、安全地、自由地呼吸一口空气，蓦然回首，是站桩救了我。自此，加大站桩的量，日日皆站。由每日的一小时，增加到每日的两小时。随着治病效果的不断显现，以及站桩的状态的不断体现，站桩时间也在不断地增加和延长，每日两次站桩两小时，增加到每日2.5个小时，继续增加到每日3个小时、再继续到每日4个小时、每日5个小时等。

站桩成了我每天的核心大事，任何事情必须为站桩让路，对站桩不敢有任何耽误，几乎成了绝对的任务，不敢有任何懈怠，因为它是我生命的保障，几乎没有任何周六日，没有节假日。你可能认为，我是一个疯狂站桩的人。你知道为什么吗？因为，这是求生的欲望，当我发现它就是救命之方的时候，它就是生命的支柱的时候，不敢有任何的怠慢或者得过且过，日精日勤，如履薄冰，因为，我终于找到了救命的稻草。

当有一天，无意中突然感觉到血管中附着物的那一刻起，就开始做梦。我认为这就是最后的瘀血，现在回想起来非常好笑，这哪里是最后一块瘀血呀，这是第一块被气血撬动的瘀血斑块，这是散点化瘀的开始，从这里到康复简直就是十万八千里。

这个地方最危险，因为，这是心脏的顶部，同时也是冠状动脉的上部，是新瘀血发展、延续、生长的空间，所以，这里散布大大小小的斑块，它们还没有形成气候。形成气候就是吸收管壁肌肉组织，管壁收缩，斑块继续聚集、连接成为一个整体，堵塞管腔通道。血管彻底狭窄，所以这个地方的斑块，都是散兵游勇。气血冲击这些散落斑块的时候，尤其是冲击到血管三岔口的交通要塞，比较危险，度过这里就是一马平川。

我形容的一马平川是从安全的角度形容，而不是化瘀的角度，当这些散兵游勇消失，整体化瘀开始。这个时候你可能认为彻底康复了，因为，以前的瘀血没有了，化瘀症状没有了。但是，这个时候，会出现一个情况，站桩好像失去功效，没效果了，你会怀疑、你会疑惑、你更加困惑。

其实此时你稍微改变一下站姿，站桩化瘀的效果一下子就出来了，就是由以前的高位站桩，腰部微微下沉，站中桩或中低桩。此时，你发现化瘀的特点变了，颠覆了以前的体验、感觉、印象。此时，化瘀初始非常艰难，对你的心态是巨大的打击，这个时候很关键，千万要挺住，这个时期的心理调整至关重要。其实每天的站桩化瘀，都是我们的心在主导一切，因此明辨这颗心至关重要。

此时的瘀血凝结成一个整体、一个整段、犹如一根绳子，这时候进入一个新的化瘀阶段——整体化瘀。此处，所有的瘀血连接成为一个整体，并且因为它们吸附在管壁上，吸收管壁的气血和肌肉组织，造成这个位置的血管狭窄，所以瘀血很顽固、非常硬、硬如山石，极为紧，紧如发条。在所有的化瘀过程中，这里很艰难，这里很艰苦，这里步履维艰，异常难行，化瘀的进程要用月或者数周来计算。有一天终于可以撬动瘀血，这就是对你最大的奖励，千万不要放弃，坚持就是胜利。

慢慢地这个最坚固的堡垒，终于有一天被气血融化，你发现 2 ~ 3 周能够化掉一块瘀血，几乎成为一种规律。瘀血在一块块的消失、吸收、融化，此时，我天真地以为，马上就彻底康复了，做起了康复的梦想。此时，这个心理的变化非常大，心态起伏也很大，所以，我们千万不要被这个起伏、波动的“心”所欺骗……这里到康复还有十万七千里。你发现有几天，瘀血化得很快，几天就没有了，接下来又是一根绳子，特点一样，极硬极紧，你又困惑了，你又无奈了，你一定要记住，站桩就是在修心，千万千万，很多人在这里可能就放弃了，实在是太可惜。

因为，接下来就是再重复第一次的化瘀过程，慢慢地化瘀自上而下消融，融化吸收，每一段凝结的结垢血管，以及狭窄的血管化瘀最艰苦，化瘀周期也最长，艰苦之情，只有站桩的人可以体验，无法溢于言表。那么接下来，没有狭窄的血管里面，也全部布满了瘀血，自上而下，没有一块干净的地方，唯一不同之处，就是管壁之间的气血组织尚未被吸收，就是尚未狭窄，这个管壁不是管腔里面。

每一段淤积血管，开始化瘀是非常艰难的，但是当你度过艰难，瘀血就是泥沙俱下。到了最后，化瘀的速度越来越快，化瘀速度不断地下行递进。你会发现一次两个小时的站桩，可以化掉很多斑块，不单单可以很快化掉斑块，而是可以一片一片的消失，简直用神奇来形容。此时，化瘀的环境不知不觉发生了变化，你发现血管不再是直上直下，血管拐弯了，犹如弯型管道或是U型曲折的通道，化瘀在这个不同的方向之中前进。

突然有一天，瘀血极快的消失、融化、吸收，此时，你真的认为马上就应该彻底康复了，可是你感觉化瘀来到一个空间，彻彻底底颠覆冠状动脉血管化瘀的特点。化瘀来到这个空间，这里地形复杂，上下左右纵横交错，不同方向的化瘀瘀血，有各自的化瘀特点。这个空间的瘀血还没有化完，上面还有一个小空间。上下两个空间一起化瘀，这两个空间行将结束之际，右边又出来两个空间，这里是右心室。左右心室的底部犹如丝瓜或者南瓜里面的瓜瓤，在这个瓜瓤内一层层布满了淤积物，一层层平行的重叠，犹如一根根硬硬的绳子。绳子断截了，又犹如一根根柱子，一根根柱子消失了，心脏的底部却又镶满了石块或是沙砾一样的淤积物。

此时，你认为，心脏里面的瘀血化完，终于胜利了、终于可以彻底康复、终于可以不用再化瘀血了，可是你又错了，你又大大地错了。心脏的表面犹如一个鸡蛋壳，被包裹住，包裹的心脏极不舒服。鸡蛋壳消失，还有一道道数不清硬硬的绳子，这些数不清的绳子，结结实实的绳子捆住了心脏，慢慢地，绳子在软化中消失，一根又一根。你要付出极大而又极大的耐心，你认为绳子消失，就彻底康复了，结果你又错了。什么时候当你彻底不再抱有，任何彻底康复信心的时候，心脏表面的破渔网被溶解，破渔网又被不同的补丁所替代。当你对彻底康复不再抱有任何妄想的时候，补丁消失，你就真的彻底康复了。

此时，你再也不敢相信这是真的彻底康复了，因为期望一次彻底康复，你就失望一次。你实在是不敢再相信，结果你一天不相信，两天不相信，可是，却是真的什么都没有了。当真的出现奇迹的时候，你真的就是不敢相信，当连续三天站桩站成空荡荡的身体框架，一切的一切都丢失了，无瘀可化，无物可寻，你用来化瘀的一切“工具”失效了，除了双手抱球静静地站着，你无事可干，无物可观，你成功了，你真的成功了。

回顾整个的站桩治病的过程，一次次的以为马上就要康复了，一次次的失望，一次次的失望，而又一次次的期望，整个的过程就是修心的过程，你只要过不了“心”这一关，你是没有办法坚持下来的，你知道为什么吗？因为，这颗心被记忆所固化，所加深，心的记忆就成了你，当你被记忆带动，你无法突破心的记忆，你就坚持不下去，因为这颗“心”它不是我们自己，这是所有人不知道的秘密。

所以，站桩就是修心，修心就是治病，心病康复了，身体之病自然而然就会彻底痊愈。因此，我将把整个康复过程，做一个完整的、系统的梳理和总结，希望帮助更多的人。

站姿与治病

站桩姿势：两脚平行站立（不可成内八字或外八字），与肩同宽，身体正直，两手成半圆形环抱胸前，高不过肩，低不过脐。沉肩坠肘（松肩沉（垂）肘），双臂成V型抱圆，手指微张，两手十指相距30~40厘米，两手心离胸约15~20厘米。头正身直，虚灵顶劲，下颚微内收，头部轻轻做朝天“伸”或者叫“领”的动作，或闭目或半闭目，口似张似闭，自然呼吸。以腰为轴，微微下沉，双腿膝盖自然略为弯曲（5度以内），做到“似直非直”，“似曲非曲、似坐非坐”。

对于站桩新手而言，以上站姿大致正确即可，因为站桩之初每个人的身姿僵硬，无法自然而然地完成标准站姿。因此，有一个水到渠成的过程，比如，新手站桩，双脚很难做到平行，所以，这个平行的站姿可以慢慢地过渡。一两个月后，身姿柔软自然了，两脚平行站立将水到渠成。

两手成半圆形环抱胸前，高不过肩，低不过脐，这是站桩初始的要求，但是在治病过程中，可以灵活运用。站桩半年以后，根据治病发展的情况，我发现双手环抱高不过肩，这是不正确的，治病过程中可以高过肩，但是不能过眉。过眉气露，失去站桩效果，双手环抱过肩低于眉，反而更能增加能量，病症显现明显，可以加速治病和康复。那么对于小腹的疾患，比如前列腺病、盆腔炎、肾病、子宫炎症、男科、妇科等疾患，双手环抱可以与脐平行，如果低于脐以下，治病效果大打折扣。

根据年龄以及所患疾病的轻重，度过排病反应，进入治病的实质阶段，就可以尝试利用导引，这是加速康复的必然路径。两手成半圆形环抱，五指缓缓、缓慢、极缓慢左右拉伸，拉伸的轻重缓急程度根据病灶的反应而确定。同时还可以对准胸部里外缓慢拉动，这种辐射病灶的方法极为有效，可以根据每个人的疾病情况不同而加以对治。

在站桩的过程中，不管你是不是一个修行者，只要你的身体没有彻底康复，不要入静，因为入静后，进入修行状态，你脱离治病的基础，无法感应病灶，也就无法起到治病的作用。因此，等你彻底康复了，再站桩入静或是打坐入静将非常快，而水到渠成。

关于念头，不管站桩养生、还是站桩治病，内心的繁杂念头，不要管他，他爱想什么就想什么，你不要约束，你需要导向，导向愉悦、喜悦、积极向上的念头与思维，那么反向抑郁、阴暗、负面的内容不要去想它，这样不利于治病。保持内心的清净与自然，久而久之你内心的思维念头，越来越少、越来越清净。

调整好站姿以后，头正身直，虚灵顶劲。即鄂微内收，头部轻轻做朝天“伸”或者叫“领”的一个动作，就如一根绳子吊住了头顶，站桩时间久了，就会感觉到百会穴，犹如一枚一元硬币大小的洞，洞里有水，在不停地蠕动，害怕里面的水溢出，就会出现大动不如小动，小动不如不动内在松静。这时就会启动以百会穴为核心的晃动，左右做顺时针或逆时针晃动，交替进行，循环往复。这种动可以通达涌泉穴，却又可以调动劳宫穴，诸穴皆动，因此就会感觉到周身自然放松。此时千万不要忘记松肩空腋，只要双肩能够放下来，周身自然能够放松。含胸拔背，腰腹部放松，这样可以避免挺腹。

足下的要领：要把重心放在前脚掌的三分之二处，想象足跟踩着一只蚂蚁，既不能把蚂蚁踩死，也不能让蚂蚁跑掉，体会那种细微的劲儿，脚后跟始终要有虚悬的意思，不要真正离开地面。虚悬的目的是为了把足阳明胃经、足太阳膀胱经、足少阳胆经三条阳经的经气调动起来。一个简单的足跟踩蚂蚁，启动三条阳经上的养生大穴。足少阳胆经的阳陵泉，主一身之筋，该穴有强筋壮骨之功；足太阳膀胱经的承山穴，可以祛湿升阳，对排除体内湿邪有奇效；足阳明胃经的足三里，自古就有长寿穴的称谓，是全身性的强壮要穴，增强气血功不可没。三条经的三个大穴同时启动，这比单一的其他养生治病效果要强无数倍。

站桩不仅能调动三条阳经，还能调动足太阴脾经、足少阴肾经、足厥阴肝经三条阴经，从而使人体达到阴阳平衡的状态起到祛病养生长寿的效果。足太阴脾经的三阴交会穴，也是临床上妇科调经养血的大穴；足少阴肾经的涌泉穴，也是人体的长寿大穴。肾者，精神之舍，性命之根，此穴有培固肾精、引火归元的作用，可以使人耳聪目明精力充沛；足厥阴肝经上的太冲穴，是肝经的原穴，有疏肝理气的作用，对焦虑抑郁等情志病以及各种脏器等疾病都有非常好的治疗效果。肝开窍于目，故此眼部的疾病通过站桩调理将得到很快的康复。

调动三条阴经相当于道家的“以阴引阳”之法，能够迅速使人体产生蚁行、麻胀热等得药之感。其实这个方法说起来很简单，就是在站桩过程中，脚趾要有节奏地抓地，也叫抓挠。抓挠时，足心的涌泉穴也会随之一松一紧，能明显感到气血在体内微微鼓荡，传导到掌心，连劳宫穴也调动了，既养心又养肾。

“风为百病之长”，练站桩的时候最忌讳的就是迎风站立。浑身冒汗时，别在风口、山顶站桩，以免遭受风寒得病。初次站桩的时候，如果感觉到有点累了，可以举高一点或举低一点，都没有关系。

站桩的特殊之处在于，它看似不动，其实是不动之中有大动。对于身体虚弱、津乏气短的人来说，剧烈运动会增加内耗，伤津动气，不增其益，反受其累。尤其是那些身患严重高血压、糖尿病、支气管炎等疾病，以及隐匿性疾病的人，剧烈型运动更是要不得。因此，大动不如小动，小动不如不动，不动之中又大动。站桩的“动”是一种“能量”，确切地说，这种“动”是一种内在自动的蠕动要求。身体轻微桩动，感觉自己像海藻一样，随着迂缓的水流漂漂荡荡、晃晃悠悠。在晃晃悠悠中身体四肢得到颐养，全身血液就像加速的溪流，带动气血撬动病灶，是养生康健治病之秘方。

站桩时朝哪个方向站更好呢？站桩千万不要为自己提条件，这是在捆绑自己的意识，自己在限制自己，所以，你朝什么方向站舒适，你就怎么站，站桩的方向从来本来没有标准，你非得设定一个标准，这是你自己的事情。就像站桩收功一样，站桩自古以来，就没有什么收功要求，如果有人设定一个标准，那么，这个标准符合要求吗？所以，站桩没有收功模式，我们千万不要吹毛求疵，反受其害，站桩之功用调整人类的气血回归原始生态。但是，这个收功，反其道而行之，使本来下行的气血又收了上去，颠倒上实下虚气血运行规律，反而瘀堵涌泉穴、关元、命门，这些事关生死的大穴，千万要不得。如果你非要尝试和模仿，那么，未来对脏器的修复，你要加倍努力才能复原，如果站桩半途而废，那么这种收功将对你的身体贻害终身。

人的身体有强弱和病情轻重之分，所以在站桩的过程中感觉和表现就不同。站桩开始之初发生肌肉震颤、疼、酸、麻、胀等现象，另外还有流眼泪、打哈欠、饱嗝、虚恭（放屁）、腹鸣、蚁走等现象，都是站桩过程中的好现象，身体调节好了或病愈之后自可消除。在站桩过程中，由于身体内部的机能变化，出现了种种不同的反应。因为每个人各有自己的情况，诸如年龄的大小，体质的强弱，病变的程度，生活的习惯等，因而站桩的过程中的感受、反应、现象也不尽相同，比如：酸痛感、麻胀感、温热感、震颤感、额头松果体胀感等位置明显的不同感受。形成以上症状的原因，不外乎阴阳活动失调，或身体局部病灶的影响，这些异同现象，有的人在站桩两三周后即获得改善，有的人经较长时间才能见好转。因此，站桩的过程中，不管出现的任何的现象和动作，不要关注它，就当什么没有发生，这种现象很快就会过去。但是，不管出现什么动作或是现象，站桩正确的站姿以及下肢的重心不能有任何变化，这是纪律，记住这个纪律，如果出现其他的现象犹如空中浮云，将终归烟消云散，切记。

随着站桩治病的进度，身体越来越柔软，你可能不再过多的关注站姿，这个时候很关键，很多自觉不自觉的问题就会出现。比如无意之中的挺腹，就会造成便秘，你可能永远发现不了，便秘就像谜一样，如影随形无法解开。所以，你要定期检视自己的站姿，就和站桩新手一样，慢慢地中规中矩，纠正每一个动作，这样避免犯错误，如果出现站姿错误，便于及时发现。

站桩不要违背顺其自然、功到自然成的原则，因为任何技能或方法如果急功近利、揠苗助长，就会得不偿失，这样下去容易出偏差。其实，站桩时一定要循序渐进而不可急躁，每次能站 30 分钟就可以达到很好的效果。那么就从 30 分钟开始站桩，一个月后站的过程中如果感觉很舒适，那么此时可以延长到 40 分钟或更长时间。运动量的掌握与控制是否得当，直接影响着治病的进步和效果。

因此，站桩治病是一种依靠自身能量达到彻底康复的过程与效果，他不是一朝一夕可以完成的，却需要一朝一夕的积淀，没有一朝一夕的积淀，就没有站桩治病的效果。你如果三天打鱼两天晒网，不如不站，因为，站桩就是修行，站桩治病在修身，看似修身，实乃修心，一站利身、百站利心。

散点与整体化瘀

站桩初始，千万不要被巨大的排病反应吓住，之所以有如此大的排病反应，因为我们的身体出现大问题，不是站桩有问题，我教过很多人站桩，但是，很令我失望，他们被这种排病反应吓住了。曾经有一个面瘫的病人，因头部或是颈部血管堵塞而所致，但是此人站桩，被头晕头痛吓住，而终止了站桩，实在是太可悲了。这样的案例实在是太多，如果他的头部没有问题，为什么会面瘫呢？为什么面部会不停地劲抽？那就说明一定有问题，这个问题被站桩找到疾病的根源，引爆了病灶，结果，他认为这是站桩造成的。

因此，在站桩之初，因为每个人的病症轻重不一样，所引发的病灶排病就不一样，排病反应的轻重也不一样。冠心病、脑血管疾病在开始之初，排病严重区域就是胸部和头部，胸部布满了密密麻麻的经脉与穴位，因为常年累月的积劳成疾，全部瘀堵，使得身体内部失去和外部微观能量交流的机会，久而久之就会淤积堵塞。因为，站桩治病的原理，站姿使得脏器放松，在这个状态易于接受宇宙微观能量。世界万物是一个大宇宙，人体就是一个小宇宙，又是一个小世界，外在的宇宙决定人体这个小宇宙，外在的世界影响着这个小世界，甚至决定着小世界的未来和存在。所以人体和世间一切生物、植物、动物一样均受到外在环境的制约，就如一年四季有春夏秋冬是一样，人类也是依存这个基础而生长繁衍。

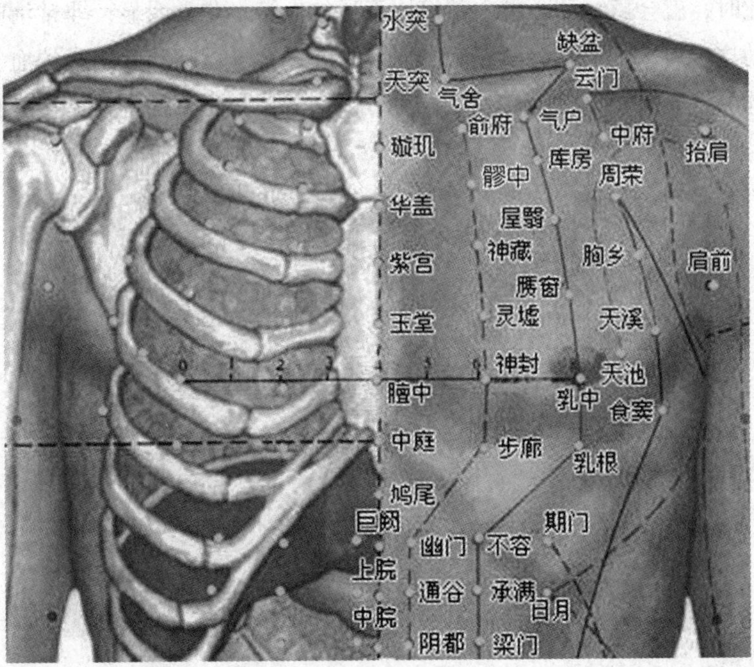

我曾经做过一个实验，在公园里，风平浪静，没有任何的一丝风吹草动，两个人在树林里站桩。我架上摄像机，固定住，为站桩的人以及他们背后的树木花草录像。我回家后，打开录像，设定快放模式，或者加速快进，你发现原本不动的人和树，都在动。是什么在动？是人的心脏。你会看到人的前胸心动的跳动和原本不动的植物、树木、花草都是一个频率，非常一致。任何树木、花草，都是通过这种我们肉眼无法觉察到的“动”在摄取宇宙能量，站桩就是这个原理，这就是站桩治病的原理。

所以，站桩治病之初，我的胸前犹如大山，犹如巨石之压，而异常痛苦，这就是胸部所有的经脉和穴道被淤积堵塞，使得体内无法和外界正常交流，所以微观能量需要逐步的渗透，这是一个痛苦的过程。其次是头部，头部犹如无法开化的石头，异常难受，难受到晚上无法入睡，并且伴有阵发性头痛。但是，此时，你实在是不知道这是什么原因，这种无法入睡的痛苦以及头部反应，曾周期性反应，时轻时重，一直到慢慢消失，是一个很漫长的过程。所以你要去承受，因为，你病得太重了。

心脏如石如巨，随着站桩的深入，大山变成了巨石，巨石变成了拳头。这个时候，微观能量已经可以渗透到心脏，此时你能够运用涌泉、尾椎、百汇一线的联动，就可以使得心脏内部的气血和外部的微观能量来冲击这个犹如拳头大小的石头，此时，就会感觉到心脏内部瘀堵不通的血管，非常明显，非常清晰。有一天你转动这一线，气血就会撕裂这个血管内壁，这个冠状动脉狭窄的血管上下之间，内部的气血终于可以流通了，气血可以交流了，为下一步整体化瘀打下坚固的基础。

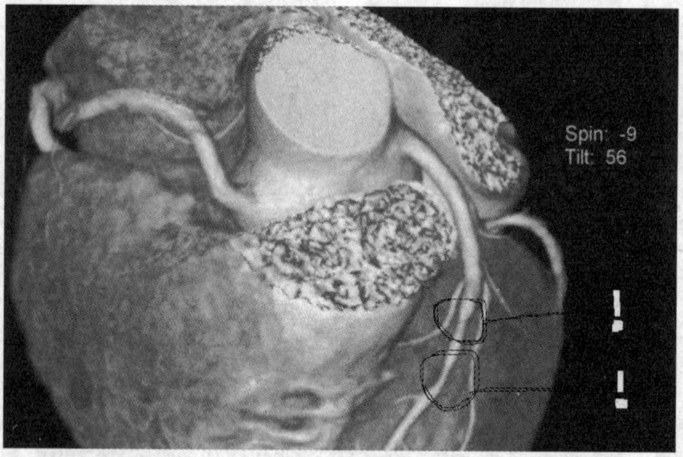

这里两处狭窄阻碍了上下动脉的气血，是不相通的，所以需要气血的撬动，才能打通通道。这里通了以后，心脏的这块石头将很快被融化，此时，下一步，马上进入实质性治病的阶段。

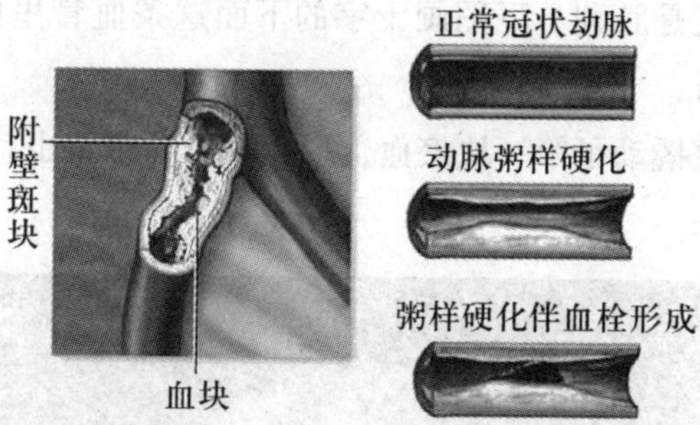

这时，基本上度过排病反应，排病反应结束，身体内部可以和外部微观能量实现对接和融通，治病的障碍没有了，站桩治病真正开始了。

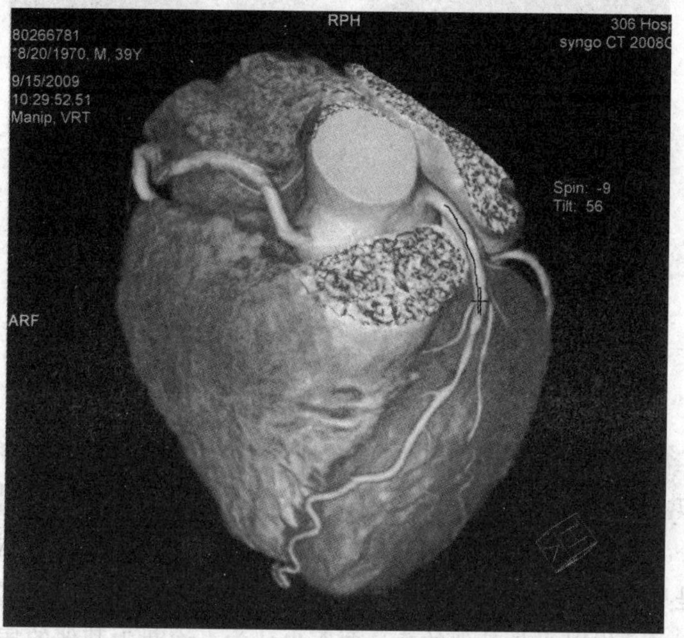

治病从散点化瘀开始，下图划线的一段血管，里面布满了星星点点的瘀血斑块，这些斑块犹如散兵游勇一样，还没有形成气候。他们如果形成气候，就会连成一体，形成整体组织，不断地吸收管壁内部气血组织，血管就会逐步狭窄。其实，散点化瘀比较危险，因为每一块瘀血都是独立的，尤其是血管三岔口的独立斑块，就是下图画“十字”附近，这里很危险。这个化瘀阶段，如果有不良的感觉，最好尽量不要外出，在家里休养、休息，度过这个阶段就是一马平川。此时，如果不了解这个化瘀流程，认为在这里，可能快要康复了，其实治病才刚刚起步。

散点化瘀结束，气血继续下行，下面的就是整体化瘀，整体化瘀的起始阶段，化瘀非常艰难，这里的瘀血太坚硬，真的是太坚硬了，这里非常的难站，千

万不要放弃，坚持就是胜利。下图画十字的下面这条血管里面，看似没有狭窄，其实全部布满了瘀血，

当你发现，气血撬动了第一块瘀血，那么其他的瘀血也就慢慢地松动了，一切的一切都要慢慢来。

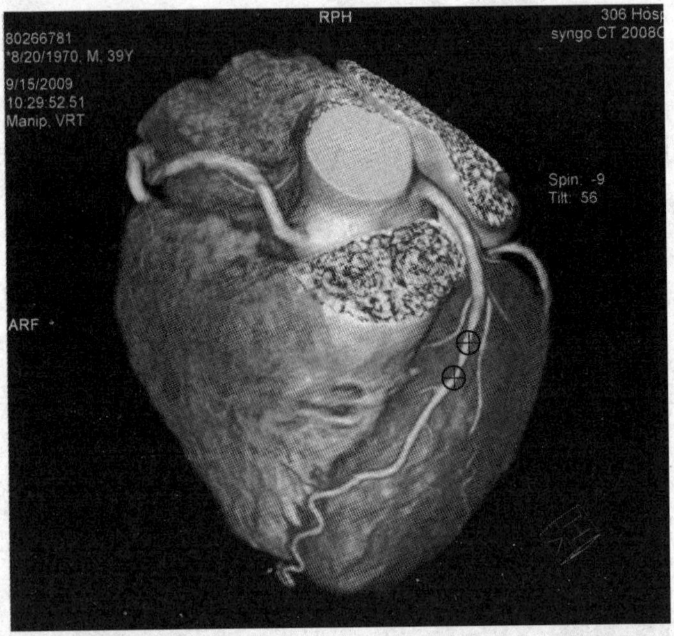

这两处狭窄区域的瘀血，化瘀非常艰难，因为，他们在这里已经安家落户，和血管融为一体，需要一年或两年甚至更长的时间，才可以化完这里的淤积，所以要有耐心。这个地方的化瘀，会有很多千奇百怪的症状，这些症状会牵动其他的器官或是身体某一部位，一起胀、痛、痒等诸多症状。其实这些症状在以前若干年都发生过，你以为是其他的病，西医也认为、诊断为其他的病。现在想起来，会感到很好笑，真是庸医将病治病，在这里将是解开若干谜团的时候。

整体化瘀之中又有局部化瘀，就区域的化瘀而言，开始非常艰难，但是这个艰难是一个非常必然的过程。度过这个艰难，瘀血终于可以撬动，几周下来终于可以化掉一块瘀血，几乎形成了规律，结果这些瘀血化完，你发现又开始艰难了。这个艰难过了，接下来的化瘀又变得更容易了，不断地循环，不断地发展，当最后，你发现剩余的瘀血化得太快了，几乎一天化完一块瘀血，太快了，你一定认为马上就康复了。

其实，此时最狭窄区域的瘀血刚刚化完，你的路还没有走完一半，路漫漫其修远兮，是真实的心路写照。这个狭窄区域即使没有瘀血了，但是已经变形的血

管管壁，里面虽然没有瘀血、干净了，但是变形的管壁是不会再复原的，因为血管壁内部肌肉和气血已经固化，是没有任何办法再回到以前的状态。虽然它不能复原，但是这里和健康血管没有任何区别，血管壁内部气血充盈，柔软如水，血流通畅，里面空无一物，不会对健康和生活有任何的影响，这就是奇迹。

心脑疾病之源头

整体化瘀的初始印象，你感觉化瘀之艰难，就好像碰到了一段绳子，这一段绳子很硬，很紧，所以，化瘀就在硬、紧、软化之间不断地行进，不断地硬、不断地紧、慢慢地软化，就是一个这样的化瘀流程。其实瘀血是自上而下化瘀，这符合站桩气到血到，气血相伴，气血下行的实证。同时也说明瘀血的形成是自下而上的慢慢积累、气滞而血瘀，叠加组合形成血栓、血瘀、血块、斑块，慢慢地成长为血瘀组织。根据它的发展和深入，最终和血管壁生长成为一个整体、深入到血管肌体内部。因此血瘀斑块也就成为血管自身的组织，你中有我我中有你，在这个基础上瘀血组织开始缓慢地发展，瘀血发展的同时不断吸收血管肌体组织，也就造成了血管不断地萎缩、硬化、脆化。最终该处血管内部也不断地淤积、再淤积，内外夹击，就会不断地变形和狭窄、再狭窄。由于内部不断地淤积，使得血流难以满足身体的需求，而出现各种各样的症状，直至梗死或痉挛。这种狭窄有时不止一处，甚至多处，或者在孕育多处，或者在缓慢发展。

因此，狭窄之处愈多，化瘀就会愈缓慢，所需时间更加漫长。因此，最为狭窄之处的化瘀也会更加困难，尤其是狭窄 75% 以上血管，因为，这种狭窄经历若干年，瘀血斑块不单单互为一体，形成肌肉组织，同时它们吸收管壁内部的气血，与之成为一体，这种情况更需要极大的耐心和毅力。那么，随着化瘀的不断发展，所有的狭窄之处瘀血化完了，你会认为，彻底康复了，其实，路还很遥远，下面不断涌现的瘀血，马上就会浇灭康复的希望。

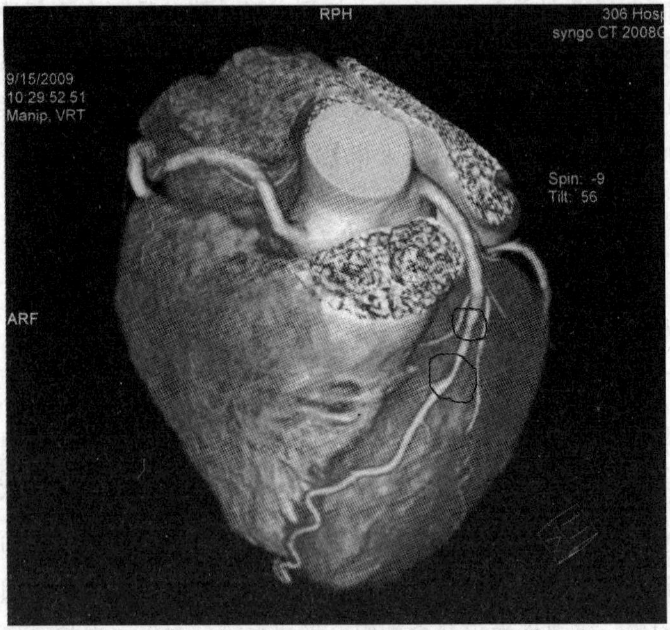

上图，曲线标示的部分，你用肉眼观看一切正常，冠状动脉 CT，也没有发现瘀堵，看似健康，其实里面布满了大量的连接不断地局部瘀血，只是没有形成一个整体，没有形成气候，没有吸收管壁气血而已。所以，看到这些，请问，你还是相信人类制造的仪器吗？还是相信自己的体验。当时化瘀化到这个位置，我是仔仔细细看着以上图片，我甚至专门买来放大镜，观看，也没有发现端异，结果里面就是满满的瘀血，所以，去相信自己吧，不要一味地迷信仪器，其实等你彻底康复了，你再看这个图片仍然没有多大的变化，其实里面已经荡然无物。

如果，我在上面两个狭窄之处安装支架，那么，未来预示着下面这些区域若干年以后还要去医院安装若干的支架。那么，请问支架能救命吗？如果不能，你知道为什么吗？因为，这个冠状动脉的狭窄，仅仅是一种假象，不是疾病的源头。你会问，为什么？我慢慢告诉你。

上述标记血管的化瘀，和狭窄之处化瘀相比较，这里容易很多，随着化瘀不断地向下发展，那么下面的瘀血就软化的越快，这里几乎颠覆以前的化瘀特点。这个地方的瘀血虽然很硬很紧，但是省略了软化的环节，甚至到了最后，一天之内所有的瘀血由硬变紧，直接就消失了。太神奇了。每天的化瘀非常神奇，犹如江河泥沙聚下，非常之快不可思议。

这个时候，你 100% 的认为彻底康复了，我也是如此认为，因为一切的一切都预示着，彻底结束了。但是，蓦然之间，化瘀却转向到一个不大的空间，你惊讶了，你诧异了，你不知所措，化瘀为什么越来越离奇？这里地形复杂，又彻底颠覆以往所有的化瘀特点。在这里化瘀，再也不是自上而下，而是左右、上下、纵横，不停地交换。这个空间还没有化完上面又来了一个小空间，上下两个空间不停地交换化瘀。下空间椭圆的底部犹如丝瓜瓤上布满了硬硬的、平行的绳子，一层层的绳子断裂，却又变成一个个上下分布的瘀血柱子，这些瘀血柱子上下排列高低不一，左右呈圆锥形向下以此化瘀。柱子消失，椭圆的底部又镶满了硬块，硬块消失，还有沙砾，沙砾终于没有了，结果右侧又出来一个空间，这个空间上面还有空间，这里的化瘀不断地重复左侧的历史。结果空间瘀血化完了，在这个左右空间的中间上部，却又出现了无法形容的硬块块。化瘀在不断地打击你的心智，在不断地消灭你的希望、在不断地浇灭你的期待……你会问，彻底康复之路，到底还有多远？

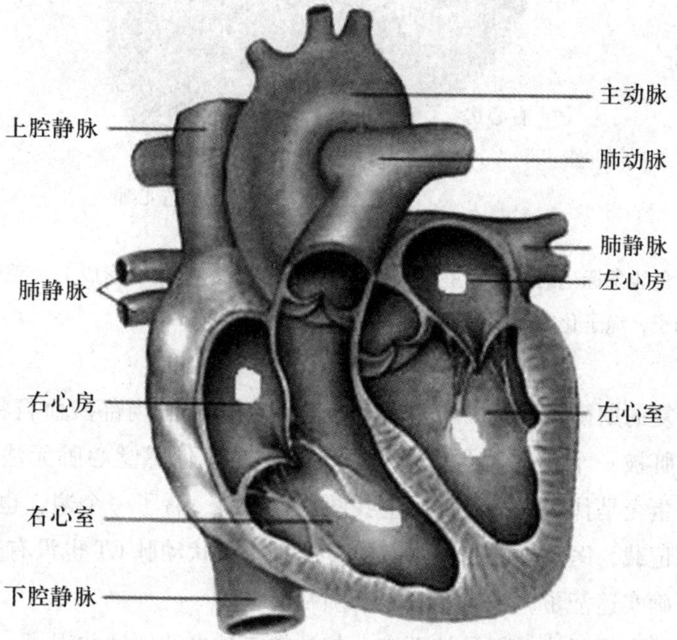

注：白色标记，就是空间化瘀位置，先左心室再左心房，左侧化完就是右侧，右侧也是先下后上。

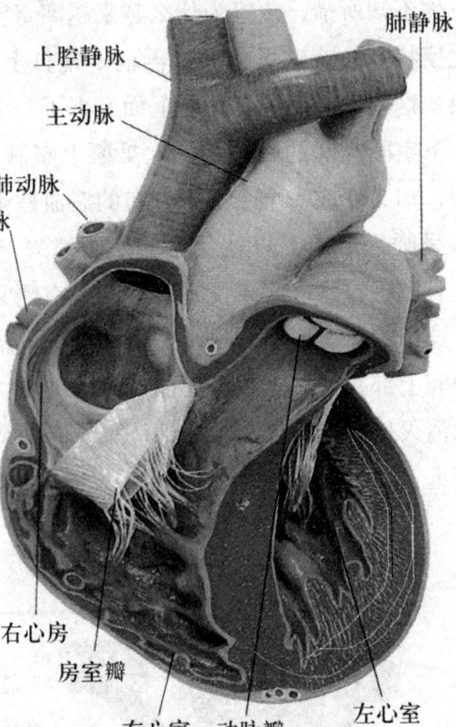

注：用白色线条标记的部位，里面镶嵌了瘀血斑块，这些斑块形成一个整体，瘀堵部位犹如一根根绳子，绳子化完，就是空隙中的柱子。

对于康复的期待，会被一个鸡蛋壳彻底浇灭。心脏内部瘀血行将化完之际，你却发现心脏被一个犹如鸡蛋壳的东西，罩住了，你感觉心脏无法透气而不舒服。这个鸡蛋壳是什么呢？我从网上找图片查资料，看了一个遍，也没有发现关于这方面的记载，医院做的照影没有检查出来，冠状动脉 CT 也没有这样的结果，我迷茫了，确实迷茫了，没有办法，必须站下去。

鸡蛋壳消失得很快，但是接下来，却被越来越多的僵硬的绳子，把心脏捆住了，这里的化瘀用艰难来形容，是艰难之中的艰难，因为，你除了静静地站桩，没有任何的办法。导引无法促动，因为它不是斑块，你无从下手。因此，只能静静地去感觉硬硬的绳子，你发现几个星期以后这个绳子有些软化，软化得犹如一团硬硬的杂草，结果第二天早晨你站桩的时候，它们消失了。这里的化瘀很缓慢，缓慢的以几周来衡量。绳子不断地消失，新的绳子不断地涌现，层出不从，最后很多绳子演变成老树根，老树根又演变成老树皮，老树皮又变成破渔网，破渔网又变成了破补丁，当破补丁消失的时候，又被不同侧面的破补丁所代替，破补丁越来越少。当左侧的破补丁消失的时候，蓦然之间一切都空了。破补丁越来越少的时候，你已经感觉到越来越空，是心脏空了，也是整个身心都空了，什么都没有了，只剩下了空荡荡的身姿框架。

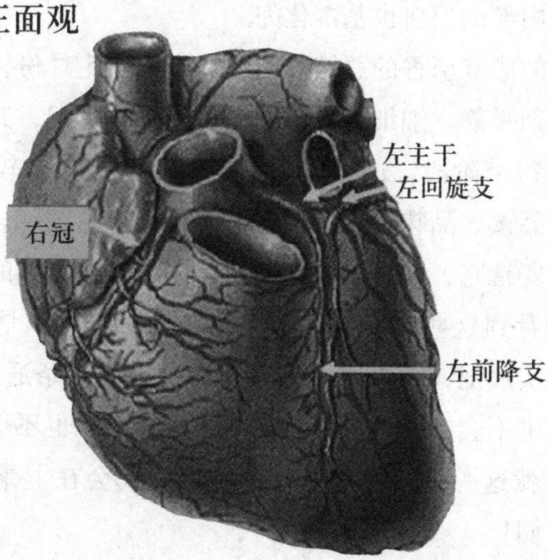

注：图中这些心脏外侧密密麻麻的血管，在心脏表面形成固化气滞血瘀，是鸡蛋壳形成的原因。鸡蛋壳被分解，心脏表面的这些血管动脉就是硬硬的绳子；绳子融化，动脉血管之间的组织就是老树皮和破渔网，破渔网被分割成为补丁，补丁消失，心脏彻底解放。

因此，心脏表面外侧的淤积是一切心脑血管疾病的源头，犹如冠状动脉狭窄变形。你若安装支架，安装支架只能解决暂时的问题，只能缓解暂时的情况，如果你知道了这些真实的原因，你还敢安装支架吗？

这个心脏内外部的淤积是一系列病变的导火索，所以，不管你安装支架还是心脏搭桥，仅仅起到暂时的作用，你却没有找到疾病的源头，这是最可悲的事情。

在整体化瘀的初始阶段，这个时候有一种现象，你会感觉到小腹的中间，肚脐之下好像有淤积物，又好像是心脏瘀血的辐射。其实真正的原因，这里确实也淤积了，就是肚脐之下到小腹底部。所以，心脏的化瘀和这里形成了联动，有时候心脏的化瘀还和双肾，形成联动。感觉双肾被一种硬硬的气体所包裹，且有丝丝的凉意，这是心肾相通相连，心脏有问题，根源就是肾虚，肾虚则气滞，气滞则血瘀。

小腹中间淤积化完，就是小腹的底部。小腹的底部很复杂，连带一些小腹的器官，都淤积了大量的附着物，所以，心脏化瘀，这里也化瘀，上下联动效应非常明显和强烈，慢慢地你的肾结石好了，你的膀胱炎康复了，前列腺炎、前列腺增生康复了……，一切的下焦病灶悄然消失。小腹化瘀特点和心脏内的心室底部化瘀特点一模一样，小肠之上也沾满了附着物，等小腹底部以及小肠的附着物彻底消失，这时心脏内部的瘀血也基本化完。

这就是我全部的康复历程的总结与回顾。当时在5月份，感慨万千，不过到了现在，一切都复归平静。细细回忆，细细品读我的日记，其实核心内容，就是一个修心的历程，每个阶段，这颗心都在挣扎，都在和你较量。随着站桩的深入，你对这颗心的品读、品味，你发现这颗心它越来越细腻，越来越清晰，你可以内观它，你可以安抚它，你可以脱离他的指挥，他成了你的朋友。

当你如果有缘看到这些内容，不管你现在是否养生、是否治病或者康复与否，去尝试吧，去实践吧，因为已经有人为你走出了一条通往彻底康复的大道，你不会在孤独，你也不会在无迹可寻，你不会再迷茫、也不会再迷路。你只需要相信自已就可以，就这一个简单的条件，所以，我会在上乘的康健大道上等待你。加油吧，朋友们！

康复的关键——站桩心法

站桩确实很简单，这也是我当初选择的主要原因。核心原因是因为站桩能够调动，周身奇经八脉、经络微循环，全身大大小小各种经穴，以及关键的主要要穴，集周身要穴为一穴，集周身经脉为一脉，集周身之气为一气，冠健身之姿为一姿，聚周身之动为一动，静周身之境为一静，无关念头之纷杂。无关意念之要求，唯求内观，观心之波动、观心之妙变、观心之启用、观心之无我，是为内观修心。

站桩肌体之痛或是疲惫，仅仅是一个过程，也是必然的一个过程，很快就会过去，但是“心”的躁动、浮躁是很多人难以坚持的主要问题。站桩确实很简单，站桩确实很实用，但是，有些人就是站不下去，站一天可以，坚持一周可以，如果时间再长了，实在是受不了。这个受不了，到底是谁“受不了”，受不了的原因是什么，一定要找到原因。这个原因，就是站桩所带来的“静怡”，“静”的太静了，安静的让这颗“心”无法承受，这颗“心”会告诉你，你还有很多事情，没有办理，现在必须停止站桩，尽快去办理各种事情。比如：准备上午或是晚上的餐饭，去商场买东西，去打电话、联系客户，还有一笔业务、去邻居家有事情、为孩子准备衣服、为爱人……太多太多的事情，需要你去办理，太多了，你太忙了。

此时，如果你在站桩，应该仔细思索一下，是谁在忙呀，是谁那么忙，这是关键。是你的这颗“心”很忙，不是你忙，站桩的你一定要明白这个道理。此时，如果你停止站桩，按照这颗心的规划停止站桩，被这颗心带动，被这颗心驱使办理事情去了，未来的麻烦就大了，未来100%预示着你无法继续下去，你将被这颗心所俘虏，这是事实。每个人必然出现这种情况，这是必然的，所不同之处，每个人的控制力不一样，所以，有的人坚持下来了。但是，你会问，我的控制力很差，身体又有病，我该怎么办？

首先，此时，你一定要认识这颗心，他不是我们，他真的不是我们。因为，一秒钟以前他需要你去买菜，需要你去联系客户但是一分钟以后他又告诉你午饭还没有准备。一会儿他又给你说，看着电视站桩多好呀，几分钟以后他又告诉你，玩着游戏站桩会更好，还可以打发时间。结果稍后有一个念头又会给你说给朋友打一个电话吧，如何如何……这颗心在不停地变动，所以你要分辨，这颗心他不是你，但是，对于初始站桩的人而言，此时，这颗心就是你，你就是这个心，因为功夫不到，你无法分辨谁是你，你是谁？怎么办？

这个时候，你一定要有主见，千万不要按照这颗心的安排去做，当这颗心告诉你如何如何……的时候，你一定要耐心地安抚这颗心、一定要宽容地理解他、一定要包容这颗心。你在内心慢慢地告诉他：“你安排的这些事情，我都会去处理的，我一定去办理，你放心就好了，等我站完桩，立马就去。”此时，这颗心会安静一会儿，十几分钟以后，或者五分钟以后，他又来了，又来催你了，你再告诉他：“谢谢你，如此关心我，我没有忘记，谢谢，请你放心。”他还会来的，结果他真的又来了，他不断地来，此时，你一定极富耐心，告诉他：“你不是我，你是你，我是我。”他每次来，你就每次如此这般，闹钟不响，千万不能终止站桩，这是纪律。

随着站桩的不断深入，随着时间的不断延长，你的心性越来越成熟，你会发现这颗心越来越清晰。以前，这颗心就是你，你就是这颗心，但是慢慢地，你发现，你是你，他是他，很奇怪，你不会再被他们带动。虽然，他们时不时经常来，但是，只不过，他们只来看看你而已，或者告诉你每件事情不要忘记，他们犹如你的家人、你的朋友、你的父母、你的……慢慢地，他们变成了一个个的念头，你内观，看着他们，他们犹如空中的一片乌云，来了又去。记住，此时你一定要看住他们，所谓的看住他们，就是要告诉他，“他不是你”“你不是我”，等你认清楚他们，他们来了就会走掉，因为，你已经知道了不应该知道的秘密，他们再也达不到原来的目的，他们无法带动你，此时的念头，由原来的粗糙，慢慢地变得更加细微。

此时的站桩，你如鱼得水，站一个小时和站三个小时没有任何区别，初始站桩的你，可以睁开眼睛站桩，当你独处一室，闭着眼睛无任何不良的反应了，就可以闭眼站桩，闭眼站桩可以听禅乐、可以听古乐、可以听修行的法理。但是你如果在治病，一定时不时地感觉一下病灶的反应，这是治病的关键。

对于“心”的分别，必须应用于生活中，在生活中你分辨了他们，站桩的过程中你会非常恬静的享受，这份难得的静怡与清净，是非常愉悦的一种恬静。此时，时间过得飞快，你感觉闭着眼睛刚刚站了15分钟，结果定时器就响了，睁眼一看两个小时已经过去了。哇塞，你很惊讶，时间原来如此不可思议。你的意识里面的十五分钟等于外界的两个小时，这就是境界，站桩的境界，所以在这个境界，你站桩治病的时候，时间会过得飞快，此时，你身心不为物欲所扰，因为你的心已经定住了。

那么，在此时，有一个治病的关键，千万不要也不能入静，因为，只要你入静后，就失去了对身体的感觉，失去了对病灶的体验。有时候你仅仅感觉到身体的躯壳，在这个躯壳之内是空的，所以，也就失去了对病灶感应、感觉和体验，这样不利于治病。所以，不能入静，如果你是养生可以入静内观，此时就是修行。

那么生活中，你就要时时刻刻分别他们，谁是你，谁是他，内心深处如如不动的空间就是你，在空间之下的一切思维念头，都不是你。所以，生活中你要包容、包容一切，容忍一切、理解一切、宽容一切，承受一切、去牺牲、奉献、利他、无我，内心深处对自私、利益、虚荣、傲慢、我执、嗔恨、贪婪、欲望的舍弃，这颗心就会愈加真实、清净，这是修心最快捷有效的方式。

生活中内心对于自我利益，以及自我欲望的索取和对抗，都会反映到站桩的状态中，在站桩静态中，反映出来就是攀缘。第一，对于时间的攀缘，你盼望时间之钟表，怎么还不到点呀，时钟怎么走得这么慢呀，你望眼欲穿，尤其是最后的十五分钟，你更是无法忍受这种最后的诱惑与寂寞，内心无比的奢望，奢望尽快到时间，这就是欲望的攀缘。但是当你在生活中，对治欲望，不再穷奢极欲的自私、自我，不再为了自己的利益，把贪婪发挥到极致，心理趋于平淡淡薄，淡泊名利需求、淡薄权贵极奢，站桩的时候，你会发现自己出奇的平静，是一份内心非常平和的静怡，如果境界在提升就是非常静怡的愉悦，这就是所谓的禅乐。

第二，对于康复的攀缘，内心极度浮躁，渴望康复，每一次的快速化瘀都会成为你马上康复的希望。但是，当快速化瘀消失，再次重复步履维艰之时，你实在是熬不住了，你的心理承受不住，如此循环往复化瘀节奏的打击，你的内心贪婪和欲望，在站桩的状态当中，被展示的淋漓尽致。可是，你认为这是正常的，这是真实的，你被这种欲望和贪婪带动了，你和欲望贪婪成为一个整体，当你在生活中不断地牺牲、奉献、承受、宽容、无我、利他的时候，这种贪婪欲望在站桩的静态当中愈加清晰。这时，就是你分离他的时候，因为他不是你，你和他分开了，他再来的时候，你一眼就认出来了，他们就如夜空中的流星，一闪而过。站桩的过程中，你不再为化瘀的反复，有任何波动。因为化瘀和不化瘀，都是一样，即便是彻底康复，你仍然还要站下去，因为，站桩已经成为你生命的一部分。

站桩的过程中还有诸多挑战，如果你真正进入实质治病的阶段，就是微观能量进入病灶，开始治病了，即散点化瘀。你会发现，所有的这些瘀血，都被一团气体包裹着，这一团气体好像充满了生命力，忽左忽右、忽上忽下，飘飘忽忽、无法捕捉，这就是病气。他随着你的站桩气血运行，而发生变化，时柔时软，他的特点就是活性与游离，这一团气体或大或小，每一块瘀血几乎都被这种气体所覆盖。在这种气体面前，站桩效果大打折扣，他好像专门消减站桩的功效。几天下去，你发现都在和他做游戏，有的瘀血很小，所以气体也很小，化得比较快，但是如果是大片的瘀血，必然就会有大片附着气体，此时，很艰难、很缓慢。

其实，不管你是否是唯物者，还是无神论者，还是有信仰的人，我告诉你，每一片瘀血所附带的气体，都是有生命的，是真真实实、实实在在的，是一种生命信息的附着，是一种生命信息的沾染，是一种生命因果的附着。如果，你对于这种气体无能为力，你只有忏悔，向他们忏悔，忏悔你的过错，忏悔你的内心，深刻真正、发自内心、虔诚的忏悔。你会发现，随着你的忏悔，瘀血所附着的气体，慢慢地消退了，消退后的瘀血斑块，没有几天就消失了。你胜利了，你真的胜利，如果这些气体不离开，不撤退，你的化瘀非常艰难，你的站桩自信很可能被这种气体所扼杀，站桩半途而废，这也是气体所希望的，也是他们所要的结果。

你可能不相信，你也可能嗤之以鼻，其实，你看到这里，所有的心态，我都能够理解，因为，你就是以前的我。因为疾病以前，我和你一样，我不相信除了人类还有什么生命层次，但是，一场疾病就是一次因缘。如果你不相信这个世界上，这个宇宙中除了人类，还有很多的生命层次，我建议你去练睡功，因为睡功能够通灵。如果你还不相信，那么，还有一个非常简单的办法，每日晚上九十点以后，你去荒郊野外或者深山老林去站桩，或者你外出旅游，在什么名山胜水，那里风景秀美，你可以选择一个僻静之处，晚上九十点以后，可以在那里站桩，感受一下其他的生命层次。你如果试验一下，我相信，你再也不会否定生命的多层次性。

随着站桩不断地深入，你发现内心的所有波动皆能够自控，皆能够清晰无漏的判别那些不属于你的念头。并且，随着你的判别和清晰无漏的觉察，念头越来越少，也越来越细微，你不在受其所扰，更不会被其带动，这个时候和初始站桩的时候相比较，简直就是判若两人。因此，站桩就是修行，修行的核心就是修心，站桩就是修心。

人们已经忘记，在古代，站桩就是修行的入门——筑基功。筑基，顾名思义就是打地基的意思。大家都知道，高楼大厦平地起，关键在于打好地基，地基打好才能盖起大楼，倘若地基不固，即便盖好大楼也会倾于一旦。因此，站桩治病就是站桩修行，站桩修行的核心就是修心，修心就是筑基。

怎么去修心呢？心如何去修？分辨心灵的对错，分辨心灵的需求和要求，分辨心灵实质的本体和心灵的妄念，分辨构成心灵的种种因素和习气。当你随着站桩的不断深入，深入内心，你会发现人是由习气做的，这些习气就是欲望贪婪……当你分解你的欲望，分解心灵之上的执着幻想，分解心灵构成的情感和一切的仇恨、焦虑、抑郁、自我的这种观念之后，附着在层层构成心灵的空间之上，所附着的生命信息和习气就会同时被分解。

在整个站桩修行过程当中，就是在不断地去除着心灵的妄念。这个心灵的妄念体现，就是种种的观念、种种的着相、种种建立在着相之上的贪婪欲望，种种的自我维护和种种的情感不能自拔的渴求。这就是心灵。

心灵带给我们的永远都是妄念、贪婪、痛苦、不满，心灵带给我们的永远都不是真正的自己。如果这颗心是我们自己，为什么这颗心变化多端，如果这颗心就是真正的自己，他不应该变化才是对的，他应该听我们的指挥，而不是我们听他的安排，就好像你在美国买了一处房产，这个房产祖祖辈辈都是你的，你可以传承给自己的子女，你也可以随意买卖，这才是你真正的资产。而这颗心却不是，因为他变化莫测，很多人成为了“心”的奴隶。而真正的自己，那种清净圆满的清凉柔软。心灵带给我们的永远都是蒙蔽真实之后，一个接一个的虚妄，所以站桩修行要将心灵当成主要的、根本的、唯一的方向。

只有向自己的内心去求，将自己心灵构成的种种的妄念、需求、种种的仇恨、不平、妒忌，种种的自私贪婪幻想，种种几十年积累下来反映到心灵上，种种的性格和偏执的观念，全部把他们善解掉、分解掉、化解掉，让心灵回归到一个原本纯净无我柔软状态，这个地方就是真正的自己。他永远不会退转的，那个地方就不被习气所污染。

在整个站桩修行过程当中，这个心，就是现在所谓的这个你自己，一切的感和受，一切的情感、欲望，一切的幻想、执着，一切的记忆和观念，全部是由他而产生的，而他的根本就是一个“我”字。怎么样把这个“我”字去掉呢？你自我去自我是去不掉的，最多就是一个观念代替另外一个观念，你去不掉这个“我”的。如何把他去掉？用另外一个标准，用另外一个实体去代替这个心。另外一个实体是什么呢？是信仰。苦中无我，唯有真理慈悲。在一切苦难，一切灾难，一切痛苦，一切欲望的诱惑，一切的人世间的这些斤斤计较和矛盾当中，你能够记住这句话。

信仰体现在人世间，就是割舍。割舍一切贪婪的，一切仇恨的，一切我执的，把他们放下来，这个叫割舍。慈悲是什么呢？慈悲是无我。不要为了自己的获得去强求什么，去争斗什么。苦中无我，唯有真理慈悲，体现在方方面面、事事处处，伴随你一生。

因此，站桩治病就是一个修行的过程，核心议题就是修心，心病康复了，肉体治病自然而然就会彻底痊愈和康复！路就在脚下，把心放到你的脚下去实践，希望就在你的眼前，把心放到你的头顶，时时刻刻体验心的起用妙变，你就成功了。祝福，真诚祝福，与此文有缘的人健康如意!!!

附录：

冠心病患者站桩常见疾病排病反应

根据站桩时间的长短，如果开始仅仅是十几分钟，或者由一个小时开始站桩，站桩的排病反应是不一样的，这里从首次站桩一个小时开始剖析。

疾病反应往往是突然的。经几分钟、几小时站桩感到功感强，会突然感到某部位器官、某经络疼痛起来。练功到了这个时期，体内已发现的以及未被发现的疾病都会有不同程度的反应，这是正常的现象。有的患者非常高兴，看到了效果，这是继续站下去的动力和希望，但是有的患者被吓着了，就此放弃，放弃站桩几乎等于和平式自杀。因为，如果继续下去，减去过程，未来就是康复或是绝对的健康，所以康复或罹患的选择权利就在你的脚下。

平时人们对体内微小的变化容易忽视，往往到了病情明显，精神、肉体受到严重影响才引起重视。练功状态下，人们的精神、意识应注重内部变化，“向内看”——内想、内视、内感、内听、内觉的五内秘诀，就是让练功者注视内部世界，全神贯注地进行自我体察。这样，身体的细微变化才容易发觉，很多的疾病排病反应只有在站桩的过程中，才会有剧烈的反应。日常生活中体现为普普通通的皮肤病、腰痛、某部位的不适、疼痛、流泪、上火……

站桩到了第三时期，病灶反应有的轻，有的重，有的反应时间短，有的反应时间长；有的反应过后病灶就消失，有的多次反应后才消失；有的呈周期性的反应，每周、每月循环往复；有的反反复复数周数月，个别严重的患者要反复一年二年或更长的时间，尤其是内脏、骨髓、股骨头、骨骼等严重的疾病，要有数年的时间才可以康复。其中骨髓、骨骼的疾病往往体现为严重的皮肤病，所以常人一直认为是皮肤病，其实非也。总之，只要坚持下去，不论反应次数多少，时间长短，最后疾病终将要消失，坚持就是胜利。

高血压患者在练功的第二时期血压逐步趋于稳定、下降，高血压症状轻的，也有很快恢复到正常的。但到了功感最佳的时候，会突然出现头昏脑沉等症状，血压回升，这说明病灶的反应期到了。也有的高血压患者到了病灶反应期，血压虽然回升，但却并没有不舒适的反应。另有个别患者虽然头昏反应剧烈，但血压不变，站桩降压仅仅是小病而已，关键是你能不能继续下去，权利就在你的脚下。

抑郁症、神经衰弱、神经官能症患者到了本时期会出现头部胀痛、头晕、不能入睡、多梦、梦遗、心悸、四肢无力、饮食减退、情绪低落等症状，尤其是头部就像灌了铅一样，或者更像未开凿的石头一样。这时晚上休息就像噩梦一样，无法入睡，这个时间根据患病的轻重，有的时间较短，有的时间有数月之久，但是一旦度过这个阶段，犹如婴儿香甜般的睡梦就会变为现实。这个时候你的精神状态，会焕然一新，这也是我的站桩实证。

各种风湿病患者会局部或全身冒凉气、出冷汗、打冷战。风湿严重的患者即使在六七八月，天气最炎热的季节也要穿棉衣、盖被子。有的凉气、冷汗出几个小时甚至几天后，又突然出现暖流感、温热感，但不久又出现凉气冷汗。有的上半身出热汗，下半身出冷汗；左半身出热汗，右半身出冷汗。左右上肢、左右下肢有时也会出现不平衡。核心部位出汗就是脚部，开始时脚的出汗不如叫流水，直到有一天双脚再也不出汗，而是发热，三伏天或三九天站桩时双脚热的烫人(感觉)，这个时候风湿和阴阳不平衡早已飘然而去。

心脏病患者到了此时，心脏会出现种种不适应的反应。因其心脏病表现的症状不同，到了此时反应也不尽相同。

近视、远视、角膜炎、青光眼、白内障、沙眼、散光等眼病到了此时，会眼酸、疼、痒、流泪，视力暂下降。反应过后，视力又回升、提高、康复。脑震荡后遗症、耳鸣、耳聋（不是先天的），只要你继续站下去，将很快恢复正常。因神经功能失调引起的耳鸣耳聋，经过练功治疗后恢复正常。颈椎增生、颈椎肥大、颈椎炎、鼻炎、咽喉炎等慢性疾病经过认真练功，快者一个月慢者不超过百日即可恢复健康。

牙龈、牙周炎患者，在练功过程中会反复出现牙疼。重者是肾部不适，肾部刺痛、疼痛。如果这个时候你用打坐双盘试一试，肾部的不适会更加严重，这就是最好的证明。肾病反应首先体现在牙或耳，这是最早的疾病信息，尤其是肾功能不全或肾衰者。如果你在这个时候站桩，祝贺你，你拯救了自己，剩下的就是继续。

肺结核、胸膜炎、肺气肿患者在此阶段会哮喘、胸部疼痛、肺部微量咯血。肠胃病患者在此阶段会反复出现肠胃不适，如胃胀、饱嗝、倒气、便秘等症状。肝炎等病患者在此阶段，其肝胆部位会反复疼痛，下肢肿胀。膝关节受损、腰肌劳损、腰椎间盘突出、坐骨神经痛等患者在此阶段会反复疼痛。但是站桩对于这些症状可以用神奇来形容，这是我的亲身感悟。我曾经因为练习打坐膝关节受损，练习双盘腰部受损，但是，因为我在一直站桩，都一一的修复了，这是我的亲身体验。

肾结石、肾炎、泌尿系统等患者在此阶段会腰疼、小便多，小便时疼痛、小腹痛、关元不适等，如果结合艾灸，康复的效果就会锦上添花。脚刺、脚鸡眼、脚垫，在此阶段会脚底板疼痛，不能站桩，不便走路。心脏病、糖尿病、肾病、下肢关节炎患者在此时期会出现下肢肿胀，严重者鞋袜穿脱困难，这是气血回流受阻所致，经过多次反复后，肿胀消失……总之，疾病反应早，就会早好，晚反应也好。没有反应不好，说明练功时间及功效不够。站桩没有反应、不好、没有效果，终极的原因在于你自身。

在疾病反应期间，一定要注意正确认识，要有信心。一定要继续下去，如果你就此放弃，那么这种疾病反应，就只能是以手术治疗或昂贵的生命代价来交换，这是必然的。

排病反应是一种正常生理变化的必然过程，一定要注意合理使用中西药、针灸、理疗、按摩等，利用中药、西药协助度过排病反应期是最佳的选择，也是最安全的选择。疾病反应期间，一定要放下思想包袱，根据自己的情况适量增加站桩时间，增加站桩时间要循序渐进，借此震开病灶区，但是核心一定要根据自身的情况，循序渐进站桩，站桩也要有智慧，千万不要今天站桩、明天打坐、后天晃海、拉筋……否则功法多了也会害了你。

冠心病患者站桩治病康复的基础

站桩时间的长短直接关系到站桩治病的本质，站桩时间的长短分为两个部分。第一，站桩时间的耐受力；第二，站桩的持续性。这两者关系到脏器病灶排病的强弱，站桩持续性决定是否可以彻底康复，所以站桩时间的长短以及是否可以坚持下去，是相互制约的一个完整整体。

坚持与怀疑

在站桩的初期，站桩者的耐受力是最大的考验。如果一开始就站一小时，没有耐受力基础，非常不现实。但是，第一次你站了一小时，我告诉你，你已经康复了40%，剩下的60%就是坚持、坚持、再坚持。

不管初次站桩是10分钟还是一小时，结果都一样，就是耐受力，持续性，这是未来的最大考验。什么是持续性，比方说，明天早晨5点起床，每一个人都可以做到，但是，如果下一周的每天早晨5点起床，大概有40%的人会被淘汰。可是，如果每个月、每年的每天早晨5点起床，大概有90%多的人被淘汰。为什么会如此，这就是耐受力。

所以说，不管是站10分钟还是一小时，持续性和耐受力是关键，如果第一天就站一小时，但是仅仅坚持了三天，你就受不了放弃了，那么你的这些疾病，对站桩而言是没有效果的。如果第一天站了10分钟，时间在不断递加的同时，你坚持一个月，那么祝贺你，你战胜了自己，同时就是战胜疾病，如果这样持续下去，康复仅仅是时间的问题。

站桩初期的第二个考验就是怀疑，分为两个方面：第一，对于养生者言，站桩初期排病反应极少或很轻，或者还没有开始，但是他们听说站桩时间长了会伤到骨头，或者对内脏、肌腱有害处等等一些说法，就放弃了，看来人云亦云太可怕了。我认为站桩要科学的站，桩功有桩功的练法，桩功在这方面有着十分严格的要求。只要按照每个桩功的姿势要求做，绝对不会对身体造成影响，只会促进身体的良性循环。所以说，站桩对身体有伤害这样的说法，只会吓到弱者。第二，对于治病者而言，站桩排病反应非常严重，被吓着了，害怕了。因为只要一站桩，身体感应或排病就非常的厉害，这种厉害各种各样的情况都有，比如：身体发颤、压抑、呼吸困难、便血、引发恶性皮肤病、病情加重、重到危及生命，或者岌岌可危和我一样。最后被吓到了，其实你不知道，这是气血复苏冲击病灶的自然反应，这是非常自然不过的事情，如果放弃了，就等于放弃治疗。最终的结果就是放弃生命，因为很多疾病只能叫做维持，根本不能治愈，你没有发现吗，很多的疾病、重病、包括一般的病，只要进了医院，刨除高昂的治疗费用不说，只能延缓疾病，理想的情况看似康复，以后还有复发的机会，仅仅是时间而已，更多的时候治标不治本。重者而言苟延残喘，去医院仅仅是心理的慰藉，因此，站桩不但可以逆转各种不治之症，彻底康复仅仅是时间问题。所以，站桩的信心就是治愈的核心。

动与静

对于一些病症，动与静是关键，有些病症需要自由桩的“动”，但是有些病却需要静，更有一些病需要动静结合，所以要恰到好处的掌握。因为几乎所有站桩的目的都是在整合身体的能量，催化体内的内气进行聚变，使之具有超常的能力。当内气经过气血的催化以后，经过一定时间内敛，就会由浅入深的向身体内部进行渗透。渗透所需的时间通常由功法本身来决定，一般最少要在二十分钟至四十分钟左右，这就是为什么站桩最好不低于四十分钟的主要原因。

人体静态中会凝聚宇宙的微观能量粒子，这个微观粒子就是能量，是高密度的微观能量，所有经过站桩锻炼的人都有这样的经历：就是感觉有一种内气是由身体表面的经络、筋膜开始循行，随着站桩时间的延长，内气也在不断地向身体内部渗透，由皮肤表面到肌肉中的筋膜再到骨肉之间的筋膜，到达骨头的表面，最后直至渗透到骨髓……这个过程就是敛气人骨。这个内气就是所谓的能量，能量是有生命的，只是现在的科学无法研究它。但是几千年以前我们的祖先就已经利用道教的经典，详细具体诠释了这种现象。所以，绝大多数站桩有素的人骨质都比较硬，这种内气能量行走的是人体内的筋膜，筋膜在人体内有着十分重要的作用，它除了组合肌肉以外，其中还具有保护肌肉，骨骼、脏腑不受侵害的功能。其中主要的原因就是筋膜中潜行内气能量粒子。

当内气能量粒子在人的身体内运行的时间越长，内气能量粒子进入身体的程度就越深，对人的身体健康就越好，这一点有很多的例证可以说明。比如：运动员由于长时间的奔跑，运动员小腿胫骨以至于达到骨裂的现象。经过站桩（每天两次，每次不少于 2 个小时），不但“疲劳性骨折”消失，就连运动性损伤也没有了。疲劳性骨病轻者造成运动员几个月都不能训练，重者可能影响到运动生涯。这个问题在世界长跑界都是一个难以解决的课题。最好的证明就是，我利用瑜伽基本功练习打坐，对膝盖、腰部有损害，疼的非常厉害，甚至不能长时间站立，站立不能超过 10 分钟，否则膝盖受不了。但是，因为每天站桩，我发现每次站桩后，膝盖和腰部恢复得很快，真是神奇，这种神奇尤其值得研究。

站桩可以治疗“股骨头坏死”，网上也有这样的案例。在实践中，我们看到，一次站桩时间超过一个小时的病人，治疗的效果要远远大于站四十分钟的病人。对于“静脉曲张”的病人而言也是这种情况。一次站桩的时间长短其效果差别很大。因此，对于站桩治病而言，每天不得低于 2 小时，是最佳的选择，也是治疗的纪律。

气到血到，气血相伴

现在有一些人用“久站伤筋骨”的理论来推断站桩，认为站桩也是站立，一定不会超出“久站伤筋骨”的范畴。用这些理论来衡量站桩的人，一定不了解站桩，不清楚站桩究竟是做什么的，更没有长时间站桩的经历。在通常情况下，平常人如果长时间的站立，时间一久就会造成下肢气血不畅，从而伤骨。但是，练站桩的人则不存在这个问题。练功的人只要站桩心法应用得正确，体内的真气就会在身体内循行周天，按着就是中医的“气到血到，气血相伴”的原理，血是跟着气走的。在实际中，我们常常看到，在练功中我们的血管是鼓起来的，超出正常状态。这就是“血随气走”造成血管扩张所导致的。这也是站桩为什么能够治疗“股骨头坏死”“静脉曲张”等下肢疾病的主要原因。

再者，看看国内的站桩的（老）武术家们的身体都很好。没有一个因为长时间站桩造成腿骨受损的，这就是最好的说明。但是有一个问题，这些以各种“桩”为派别的武术家，他们是真正的专家和教练，他们有很高的武术造诣，能够教给人们健康或搏击，正好印证了那些打着虚假旗号的人，故弄玄虚，造作一些华而不实的东西，害人不浅。

最后真心地希望广大站桩爱好者，排除这些影响，认真地按照传统的站桩理法站桩，坚持就是胜利，只有战胜自己才可以战胜疾病。向内求大道无边，向内求才会聚集站桩的动力，才会得以康复、才可以逆转疾病。

站桩治病彻底康复的关键和核心

站桩治病的关键和核心，就是站桩的时间长短，关系到治病康复与否，是康复的关键。康复与否受站桩时间的制约，站桩时间无法突破，就得不到根本性的康复，或者说康复的过程被无限延长，无法到达康复的目的地。因此，只能说缓解或者最大程度缓解病情，而无法得到治疗性康复。

今年3月份由于当时是周末，第一次尝试站3个小时，感觉非常的舒畅，治疗效果、真气与内气的这种互动是一个半小时或两个小时所无法比拟的。三个小时与两个小时的比较，仅仅是心态有了一定的变化，这种变化就是心法，所以第二次、第三次站三个小时，就已经非常习惯和自然。因此，如果接着站下去，站4个小时、5个小时基本和站3个小时没有什么区别，也就是说站两个小时和站四个小时是没有什么区别的，关键是心法。

站桩初期，肯定有一个比较长的适应期，因此，在这个适应期之初，看电视站桩，还是听音乐站桩、站桩中聊天都是无可厚非的，站桩不要求形式，有一个逐步到位的过程。但是在这个适应过程中，一旦感觉到站桩的效果、治病的效果或是排病的效果，应该逐步远离电视和聊天，因为这样会影响到站桩（治病）

的效果。如果这个时候看电视站桩，意识就会融入情节中，而桩中无人，也就是人不在桩中，何以治病？就会丧失治病的原理与效果。

当看电视时，感觉时间过得奇慢，慢地揪心，这说明站桩不可以看电视。要换第二种方式，静静的独居一室站桩，感觉站桩治病的效果，感觉内气冲击病灶的反应，这个时候可以听音乐。当你听音乐也感到时间过得太慢时，就是已经进入到另一个阶段，开始过渡到"静"中站桩，这是进入真正站桩状态，这个过程根据每个人的情况不同，所经过的过程就会有区别、有长短。一般而言，病的越重，这个过程越短，但是对于很多养生者而言也有很多例外。

对于延长站桩时间，是大多数站桩者最闹心的问题，所以这就是心法，掌握心法，只要身体体质适应了这个过程，站 1 个小时和站 2 个小时是一样的，同样站 2 个小时和站 4 个小时是没有区别的。但是，站桩的时间长短关系到你的康复，这就是铁律。

心法一：对于开始站桩的人，首次设定闹钟时间，闹钟不响不可以收功，不可以看表，视力所及的范围之内不可以有钟表，不可以有任何可以显示时间的东西。在此基础上慢慢延长时间。直到可以站到一个小时为止，只要站姿正确，不做其他的任何要求，你可以海阔天空的想，爱想什么就是什么，但是不可以想不高兴的事情，其他无限。

心法二：在身体承受的范围之内，慢慢增加时间，循序渐进。但是，当心情焦急等待时间的时候，闹钟不响是绝对不可以收功的，记住，你已经和空间、时间签约，签约的核心就是设定的时间，绝对不可以违约，诚信是你做人的基石，不可以违背人格。当你对疾病不诚信了，是不可能康复的，这是铁律。

心法三：开始站桩时，首先在大脑设定本次站桩的时间，比如是 30 分钟还是 45 分钟，设定好以后，正式站桩，经过比较长的时间，当内心深处焦急等待的时候，你可以预测一下时间，如果感觉还剩余 5 分钟时，就设定为 10 分钟，为自己留有等待的余地，开始等待。如果闹钟不响，再设定 5 分钟，以此类推。但是，如果你实在很浮躁，怎么办，只有数息（数呼吸的次数）一条路，那么不管只有华山一条路也好，或者没有路了，闹钟不响绝不能收功，这是铁律。

心法四：在焦急等待时间的同时，不如好好地、细细地感受体内的变化，体会一下病灶的感觉和以往有什么区别。当非常浮躁难耐的时候，一定要细细的想一想这个问题。当你站完桩，去干什么呢？还是无事可干？还有去做比你的康复更重要的事情吗？如果这些都没有，为什么不继续站下去。因此，只要闹钟不响，你的任务就是继续站下去。

心法五：如果就此收功，就是中途罢工，就是违约，那么就意味着开了一个恶劣的先例，这个先例就会导致今后的站桩都会如此草草收场，半途而废，最后，不得不放弃站桩。

心法六：如果站桩已经持续半年以上，每次均在一个小时左右，这个时候如果心生浮躁，或寂寞难耐，心里实在想看一下表，是可以的，因为此时的心态已经成熟稳定了。所以，可以看时间，只能看数字表，不可以看顺逆时针表。因为带有刻盘刻度表示时间进度的各种钟表，这种刻度刻盘的时钟，本身表明了时间的进度，表明时间的距离，因此，会给站桩者造成还有很长距离的心理暗示，影响站桩心理，会使你更加浮躁、更加寂寞难耐。所以，不可以看这种时钟，只能看数字，因为数字不会有心理暗示，不会有距离感。

心法七：站桩已能达到 2 个小时，为了降低和减少心理在最后时期的等待，可以设定两次闹钟，比如 90 分钟一次，最后再一次，如果站静桩，就没有这个必要了。站一个半小时没有必要设定两次闹钟，因此，2 个小时以上可以采取这个措施。

心法八：站桩到了最高级的阶段，随着时间的流逝，这个时候大脑已经很少有什么想法，也就是以前的胡思乱想，现在几乎销声匿迹，自然而然的入静了，即使有想法，仅仅是偶尔。这个时候如果心生浮躁、等待、迫切等情绪反应，最高级的办法就是用意识告诉这个“浮躁、等待、迫切、急躁”的心情，告诉他：“你不是我，真正的我在站桩，站到设定的时间收功的我，才是真正的我，因此，你不是我，你走吧，我不会听你的，我也不会跟你走，谢谢你！”这个心法是最高级的心法，非常有效，可以多次使用，多次有效。

其实这些浮躁的各种情绪表现，真的不是我们本人，而是附着在生命和灵魂之上的业力和习气，你是被这种习气所带动而心生浮躁和寂寞难耐，所以，他不是我们真正的生命表现，仅仅是一种习气。每一个站桩者要正确处理、对待这些习气，就能找到真正的自己，就能够恢复原本健康的身体，做你生命的主人，不要做奴隶！

因此，站桩时间的长短是制约康复的关键，战胜了自己，向内求，就是战胜了疾病，得到的结果就是康复。

冠心病排病后的初期康复

排病反应在不知不觉中消失，在不知不觉中走向康复，这个过程很多患者感觉不到，很多的排病症状在不知不觉中逐渐消失，但是这种消失并不等于你彻底康复，排病后将真正进入实质性的站桩治疗。排病反应的症状逐步缓解或消失，只能说你度过危险期，也就是说死亡在和你说再见，但是不等于你康复了，必须继续站下去，否则，还会重蹈覆辙。

那么，对于养生者而言，排病反应消失，同样并不意味着你彻底康复，所有的潜在的、隐藏的、潜伏的症状消失，通过站桩把他们找出来，使疾病没有藏身之地，再也无法隐匿，所以继续站下去才是康复之路。

对于在死亡线上重生的患者，这个时候会大大地缓解生存的压力，这个时候的站桩，你会感觉到没有以前有效果，所以此时必须调整站姿。以前是高桩，那么现在就要尝试用中桩、甚至低桩才能找到以前的效果，但是，对于有些疾病或者养生的朋友，仅仅高桩也可以。因为没有千篇一律重复，但是，如果哪一天站桩没有效果，必须变。变则通，通则灵、变其用、用者生的原理，动静结合。

站桩治病的核心就是动静结合，如果静静地站，要根据不同的病情来处理。但是对于危重的患者，必须动静结合，因为，你的生命在和时间赛跑，在和病魔抢时间。如果静静地站，那么站桩的效果有两种：一是在养生。因为静静地站，真气到达内脏脏器病灶的周期很长，首先真气到达皮下、由皮下进入肌肉层以及经络，由经络参透脉络、再有脉络到达奇经八脉，最后到达脏器，再由脏器中寻找病灶，所以很缓慢，这种方法适合与养生或者习武搏击；二就是修行。静态站桩，根器好的会逐渐进入修行的清净、无我、空静、最后是空性，到达得道的修炼目的。所以，这两项都不是任何一个患者想要的，必须动静结合。

动静结合的原则是什么？这个问题很重要，重要的核心是治病，不是健身、不是养生、不是习武、不是搏击，而是救命、其次治病、再次康复、最后才是健康，因此治病和救命是核心，核心的问题就是：动静一定要以病灶为核心，偏离病灶为核心的动与静，就达不到治疗和救命的效果。

怎么动？怎么静？在本书中已经实证了，所以大家可以看看我是怎么动、怎么静过来的，这是实证，没有治病的实证就是空谈、就是理论，而达不到效果。

动静有频率、有频度，必须掌握这个规律才是动静结合，才能站桩安全，才可以安全站桩。

初期康复，怎么动：基本上以百会穴、涌泉穴为核心，其他的都是辅助。比如：百会穴、涌泉穴一线而带动劳宫穴；百会穴、尾椎穴、涌泉穴一线；百会穴、关元穴、涌泉穴一线；但是冠心病患者绝不能以心脏核心穴位为核心的动，否则非常危险，但是，这种动要有频率，要有节奏，不可以过于频繁，要根据身体的状况和安全情况掌握“动”的频率，这就是动静结合的关键，动中有静，静中有动。

身体症状的体现，度过排病反应后感觉身体特别的重，就是越站越累，好像整个身体的重量都暴露出来了，全身沉重，沉重的不能再沉重了。其实，这是病堕之气的反应，也是湿重之气，这就是致病的原因，也是颠倒了上虚下实的健康原理。这个时候你肯定是上实下虚，走路发飘，飘飘然，有的人还认为是自己轻松了，或是吃名贵的补品吃的，其实全然不是，越吃补品越无益，本末倒置。只要把这种病堕之气、湿重之气站出来、站下去，就是初步的康复，就完成了上虚下实的根本任务，使气血正常运行。但是这个情况因人而异，有的出现的早，有的出现的晚，情况差异性很大。

当这种病堕之气、湿重之气慢慢地自上而下地开始向下排出，慢慢地向下蔓延，蔓延的什么部位，就是什么部位的病灶最厉害。比如说腰痛，就是如此，这种病堕之气随气血下行由脚部排出，所以这个时候脚上的变化最大，你可以体验一下，脚上的排毒。当这种病堕之气排完之后，你会感觉到，站桩时整个身体清爽无比，感觉双脚特别有力，就像长出来千万条根系，深深地扎向地壳的核心。站的特别结实，特别有根基，即使有几个人合力推你，也是根本不可能的事情。如果你没有达到这些，那么你的功夫没有到家，所以你的治病更不会达到效果。

这个时候身体仍然有各种各样症状，但是，不管什么症状，都在呈现周期性的发展，就是有时候厉害，有时候轻，有时候重，有时候消失了。因为这个时候身体逐步缓解病情、逐步修复肌体、逐步康复的过程。同时，各个器官在轮换值守，所以更多的时候按下葫芦，浮起瓢，但是，只要你继续下去，一切的一切都会成为历史，成为骄傲。但是这个时候，身体带来的愉悦、神清气爽、脱离危重、感觉到的康复，会使你精神更加亢奋，因为这是你的成就，因为你看到了康复、希望与健康。

经过上述的过程，气血下行是经脉运行的基础，也是治病的主要核心，因为所有的疾病都要按照这个气血下行的原则康复。所以，冠心病患者会感到病灶有钉子的感觉，这是康复初期的散点化瘀，也是从冠状动脉的顶部、上部，自上而下的化瘀，所以你有钉子般的感觉。此后还会有整体堵塞的瘀血斑块的感觉，所以康复之路刚刚开始启程。

而对于脑血管患者也只这样的一个原理，度过头晕、头昏等的过程，到了这个时候，头会出现针点似的疼痛状况，或者是针点小豆豆的感觉，也是这个原理。

癌症患者也是这个原理，癌细胞开始由病灶向附近扩散，扩散的最厉害的地方，病灶向上或左右发展，因为，这是上实下虚导致的、是气血下行不畅引发的，所以自上而下的消减、扼杀癌细胞。

其他的疾病也是这个原理，对于养生者而言，重新调整体内气血下行不畅的经络，重整上实下虚的颠倒，恢复的过程比较快。但是千万不要认为，症状排完就健康了，其实，你的工作才刚刚开始，停下就是，半途而废。

冠心病排病后彻底康复的过程

经过排病过程之后，初期的站桩治疗，身体的状况一如常人，无所顾忌，跋山涉水、剧烈运动无所不能，整个身体轻盈、透彻、步履矫健、挺拔，就连呼吸也是那么的清爽，没有了以前的沉重。有时候只有运动结束或参加某某活动结束后，才想起自己曾经病得很厉害。

这时，星星点点的瘀血斑块基本上已经消失，患者甚至会认为自己马上康复了、彻底康复了，那么，这种希望会被彻底的浇灭，因为，星星点点的瘀块消失以后，接下来出现了大型的硬硬的斑块，直接逆转以前的状况。瘀血怎么越来越多，显得又硬又紧，硬得根本没有任何的办法形容，紧的就像紧的不能再紧的皮条一样。很多的人，困惑了，怎么站桩站成这个样子，其实，这种现象进入了实质性的康复阶段——整体化瘀。

前期是散点化瘀，散点化瘀结束，就是进入到整节堵塞血管的化瘀，所以这个时候体现出来瘀血的整体性，就是这个原因。但是，这个整体性有很大的变化，就是整节被堵塞的血管区域，瘀血的分布已经被分化为不同的几个区域。原因就是，因为长期的站桩，在站桩的过程中出现某种程度的疼痛、撕裂性的疼痛或是慢慢吸收的缘故，所以，这个时候，该区域的瘀血，已经不是钢板一块了。

那么这个时候的动与静也发生了很大的变化，以前的动与静没有效果，不起作用了，因为原来的三点一线的“动”完成了历史使命，全身已经到达前所未有的统一，气血恢复、充盈、上虚下实，所以原来的“动”不起作用了。

但是，排病反应或偶尔的症状还会有，但是已经极少，其实此时如果出现排病反应，就是未来的大病，因为它隐藏的很深，所以要通过长期的站桩，才可以找到他。比如：一些骨髓的病变，一些潜在的癌症，这个时候会慢慢地站出来，把他站出来，会很慢，必须有功夫。如果你三天打鱼两天晒网，对不起，永远不会找到他。所以，到时候你不用怀疑站桩出了问题，而是你不精进，得过且过害了自己。

所以，一定要把潜在的疾病站出来，才是彻底的康复，骨髓或因为脊髓引发的病变，这个时候往往会以皮肤病的情况体现，如果患者以为是不是这里的皮肤出问题了，其实不是，内在的问题就是深层的骨骼、骨髓、脊髓、骨气发生了问题。所以，此时皮肤病愈演愈烈，向恶性方向发展，越来越厉害，甚至会有恶臭的味道，其实这个时候，你根本不用怕，越厉害越好，只有越厉害，才可以把内在的毒气、毒素、毒性排出来，这是引发恶性的原因。等这个爆发的恶性一过，你会发现皮肤病灶在逐步缩小、收缩，开始向良性的方向发展，一天好过一天，你应该祝贺自己，终于利用站桩躲过了一劫，而是生死大劫，否则如果患有骨髓、脊髓之癌症，那结果会将如何？

其他的如喉癌、胃癌、肾衰竭等所隐藏的疾病慢慢地会站出来，但是引发的症状轻重不一，在以上站桩的基础上继续站下去，5~6个月就基本消失了，甚至仅仅2~3个月足矣，这样要用站桩的量来衡量。那么对于肾病、喉病，周期比较长，康复和修复的很慢，这要慢慢来，不可以急躁，就是急躁也没有办法。我说的这些病是在医院的仪器没有检查出来的情况下，通过站桩实现康复的。但是如果机械设备检查出来了，这个时候就已经很厉害了，已经不能算是所隐藏的疾病了，这样的病要站桩治愈，也是非常简单，就是量的问题。

脚部的排毒再继续，只是每个阶段的情况不一样而已，初期康复，是流汗，脚部出汗非常厉害，并且小腿发胀，等到脚部出汗结束，就是脚发热，这才是正常的现象，但是这时脚部排毒是在一层层层脱皮屑、起黄水泡，发痒，持续不断，直到完结。

整体化瘀，动静的核心就是导引化瘀，导引解除病气，因为人身之有经络，如地之有沟壑。导引之真气通过经络，内劲自然顺达，真气打入病灶。在化瘀的过程中，双手导引是化瘀的关键所在，只要掌握好，会加速化瘀，但是掌握不好，会发生危险，所以要有节奏，要掌握一个度。所谓的节奏，就是静动，动静互相配合，其中的动就是导引之法。所谓的度，就是要根据病灶的情况，视瘀血软硬、活动情况，掌握导引的力度，或慢或快。

但是，导引之法，站桩如果没有站到一定的程度，是没有任何功效和效果的，更谈不上化掉瘀血，所以，如果你想站到一两个月就导引，这样没有任何效果。那时，我也是站了7~8个月以后，并且每天不低于2~3个小时，才有初步的效果。因此，只有坚持长期站桩，并且使得真气穿越皮下肌肉层，到达内脏，并且要到达内脏病灶，在运用导引之法，会起到立竿见影的作用，功效非同一般。

导引之法，站桩姿势不变，双手抱球的前提下，手指相对，如此站桩10~15分钟以后，待全身气感很强时，两手变掌十指微微叉开，十指相对，然后开始缓缓拉气，速度越慢越好。向内压气时要体会内气相斥的感觉，向外拉气时要体会内气相吸的感觉。拉气不可超越与肩同宽，压气压到两手相合时，手指不可有重叠或接触。

此法是充分利用人体气场的妙法。当双臂揽成环形时，这就是一个极好的气场。这个气场即能把天地自然的浑元气调集过来，也能促进人体经络的气血流动，达到疏通经络，集聚内气的目的。通过拉气既能激发内气，又能练习发放外气。导引时可以感觉到全身的气血几乎涌动至病灶处，甚至几乎笼罩整个病灶，热烘烘一片。但是，核心问题是，必须掌握一个度，要有节制，尤其是心脑血管患者。

导引是治疗疾病的催化剂，同样这个导引之法可以适用于其他任何疾病，前提是必须真正的站桩。所谓的真正就是要下功夫，出功夫。这个时候瘀血又由硬、极硬、发展到极紧，就像上紧发条的皮筋，慢慢地似紧非紧、软化、吸收、完结，就是这样的一个过程，这个过程需要极大的耐心。因为瘀血化掉一块又一块，层出不穷，络绎不绝、层层地出现，所以，耐心就是康复，对于患者而言，如果你仅仅堵塞一段血管，这个过程结束，你就基本解放了，彻底的解脱了，你成了健康的主人。但是如果你堵塞2段或3段血管，那么只能说接下来的路还很长，必须继续下去，就和我一样。

由于化瘀的过程中，容易出现浮躁的心理因素，站桩极易出现偏差，就是站姿出现错误。比如说，站着站着，怎么越来越便秘或是其他的情况，这个时候，基本上是站姿出了问题，而你自已感觉不出来，还以为很正常，这是大错特错。所以必须经常地检索自已站桩的姿态是否出现了问题，比如，挺腹、挺胸等，会造成严重的便秘。或者你认为某个收功方式不错，你借鉴了，结果就是，你要用双倍的时间去站桩修复身体。

这个时候，体现在身体上的健康状况还有，你发现自己不感冒，即使感冒，睡一觉或喝一杯水就好了；还有严寒的冬天不怕冷，酷暑的夏天不怕热……所以，对于养生者而言，站桩是身体的杀毒软件。

心脑血管并发症患者站桩注意事项

脑血管疾病是脑部血液供应障碍引起的脑部疾病的总称。临床以急性脑血管疾病多见。其病理变化为脑血管突然破裂或突然闭塞，从而造成该血管支配区域脑组织的功能障碍。临床上表现为中风不语、半身不遂等，称为“卒中”或“中风”。轻者经过3~6个月逐渐恢复，可以生活自理，甚至可从事病前的工作；重者昏迷、死亡或遗留严重的后遗症，甚至需长期卧床，最终死于肺部感染、褥疮等并发症。

发病年龄多在40岁以上。50岁以上进入脑血管病的危险年龄。由风湿性心脏病引起的脑栓塞和脑血管发育异常引起的蛛网膜下腔出血则常发生在青壮年。显然脑部血管供应丰富，侧支循环亦较完善，但这些血管从功能上说，仍为终动脉，出现障碍即引起脑组织坏死。神经细胞对缺氧极为敏感，缺血数分钟即可死亡。故急性脑血管疾病是威胁中、老年生命健康最重要的神经系统疾病，其发病率和病死率均占中、老年人神经系统疾病的首位。脑血管病的发病无明显性别差异。脑血管病虽无一定的发病季节，但据不完全统计，冬季的发病率往往高于夏季。急性脑血管病往往有共同的发病诱因，最常见的是情绪激动和过度劳累。失血过多血压骤降，或严重脱水血液黏稠度增加，均易诱发脑血栓形成。在颈椎骨质增生者，急剧的头部转动或颈部伸屈，可诱发椎-基底动脉系统的供血不足。高血压、心脏病、高血脂和饮酒为最显著的脑血管病风险因素，其中高血压尤为重要。因此，防治高血压是预防脑血管病的重要环节。发生脑血管病以后，预防并发症及康复医疗又是提高脑血管病的存活率和降低残废率的重要措施。

高居死亡率首位的心、脑血管疾病，给人类带来了可怕的灾难。因此世界卫生组织宣布，与心、脑血管病做斗争是当前“头号社会问题”。

高血压主要是精神过度紧张引起的。现代人处于更加紧张的生活环境之中，休息和睡眠时间越来越少，在这短短的几十年或一、二百年时间中，人类心、脑血管系统的进化速度还来不及发生适应性变化，因而很容易患上高血压病。

站桩对于治愈各种类型的高血压，并没有什么困难。只要站姿正确，长期坚持，保证一定的量，5～7个月基本上可以恢复正常，如果保证不复发，就要长期坚持，高血压基本上一去不复返。站桩的过程中，高血压所反应的一些排病反应和心脑血管疾病有很大的类似之处，不同之处，高血压患者所表现出来的症状仅仅是比较轻微。

脑血管患者站桩康复的过程，病情不同表现的排病反应，以及康复的时间周期也不一样，所有的情况几乎和心血管疾病非常的类似。唯一的不同之处就是，病源不同，一个是心脏，一个是大脑。

脑血管患者站桩的初期剧烈的排病反应是很大的挑战，头部会剧烈的头痛，但是这种剧烈的头痛，会有周期的反应，并不是持续性的。这种周期性就是每三至五天一个轮回，时轻时重，并且伴有头晕现象。遇到这种情况，最好的办法是站在墙角站桩，这样比较安全，或者背靠墙站桩，可以预防向一侧歪倒。

站桩时间也是一个把握，如果是危重患者，在出现症状时，如果能够承受，一定要有量，站桩的量就是康复的关键。如果不能持续，无法承受，怎么办？只有一个办法，设定一个你承受的时间，根据这个时间来站桩，在这个时间的基础上，每周延长五分钟或十分钟，以此类推。

如果站桩的过程中，出现一些不自知口眼歪斜，口角流涎，这是非常正常的现象，最好的办法就是不要在意这些桩中出现的现象，收功后会自然消失。随着站桩时间的累积，以及康复程度的发展，所有的这些症状将不翼而飞。在站桩的过程中还会出现说话不清，吐字困难，失语或语不达意，一侧肢体乏力或活动不灵活，站立不稳或有歪倒的现象。这是由于脑血管病供血复苏过程中，运动神经功能障碍所引起的，随着站桩的深入，这些问题会慢慢地消失或好转。

由于大脑是整个人体的神经中枢，还会有更多的症状，这些症状和心血管有很大的类似，具体细节可以参考本书中相关章节。

在站桩初期除了上述症状还会有比如，生活中出现剧烈的头痛，头晕，甚至恶心呕吐，或头痛头晕的形式和感觉与往日不同，程度加重，或由间断变成持续性。这些征兆表示血压有波动，或脑功能障碍。面、舌、唇或肢体麻木，也有的表现眼前发蒙或一时看不清东西，耳鸣或听力改变。这是由于脑血管供血不足而影响到脑的感觉功能的缘故。意识障碍，表现精神萎靡不振，老想睡觉或整日昏昏沉沉。性格也一反常态，突然变得沉默寡言，表情淡漠，行动迟缓或多语易躁，也有的出现短暂的意识丧失，这也和脑缺血有关。全身疲乏无力，出虚汗，低热，胸闷，心悸或突然出现打呃、呕吐等，这是自主神经功能障碍的表现。血压升高等等包括其他的症状。

出现上述症状，在站桩的初期，所引起的重度排病反应，应该利用西药或中药共同控制，直到排病反应逐步消失或消退，这个时候你才是新生的开始，将要脱离病魔控制的开始。

这时仅仅是康复初期的开始阶段，或是认为自己康复了，其实离真正的彻底康复还比较远。继续站下去经过几个过程：

（1）症状消退阶段。排病反应的症状逐步消退或者逐步消失，这时感觉站桩效果不如以前，这时应该转换站姿了。应该由高、中、低桩尝试转换，效果就会彰显出来，开始修复外围病灶，这个时间周期比较短。

（2）仅仅还有一点点残留的症状。生活中一如常人，如果生活中自己不留意，很多症状很难发现，你会认为已经彻底康复了，其实没有，继续站下去。这个时期，可以尝试利用导引驱动病气或病灶，开始修复中部病灶，这个时间周期比较长，但是这个时期，会有很多的喜悦，攻克一个个病灶，攻城略地，无往而不胜，胜利的曙光节节推进。

（3）彻底康复的喜悦荡漾于心底，但是，随着康复的推进，这时，攻城略地已经进入核心病灶，这个地方其实就是站桩初期排病反应最厉害的发源地。这里已经成为老病灶的根据地，由于前期的排病反应，这里只剩下了疾病或是病源的根基，驱除这些根基就是康复。

心、脑血管疾病，不好根治，康复更是可望而不可及。随着时间的延长，一些并发症会不断地显现。

这些疾病通过站桩可以有效地逆转，可以彻底的康复，更可以继续从事未竟的事业，可以幸福、快乐地度过晚年，未来更是无疾而终。最终的结果是自从站了桩，可以告别一切药物的依赖。

肿瘤患者站桩治病的康复之道

本文之所以定为癌症患者的康复，就一定有康复的方法，但是方法的基础就是你的“心”。只要“心”不死，何患身体死去，因此，只要对自己抱有一线的生机，就一定会有救赎的办法。

其实，癌症患者和危重心脑血管患者相比较，冠心病、脑血管患者的危重绝对超越了癌症的危重。犹如，癌症患者被医生宣判为死缓，仅仅是缓期执行，可能有3～6个月或者3～5年的生命期限。但是心脑血管患者和癌症相比较，犹如被医生判为死刑，随时准备立即执行，这才是最恐怖的，当你带着死亡的恐怖回到家，茶不思饭不想、夜不能眠，死亡如影随形，时时相伴。这种死亡的压力是一般人所不能想象的。但是，癌症患者不一样，因为，他还有几个月，还有几个月的喘息时间。那么，就是这几个月的喘息时间，就给了患者无限的生机，所以癌症患者和危重心脑疾病病相比较，是非常幸运的。

如果你是一个癌症患者，你看到这里会问，如何救命！谁能告诉我，好的，我来让你知道如何自救。只有自救方可得救，一切外求、一切向外攀援只会换来暂时的喘息，或者暂时的精神慰藉。

那么何为自救而得救呢？

（1）你不要被这颗"心"所欺骗，因为"心灵"恐惧死亡，所以带动了你的灵魂，那么你这个肉体自然就会"茶不思 饭不想、夜不能眠，死亡如影随形，恐怖时时相伴。"如果被这种气息带动，那么结果所等待的就是死亡，因为"心"在等待死亡。如果这颗心，是你，那么你不让他想死亡，他为什么不听你的？你不让他害怕，他为什么不听你的？你不让他恐惧，他为什么不听你的？你想让他健康复苏，他为什么不听你的？这一切的一切你想过吗？所以，这颗心根本就不是我们，必须要认清这个事实。此时，你要摆脱这种气息，走出家门，如往常一样该上班的上班、该做生意的做生意、该出差的就出差……要勇敢地走出这种氛围，利用外在的环境，改变心相。结果你会发现一周左右，你的心在慢慢地变化，死亡原来没有那么可怕！因为你的心被环境改变了。再继续下去，你就会忘记死亡的威胁。

（2）癌症疾病不可怕，就因为还有几个月的期限，那么这几个月你要想办法有限延长，如何有限延长？就是站桩，只有站桩才可以救你的性命，这是我们的祖先留给我们的救命之方，而不仅仅是治病、更不仅仅是养生。这是一种非常古老的生命科学，利用站桩有限延长你的生命，癌症患者只要相信站桩，只要努力地站下去、以渴望求生的毅力站下去，我敢保证，你的生命会不断地延长，直至康复。

因为这是生命的实证，我仅仅是一个幸运者，偶然站桩，偶然得救，在偶然的过程中却仍然在向死亡的方向奔跑，直到有一天症状消失了而又遇到了真正的中医点拨，才索然回头，真正开始远离死亡。

（3）癌症患者，如是危重，必有危重之排病反应，只要你不被排病反应吓到，利用中西药遏制住病情的发展与延续，那么，就是康复和死亡在一起赛跑。这个比赛的主体就是你，你选择了康复，那么就要忍受一切的痛苦、寂寞、孤独，因为这个过程没有人真正理解你，没有人真正知道你内心求生的欲望和本能。因此，仅仅的唯一措施就是站桩、持续站桩、加强站桩、利用站桩，借助站桩静止的状态，获取微观的宇宙能量，缓慢清洗肌体。所以，此时无论怎样的重症排病反应，你的选择就是坚持、坚持、再坚持！只有这样才可以赢得康复的时间和速度。才可以摆脱死亡。

（4）排病反应周期，根据病情轻重、癌症扩散的情况不同，时间长短不一，大概3个月不等，也可能5个月左右。但是，作为危重患者，只要度过医生判定的期限，你就胜利了。所以，你可以把自己的生命期限延长一倍，度过这个一倍，你就向彻底康复冲击了。

（5）排病反应期间，中西药一定如期饮服，利用西药遏制病情，虽然副作用很大，但是没有办法，必须如此，再者利用中药调节脏腑机能，使得站桩的效果事半功倍，所以，站桩初期的排病期间，绝对不能拒绝中西药的辅助治疗。

（6）排病时期是痛苦而又比较漫长的，但是度过了却又好像不经历风雨，怎能见彩虹，一切的美好又开始了，所以排病后的治疗越来越简单。随着站桩的效果不断显现，那么，摆脱一切中西药的辅助，仅仅是时间问题。

度过排病过程后，大概需要3～5个月，基本上可以逐步的远离中西药，这个情况不是有意的，而是很多疾病的症状消失了。

（7）其后的过程就比较简单，简单的就是站桩，再站桩。那么当西医的仪器检测不到癌细胞，并不意味着就彻底康复，这个情况只有站桩者本人清楚，当所有的癌细胞消失，那么，站桩将向诱发疾病的源头进发，将彻底剿灭癌症的源头。如果这个时候，身体的康健假象诱发你放弃站桩，非常可悲，未来的后果，很可能若干年以后，癌症又来了。

（8）癌症的源头在哪里？站桩患者会感觉到具体的位置，癌细胞没有了，站桩真气冲击的位置发生了很大的变化。再向器官内部深入，一直深入到脏器核心部位，深入到核心部位还没有结束，剿灭核心部位的疾病源头之后，还有疾病源头的核心，核心在哪里？在脏器内部疾病的诱发点，这个地方可能已经若干年了，人体是感觉不到的，身体也无法感觉到。但是，现在，站桩却可以感觉到几十年以前或者十几年左右的老病灶，很多年以前的身体痛处神秘谜团，就会在这个时候解开。以前，你可能以为是胃病、是胰腺、是肾病、是神经系统疾病等，原来都是假的。这个时候终于开始解开了庐山真面目，原来如此、恍然大悟！

此时，站桩也是非常艰苦的，因为疾病的核心点，核心部位非常的坚硬、非常的厚重、非常的顽固，所以，唯一的方法和办法就是继续站下去。虽然此时艰苦，却又很快乐，因为你的身体达到了前所未有的健康，这种健康体征会超过了你的朋友、超越了你的同学、超越了你的家人，你不知道感冒为何物？不知道疲劳是什么。你是潮气蓬勃的一个人，身体脏器柔软到前所未有的态势，虽然目前核心病灶没有去除，但是，你会发现生活中即使不站桩，核心病灶却在慢慢地消失，生活中的康复和站桩效果是一样的，偶然有一天，你很久没有感觉到核心病灶了，那么，结果只有一个，你彻底告别了疾病，你创造了奇迹，是生命的奇迹，是癌症患者彻底康复的奇迹！

最后，又有朋友问，可否有快速康复之策，那么，答案是肯定的，首要的问题，你要相信因果，有此因必有此果，修心必将改变因果的轨迹，正是：业力不抵因果、因果不抵愿力！

冠心病支架患者站桩治病注意事项

左思右想一直想把这篇文章定为《冠心病支架患者康复之路》，但是这样称谓不恰当，因为冠心病介入治疗安装的支架在体内成了“异物”。这个“异物”不同于冠状动脉附着滋生、衍生的异物，因为支架是通过手术外力介入植入的“异物”。因此，这个异物无法融化、无法吸收，那么，最终的结果，支架患者站桩，站到一定的程度，通过站桩促使身体康复的程度，从而达到一定的健康平衡，而不是彻底化瘀，最后是为了维护支架而努力。但是站桩后的维护和没有站桩的支架维护，完全不是一个概念。

没有站桩的支架患者需要终身服用大量的药物，维护支架和冠状动脉，防止再次瘀堵，但是，无法保证不再瘀堵。而支架患者通过站桩完全可以摆脱药物的依赖，可以预防再次瘀堵，并且可以彻底摆脱高血压、高血脂等。

2010 年，由于我不了解什么是支架，以及安装支架的后果，坚决拒绝了医生的建议。因此，我们要客观了解，西医对于冠心病介入手术特点治疗的说明：首先心脏支架手术可以疏通冠状动脉，改善病人心脏供血，使濒危病人维持生命正常。认为放了支架后就万事大吉的想法是极为错误的。支架放进去，撑起来了，并不等于这个血管或者这个部位不会再次发生狭窄或者阻塞，另外也不等于冠心病就治疗好了，因为冠心病病人一般会有很多处狭窄，为了防止撑起来的血管再次发生病变，同样需要服用药物控制冠心病的危险因素。

支架患者站桩治疗冠心病，和普通的患者康复之路的目标和定位不一样。普通冠心病患者可以康复，但是前提是必须持之以恒坚持站桩，站桩的量和彻底康复的进度成正比。即站桩形成既定的规律，并且不断保持和不断地慢慢加大站桩的时间强度但是冠心病支架患者的目标，却不是也不能彻底康复，因为支架成了化瘀的障碍，这个地方是没有任何办法可以逾越的，只能到此为止。

但是，冠心病支架患者，你看到这里也不必沮丧和无奈，你完全可以彻底抛弃高血压、高血脂的困扰，你可以放弃对于药物的依赖，你仍然可以颐养天年，只不过站桩治病的方式要变换一下。因此你只要看到了这篇文章，也就意味着你已经具备康复的基础了，只不过剩下来的事情就是走流程。

我们如果将站桩治病康复过程分为排病反应、散点化瘀、整体化瘀、空间（心脏）化瘀等四个阶段。那么在站桩初期以及排病反应期间，冠心病普通患者和支架患者没有任何区别，由于身体体质、病患的危重程度不一样，以及罹患诸多疾病深度不一样，所以，表现出来的排病反应也不一样。有轻有重，有的人时间长，有的人经历的排病反应时间短。这个阶段，没有什么差异，所以，支架患者根本不用担心和害怕。

但是，在排病反应期间的站桩过程中有一个动作，是支架患者必须注意的，即以尾椎划圈的联动：起始是尾椎穴、病灶、百会穴三点一线的联动；其次是涌泉穴、尾椎穴、百会穴三点一线的联动；最后是涌泉穴、病灶、百会穴三点一线的联动，这个地方和普通患者，具有明显的区别和风险防范。

尾椎穴、病灶、百会穴三点一线的联动，起初，尾椎穴很难找，很难把握，这个“动”是以尾椎穴划小圈圈开始。所以，开始尾椎划圈很难掌握，但是只要你不断地尝试、不断地去寻找，慢慢地你就会找到感觉，进入状态而水到渠成。因为，这样可以触动病灶，使得内外气联动，这个联动治病效果非常有效。但是随着病气的消散，治病的效果慢慢地不明显了，因此三点一线要升级，升级为涌泉穴、尾椎穴、百会穴三点一线的驱动病灶。仍然以尾椎划小圈为起始，当这个三点一线效果也不明显了，再启动最后的涌泉穴、病灶、百会穴三点一线触动病灶的反应。在上述三个三点一线驱动病灶的过程中，会发生一系列的现象，其中的一个现象，就是上下联动会驱动脊髓和动脉的联动和互动，此时冠状动脉的堵塞区域气血不通，就会成为一种障碍，你会明显地感觉到当三点一线转到这里，被挡住了，气血转不动了，就像一根拧紧的绳子，硬硬的绳索。你再也转不动了，此时不管是支架患者还是普通患者千万不要硬转，千万不能硬来。顺时针转不动了，再变换为逆时针，不停地变换。变换的频率仍然是静动结合，缓缓地"动"。这样动的原因，主要是使上中下三焦的主要经脉尽快畅通，其次，促使气血缓慢蚕食、吸收瘀堵硬化的冠状动脉管壁，希望开拓一丝的气血通道，使得上下气血能够贯通，为下一步的有效化瘀打下基础。同时，只要气血在这里开通哪怕极为，微小的一丝丝的气血通道，也就意味着这段狭窄血管，上下之间不断蚕食淤积气血，上下狭窄延伸的寿命终于终结了。但是，支架患者要特别注意，如果你安装了一个支架，你可以尝试一下这个动作，如果没有特殊情况，可以缓缓尝试，但是仍然要注意，直到多次尝试以后，支架区域没有发生不适的情况，就可以慢慢适应了，此时，你可以按照上述原则站桩。

但是，如果你安装了两个支架，你一定要明确这两个支架的位置在哪里，是同一条血管，还是不同的血管。如果在同一条血管，你可以尝试，但是，应该小心翼翼。如果启动三点一线感觉不适，就要放弃这个动作。如果不在同一个血管，绝对不可以尝试，以免发生不测，如果有的支架患者安装了2个以上的支架，三点一线的这个动作，连尝试机会都没有了，要坚决放弃，为什么？因为，如果心脏安装了多个支架，启动联动效应，就会在这些安装支架的瘀堵之处，造成气血集聚，而由于支架过多，集聚的气血会加大或超越心脏的承受能力，从而引发本来已经脆弱的心脏发生不测。因为硬结狭窄之处的血管，堵塞的程度不一样，但是基本上都处于75%左右，或更严重，这样安装了支架的血管非常脆化，也就是西医形容的钙化，如果多个部位出现气血联动冲击，瘀堵和堵塞感就会非常强烈，心脏承受的压力会非常大，极易出现危险，或者心脏无法承受。因此，安装支架的患者，一定要慎重尝试，再者心脏没有神经，出现轻微的丝痛，都要立马停止所有的"动"。

如果你不具备三点一线联动基础，也不要沮丧，只要慢慢站桩同样会达到效果，只不过仅仅是快慢之别，慢慢地感受内外气的触动而引发肌体的"动"，微观能量慢慢地透过肌肉皮层会逐渐到达病灶。度过排病反应，会逐步地渐进式地过渡到散点化瘀，散点化瘀是由冠状动脉自上而下的开始化瘀，你可以尝试导引之法——既是双手左右拉动，聚集气血触动病灶。这个时候，你会感觉到心脏里的"钉子"的感觉，这些都是散落、分散在冠状动脉上部，尚未形成气候的瘀血组织。此时利用导引，是没有任何问题的，但是当进入散点化瘀的尾声，逐步达到整体化瘀阶段的时候，支架患者就不能再使用导引的动作，因为整体化瘀，就会触动金属支架的范畴和区域，这是没有任何办法的办法，所以，你只能静静地站桩。如果支架患者运用导引时，心脏有不适感，要立即停止，以免发生不测。

如果你站桩的时间很长，可以尝试把双手抱球下移，这样可以缓解。因为站桩功夫深的人，只要微微一动，就会引动气血向支架区域汇集，会引发缓慢的自动化瘀。但是，这个地方却不能化瘀，因为有支架，所以，为了缓解、消减自动化瘀，你可以抱球下移，下移不可过脐。但是此时千万不要抱球上移到面部，这样会加大站桩化瘀的能量，却不是支架患者想要的结果，因为支架患者站到这里，就是要维护支架，而不是再去化瘀，或者相应的减少站桩的时间。

站桩就是通过内外气一体，“把握阴阳、呼吸精气、肌肉若一”，是一个平衡阴阳、不断软化脏器的过程。随着站桩的深度不断加强，支架患者度过排病反应期，高血压、高血脂以及其他的浅层疾病将逐步回归常人状态。在这个过程中，尤其是排病反应时期，高血压、高血脂会呈现波浪峰谷周期波动，呈现高低不断地起伏，高的时候可能很高，低的时候可能很低，其实这是正常现象，千万不要害怕，继续站下去就是胜利。一切回归常态，高血压、高血脂慢慢地消失了，你就可以摆脱高血压、高血脂的药物了。

随着站桩的深入，但你不能整体化瘀，支架患者可以体会站桩入静的状态，这样你可以回避整体化瘀的发展，当你进入到整体化瘀了，基本上也就摆脱了所有药物的依赖。如果，入静站桩时间太长，你就逐步减少站桩的时间，减少到你感觉适宜的时间周期为宜，这样就可以形成规律，同时也可以每次少站，每日多站。比如，原来你每次站桩 2 小时，每日两次，因为心脏支架的影响，你可以逐步减少到每次 1 小时，每日站桩两次或三次，这是完全可以的。支架患者站桩的目的和目标是完全脱离药物的控制，利用站桩完全可以达到不再继续淤积和堵塞，所以，要根据自身的情况，适时调整。

其实，在不同的化瘀阶段，冠状动脉和心脏内外不同部位的瘀血，都牵动着五脏六腑，都对应着身体不同脏器的疾病，心脏瘀堵了，你的小腹的疾病，正是心脏导致的，小便不利、前列腺炎、小肠疾患，都是心脏的原因。还有小腹的底部一层层布满了附着，肚脐之下的脉络犹如硬化的皮条而不得松弛，正如《黄帝内经》所言：“心者，君主之官……主不明则十二官危，使道闭而不通。”所以，支架患者双手抱球下移，也正是此意，但是小腹疾患和心脏的化瘀 同步而驰，所以，支架患者不能彻底解决这里的问题。

因此支架患者，站桩的目标是彻底摆脱药物的依赖，而不是彻底康复，支架患者站桩的目的是维护冠状动脉不再继续堵塞和狭窄，而不是彻底化瘀。没有办法，这是因果，也是无法改变的事实。2010 年 3 月我在住院期间，排队做一系列的检查，期间认识了一位 60 多岁的老先生，安装了一个支架，不到三年，结果心脏再次发生严重的瘀堵，拖着病体、精神萎靡。老先生当时的状况，无疑对当时的我给予了相当大的打击和影响，甚至是内心对于支架的恐惧，这也是我拒绝安装支架的原因之一。但是，当你安装了支架，因为机缘，当你看到这篇文章的时候，只要你持之以恒的站桩，基本上不会发生和老先生一样的情况。

关于支架患者站桩的答疑：

问：站桩是否要在每天保持相对固定的时段进行才能确保疗效？

答：最好每日早晚各一次，如果时间自由，可以增加站桩的时间弹性。

问：做过支架手术，术后检查开度很好，为何在桩中仍能感觉到心前区有堵塞感？

答：这个瘀堵感就是支架对于冠状动脉气血的挤压，站桩放松肌体，周身气血流通加速，快速通串的气血会不断地蚕食淤积组织，但是，此处由于支架的挤压因素，肌肉得不到放松，瘀堵气血得不到释放，此处无法通达，故此如此！

问：如何能像您那样做到清晰地内观病灶及其反应？

答：这个需要时间，度过排病反应，散点化瘀结束，整体化瘀之时，你就会非常清晰的感觉体会到瘀血斑块的形态、大小、位置、所处的区域等等。

问：饮食上是否有什么需要节制及注意事项？

答：没有任何注意事项。

问：现目前站桩 10 ~ 15 分钟后周身开始发热，我的理解是气血运行进入状态的表现，此时是否要由精神或意识去引导气血运行以加强手指间、百汇穴处及心脏堵塞区域（目前我能感受到的部位）的气感？若是，该如何引导？亦或是顺其自然？

答：不要做任何的引导，功到自然成，站桩治病不要意念引导。除非有一个情况，可以运用意念，就是你可以思维停止、念头消失、意融于心，此时可以运用意念，意到气到、气到功到，动一意而周全身。

问：支架患者如何通过站桩产生的效果有步骤地逐步减少西药的摄入量？

答：随着站桩的不断深入，度过排病反应期，你自己就会感觉到，周身焕然、柳暗花明、身心清爽，每天站桩都会有喜讯。此时，就是你开始逐步的摆脱药物的开始。

跋

在整个站桩治病的过程，我完整的体验了西医、中医，包括中医所涵盖的诸多治疗体系的应用，感慨西药遏制危重的关键。西医也有西医的优势，但是我更加赞叹博大精深国医的精妙与玄巧。西医应症而治，中医应病而治。应症而治——应症对症这是西医的特点，所以你不能否定它，而中医应病而治，察病溯源，根据不同的个体，辨证施治强调整体观，注重阴阳平衡，调理内外，注重脏器之间的关联性，同步治疗，主张全局施疗，根据不同个体的具体病证表现。祛除病邪，调节脏腑、经络的气血循环，因此中医追求的境界和西医完全不在一个层面，中医强调整体调理而达到根治的目的。因此，中医对于施治者要求的条件非常高，因为中医要巧妙运用“理、法、方、药”而治病，所以对于“望、闻、问、切”诊断水平又有很高的内涵要求。

站桩乃是古医的“术道兼修、兼通数经”的一个重要组成部分，站桩所引发的症状只有中医才能给予最合理、最信服的诠释。因此，站桩治病是在实践国医的伟大，所以站桩也是国医的一种重要组成部分，又是佛道修炼的筑基功，因秘而不宣、知人甚少。在近代，站桩因已故武术家、意拳宗师——王芗斋老前辈发扬光大。

站桩治病自古而有，如《黄帝内经》言：“苍天之气，清净则志意治，顺之则阳气固，虽有贼邪，弗能害也，此因时之序。故圣人传精神，服天气，而通神明，失之则内闭九窍，外壅肌肉，卫气散解，此为自伤。”因此，站桩治病又由姚宗勋、王玉芳、于永年、孙长有等各位老师早已不断地实践和传播，他们治愈了各种疑难杂症，包括癌症。正如《黄帝内经》言“上古有真人，提携天地，把握阴阳，呼吸精气，独立守神，肌肉若一，故能寿蔽天地”。

因此，站桩治病自古而有，非新奇之事，只是人们已经健忘。其实，不是我诞生了冠心病康复的奇迹，只是人们一直向西看，已经忘记了我们民族既有的古老文化，站桩又仅仅是这个古老文化中的沧海一粟。站桩不单单可以治病，不仅仅可以治疗冠心病，不仅仅治疗五脏六腑之病，还可以救命。

所以，我在站桩治病的过程中不断地总结，不断地思索，希望从古老的医籍，能够找到站桩治病蛛丝马迹。不断地拜访名医，希望探索到站桩治病的医理。我仍然在探索，希望探索一种根源，让这种站桩治病的原理、站桩治病的机理，以及站桩治病方法能够帮助到更多需要帮助的人们。

彻底治愈疾病，站桩治病是一个漫长的过程，因为患病的过程同样也是一个由疾病隐秘、潜伏到最终爆发的缓慢过程。正如冰冻三尺非一日之寒，就如心脏彻底康复了，还有肝脏的问题，肝脏彻底康复了，还有肾的问题，肾彻底康复了，就还原了一个空前健康轻盈之身。可是你却不知道，心脏化瘀却连带小腹一起治病，小腹脏器之病却和心脏有着密切的联动与对应，到了肝脏治病阶段，却又和大肠治病如此的同步共振，但肝脏大肠脏器即将彻底康复之际，肾部不适走到前台。这些阶段，不管他们如何不适，却对于你的日常生活没有任何影响，当他们彻底消失了，你的身体达到空前的放松与轻柔，其实健康就是一个肌体和脏器不断放松和柔软的过程。达到这个阶段，站桩的时候一切都空了，什么都没有了，站桩的境界不同了，因为周身空无，一抱皆空，一站皆无，你进入了另一个境界。

随着不断地站桩实践，我总结了《站桩治病》、《救命之方》、《站桩绽放生命奇迹》、《站桩与养生》、《站桩—人体的杀毒软件》，希望能够尽快回馈读者，因为，我又是一个从事教育的工作者，在上述基础上不断总结出：我的康复历程与借鉴、危重冠心病康复总结与心得、如何利用站桩治病、如何利用站桩养生、站桩养生注意事项、站桩治疗什么病，站桩治病注意事项、如何安全度过站桩排病反应，如何利用站桩摆脱药物的依赖、疾病患者站桩康复之策、危重患者如何安全站桩、老年患者如何站桩、危重患者如何利用站桩自救、癌症患者站桩康复之道、站桩排病期间的安全护理、如何化解站桩的最大障碍、站桩心法……一系列的课程和专题，希望能够帮助、回馈更多的人。我愿意把我知道的和我所知道的，毫无保留的、无私地奉献给需要帮助的人们。祝愿朋友们快乐、轻松站桩。

作者联系邮箱：ab4008@163.com